요리조리 마음짓기

~ 코스요리로 맛보는 마음과 치유 이야기 ~

요리조리 마음짓기
― 코스요리로 맛보는 마음과 치유 이야기 ―

인쇄 2025년 2월 14일 초판 1쇄
발행 2025년 2월 21일 초판 1쇄

저자 신예니
발행인 신이삭
발행처 PB PRESS(피비 프레스)
디자인 박성희(디자인 바오밥)

출판등록 348-251002018000002호
사업자등록번호 236-91-01979
주소 대구광역시 달성군 다사읍 왕선로54, 404호
전화 053-201-8886
팩스 053-217-8886
홈페이지 http://www.pbpress.kr
전자우편 pbpress21@naver.com
정가 22,000원

ISBN 979-11-981598-3-0 (03510)

요리조리 마음짓기

~ 코스요리로 맛보는 마음과 치유 이야기 ~

신예니 지음

일러두기

- 국어 단어는 국립국어원 표준국어대사전의 정의 및 표기를 따르되, 수록되지 않은 경우는 그밖의 권위 있는 자료들을 참고하였다.
- 책 제목과 연극 제목은 겹낫표(『』)로, 영화나 잡지, TV나 라디오 프로그램명, 곡명 등은 낫표(「」)로 표시하였고, 프로그램 안의 소제목은 큰따옴표("")로 표시하였다.
- 영어책 원서의 영문명은 이탤릭체로 표기하였다.
- 책이나 매체 등에서 인용한 문구는 큰따옴표("")를 사용하였고, 강조 부분은 작은따옴표('')를 사용하되 경우에 따라 볼드체(bold)로 진하게 표기하거나 이탤릭체로 기울여 표시하기도 하였다. 각 용어의 영어 표기나 원어 표기 등은 위첨자로 표기하였다.
- 서지사항은 미주로 처리하여 책의 끝부분에 명시하였다.
- 한자 및 외래어와 외국어의 한글 표기가 한자 독음 및 국어의 외래어표기법에 부합할 경우는 소괄호(( ))로 표시하였고, 부합하지 않은 경우는 대괄호([ ])로 표시하였다. 다만, 소괄호 안에서 다시 괄호 처리를 하는 경우 바깥쪽 괄호는 대괄호를 썼다.
- 문장에서 보충하는 부분은 소괄호로 표시하였다.
- 본문에 소개한 사례들은 환자의 개인정보가 드러나지 않도록 수정 및 각색한 것임을 밝힌다.

목차

■ 프롤로그　　■ 감사의 말　　■ 초대합니다

🍽 **애피타이저** • 024

1. **오코노미야키** • 025
   불안과 가쓰오부시

2. **또띠아 단호박 퀘사디아** • 034
   자기복잡성, 자기효능감 발휘하기

3. **뇨끼 꼬치** • 040
   1만 시간의 법칙, 시간예술, 자동사고 타파

4. **오이 까나페** • 050
   정신분석 카우치, 자유연상과 방어기제

5. **명란 감태 주먹밥** • 060
   광복의 밥상, 독립과 해방

6. **데블드 에그** • 068
   두 얼굴의 나르시시즘, 공작새와 타조, 알을 깨고 나오다

🍽 **스프, 죽, 국** • 076

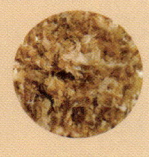
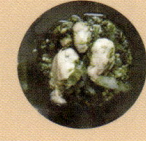

1. **굴 떡국** • 077
   피그말리온 효과, 로젠탈 효과

2. **뚝배기 달걀찜** • 084
   신년 계획, 작심삼일, 뚝배기의 교훈

3. **전복죽** • 092
   죽 이야기와 노년, 그리고 대인관계의 소화력

4. **콩나물국** • 100
   트라우마, 비린내 방지, 내버려두라, Let it be, Let it go

5. **감자 베이컨 스프** • 108
   쿰마슈펙, 슬픔의 베이컨, 감정식사, 식사감정, EatQ

6. **미소 토마토 스프** • 116
   뒤센스마일, 웃음과 자폐 스펙트럼 장애, 차이와 다름의 이해

🍽 샐러드 • 126

1. 야채 샐러드 • 127
   샐러드 볼 vs. 멜팅 팟, 분리개별화, 다양성과 공존

2. 콩–당근 Peas and Carrots 샐러드 • 138
   포레스트 검프와 제니, 대동소이, 다름을 극복, 뉴로빅

3. 과일 마시멜로 샐러드 • 144
   기다림의 미학, 만족지연능력

4. 퀴노아 호두 샐러드 • 152
   걸림돌과 디딤돌, 블록 깨기, 전화위복, 위기와 기회

5. 호박 리본 샐러드 • 160
   경직과 혼돈, 중심을 주행하는 삶

6. 참외샐러드 • 170
   이름 불러주기, 존재감, 병 전 상태 그리고 새로운 상태로의 회복

🍽 해산물 요리 • 180

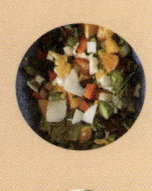

1. 명란구이 • 181
   발효의 미학, 오만 증후군(휴브리스 증후군)

2. 생선전 • 188
   관계의 접착제, 공동지향성과 바라보기

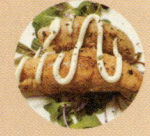

3. 문어 카르파초와 문어 구이 • 194
   「나의 문어 선생님」, 관계와 변화

4. 부야베스 • 202
   마음 뿌리, 핵심 감정 다스리기, 뿌리 깊은 나무, 흔들림 없는 굳건함

5. 레몬 갈릭 쉬림프 • 210
   높이뛰기, 인정과 자기수용, 모두가 나

6. 메기 튀김 • 218
   메기효과, 질투는 나의 힘, 형제간 경쟁

🔔 **소르베** • 226

1. **레몬 그라니타** • 227
   얼음-땡 놀이, 놀이의 힘, 몸-맘 연결

2. **딸기 오렌지 소르베** • 236
   빈둥지증후군과 독립심

3. **파인애플 소르베** • 244
   솔방울의 명민함과 파인애플의 '함께'의 마음

4. **키위 그라니타** • 250
   마음의 입가심, 뇌와 마음의 환기, "Use It or Lose It"(사용하거나 잃거나)

🔔 **주요리** • 258

1. **밤 토르텔리니와 배추전** • 259
   『리어왕』에서 배우는 경직 극복 방안, 리어왕과 코델리어, 나-전달법

2. **닭 튀김** • 270
   샤덴프로이데, 쌤통의 심리학으로 엿보는 겉바속촉의 원리

3. **스테이크** • 278
   멍때림과 숙성, 디폴트 모드 네트워크, 홀로움과 쉼(레스팅, 숙성과정)

4. **삼겹살** • 284
   매직 넘버 3, 세 줄 일기의 매직

5. **바질 페스토 파스타** • 290
   음악과 뇌, 토마티스 요법

6. **스팸 파스타** • 300
   스팸과 스캠을 구분하는 혜안, 어울림, 관점과 시선 넓히기

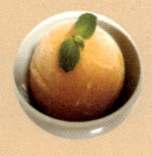

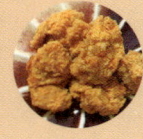

🛎 디저트 • 306

1. 초콜릿 깜빠뉴 • 307
   발렌타인데이와 선물

2. 머랭쿠키 • 316
   커플 버블 만들기, 관계를 끝장내는(묵시록의) 4기수 멀리하기

3. 레몬 마들렌 • 322
   프레임 법칙, 틀과 선입견 점검

4. 아몬드 프랄린 아이스크림 • 330
   편도체와 아몬드, 프로이트가 알지 못했던 것, 기억과 뇌활용

5. 송편 • 336
   추석과 감사, 긍정심리학, 소망 빛기, 상향나선과 행복공부

6. 무지개 과일꼬치 • 344
   던바의 수, 친구와 우정

🛎 음료 • 352

1. 물 • 353
   물중독, 마음과 관계의 자연스러운 흐름을 찾아서

2. 커피 • 362
   카페인의 역습, 불면의 밤, 수면 장애, Wake up! vs. Sleep tight!, 수면위생

3. 진소이 • 372
   가루, 관계, 터치(접촉)의 힘

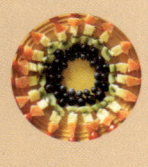

4. 오이 목테일 • 380
   칵테일파티 효과, 선택적 주의, 주의집중, 고릴라 실험

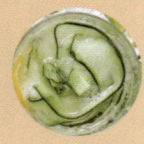

5. ABC 디톡스 드링크 • 386
   팝콘브레인과 디지털 디톡스, 스마트 에이징

6. 레모네이드 • 396
   위기=위험+기회 ; 트라우마 탈출, 글쓰기의 힘과 치유력

🍽 요리의 기술과 도구 • 404

1. 영점조절 • 405
   기본에 충실한 삶, 장-뇌-축, 몸의 언어에 경청하기

2. 반죽 • 412
   접촉(터치)의 힘

3. 타이머 활용 • 418
   시간을 요리하다, 뽀모도로 기법과 시간 관리

4. 플레이팅과 가니시 • 420
   낙서의 뇌과학

5. 비타민과 영양제 • 430
   다정함의 과학, 토끼효과, 다정함 한 스푼

6. 음식물 쓰레기 처리 • 436
   낙엽의 교훈, 버려야 산다, 관계 개선

■ 에필로그 • 446
■ 참고문헌 • 447

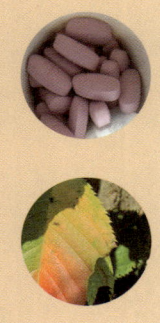

프롤로그

　저는 '짓다'라는 우리말을 좋아합니다. 짓는 것은 건물 같은 구체적인 대상뿐만 아니라 웃음과 미소 같은 얼굴에 드러나는 모습, 그리고 마음을 짓고 삶을 짓는 시간에 얽힌 행위와도 어우러집니다. 밥 짓기로 하루의 삶을 이어가고, 글짓기로 삶의 기록을 담아냅니다. 매 순간의 호흡과 하루하루의 삶과 경험이 각 사람의 서사를 구성합니다. 평범했던 삶과 단편적인 이야기가 다양한 시각과 시선, 시제로 각자의 경험 및 깨달음을 덧입어 구체적이고 입체적인 모습으로 지어져 갑니다. 그렇게 나름의 맛과 멋으로 각 사람의 고유한 삶이 익어갑니다.

　이 책은 정신건강의학과 전문의로서 일상 속 음식을 통해 마음을 씻고, 다듬고, 지음으로써 마음 이해와 회복, 그리고 치유에 이르기를 소망하는 글의 모음입니다. 굳이 장르를 거론하자면 푸드에세이, 수필, 심리서, 정신의학 사례집, 혹은 '적당히'라는 두루뭉술한 양의 표기만 수두룩한 요리책이라고도 할 수 있겠습니다. 이 책에는 다양한 음식의 맛과 조리법에 정신의학, 심리학, 뇌과학, 문학, 역사와 언어학적 고찰을 곁들인 코스 요리가 차려져 있습니다. 마음의 이해와 지식이라는 정적인 앎, 그리고 삶의 행동과 실천이라는 동적인 앎이 어떤 한순간의 경험만으로 끝나지 않고, 일상에서 거듭 환기되어 실천적 삶으로 살아낼 수 있기를 소망하며 이 책을 엮었습니다. 글이 삶이 되는 놀라운 경험을 하길 바라는 마음에서입니다.

이 특이한 상차림은 음식을 직접 요리하고 조리하고 투박하나마 사진과 글로 남긴 제 일상의 기록이기도 합니다. 고정된 이미지이다 보니 모락모락 김이 나거나, 고소한 향 혹은 맛깔스러운 담백함까지 다 담아내지는 못하였지만, 정성 어린 메시지와 여운이 독자 여러분의 마음에서 맛과 향기로 음미되고 소화되어 매일의 삶에 동행하는 양분이 되기를 희망합니다.

우리는 지지고 볶습니다. 관용구 "지지고 볶다"의 사전적 정의는 "(속되게) 사람을 들볶아서 몹시 부대끼게 하다"이지만 "희로애락을 서로 나누며 한데 어우러져 요란하게 살아가다"라는 의미이기도 합니다.[1] 그만큼 음식과 요리하는 행위에는 삶이 담겨 있습니다. 이를 통해 자신의 마음과 좀 더 친밀해지고 서로의 마음에 한 걸음 더 다가가는 기회가 되었으면 합니다.

"인생은 연극"이라고 했던 셰익스피어의 말처럼, 우리는 각자 다양한 방식으로 삶의 이야기를 짓고 엮습니다. 연극에 막간이 있고 쉼이 있듯, 우리의 하루에도 쉼이 있습니다. 직장인에게는 퇴근 후의 휴식이, 학생에게는 방과 후의 휴식이, 어린 자녀를 양육하는 부모에게는 잠시 눈을 붙이는 그 짧은 시간도 쉼이듯, 쉼은 실로 다양한 모습입니다. "내 영혼의 닭고기 수프"처럼 위안이 되는 음식을 맛보는 그윽한 시간도 쉼이라고 한다면, 제게 요리는 쉼 그 자체였습니다. 떠오르는 먹거리가 있거나 탐구 정신을 발휘하게 되는 조리법이 있다면, 생각하고 준비하고 재료를 마련해 씻고 다듬고 조리하면서 여러 생각과 경험을 하게 됩니다. 창의성을 발휘하여 조리법을 요리조리 바꾸다 보면 그 경과도 결과도 흥미롭습니다. 가령, 재료를 변경하거나 조리 시간 또는 방법을 달리할 때, 심지어 조리도구만 바꿔도 맛의 깊이나 식감, 혹은 플래이팅이 달라집니다. 시공간을 초월한 레시피가 인터넷을 활보하는 시대에 그 걸음을 조우한 저는, 어느 날 식탁에 이탈리아 어느 시골 할머니가 가르쳐준 파스타를 만들어 올리고, 사랑하는 이들이 그 요리를 맛보고 즐거워하는 모습을 보며 행복해합니다. 입맛과 취향은 각기 다르지만, 음식으로 생활방식과 문화를 접합니다. 그래서 요리와 음식은 식욕을 충족시키고 에너지를 공급하는 그 이상으로 삶과 밀착된 경험이자 삶의 이야기라고 할 수 있습니다.

수년 전 대구 TBN 교통방송의 「스튜디오 1039」 "마음 테라피" 프로그램 게스트로 약 1년간 라디오 방송에 출연한 적이 있습니다. 정신의학에 관한 자유 주제로 대화하는 코너였는데, 매주 소재를 찾아 자료를 모으고 정리해 원고를 준비하고 생방송으로 이야기를 풀어내는 일은 저 스스로 도전하고 성장하는 기회였습니다. 짧은 분량의 방송을 위해 한 주간 준비하고 정리해 글을 쓰는 중에 이 책을 기획하게 되었습니다. 아침 시간 청취자에게 들려주는 잠깐 동안의 정신건강의학 '지식'으로 끝내기보다는, 현실과 잇닿아 '실천'하면서 (코너의 명칭에 걸맞게) 마음의 치유에 이를 수 있는 정신건강의학, 공감과 보탬이 될 만한 이야기를 전하고 싶었습니다. 오늘을 사는 동안 그 내용이 '잠시'라도 떠올라 편안한 마음과 안정된 관계를 '지속'적으로 영위하길 바라는 마음에서였습니다.

매주 주제를 고민하던 제게 해법이 된 것이 바로 요리였습니다. 누구나 매일, 하루 두세 끼씩 밥상을 차립니다. 그래서 다양한 식재료, 조리법, 조리도구와 상차림, 그리고 그렇게 만들어지는 음식에 메시지와 의미를 담아보았습니다. 흥미롭게도 각 음식에 마음의 작용과 연관된 부분이 있어 정신의학과 심리학, 문학 그리고 뇌과학으로 풀어내면서 식생활과 실생활로 연결하는 글로 완성할 수 있었습니다. 미적분도 잊은 지 오래고 벡터도 배우지 않았지만, 세상에서 가장 맛있는 삼계탕을 순식간에 만들어 내고, 세상 어디에도 없는 최고의 다슬기국을 뚝딱 끓여 저녁상을 차려주시던 엄마의 손길처럼, 정성을 듬뿍 담아 소박한 요리로 글을 지어보았습니다. 저의 이런 의도를 알아차린 듯, 라디오 진행자는 "우리가 '약선' (즉, 약재를 넣어 조리한 음식으로 병을 예방하고 치료를 돕기 위한 음식을 소개하는 프로그램) 코너도 아닌데 음식 이야기를 다 하게 되네요!"라며 함께 웃던 기억이 납니다. 그 웃음이 한 권의 책으로 담겼습니다.

매일의 다양한 음식이 제게는 일종의 '뮤즈'였습니다. 뮤즈muse는 고대 그리스·로마 신화에서 시와 음악, 그리고 여러 예술 분야를 관장하던 아홉 여신 중 하나로, 작가나 예술가들에게 재능과 영감을 불어넣어 주던 예술의 여신입니다. 정신의학이 낯설고 마음이 닿지 못할 요원한 대상이라 여겨서, 지식 따로 행동 따로 분리되고 그 앎이 머리와 이성의 영역에만 머무르지 않기를 바랍니다. 마음을 앎과 마음 짓기가 나를 형성하고 다듬어 주는, 그래서 종국에는 나 '홀로'도 또 타인과의 '함께함'에도 편안과 행복을 가져다줄 실천적 비법 같은 것이라면, 오늘 음식이 그 이유를 설명해 주고 마음 이야기를 좀 더 수월하고 친근하게 풀어줄 것입니다.

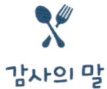

감사의 말

    이 책이 나오기까지 제 지식의 기반인 영문학과 정신의학, 인문사회의학의 오랜 수련 시간을 함께 보냈던 여러 교수님과 친구들, 특히 대구 TBN 교통방송 「마음테라피」 코너에 추천해 주셔서 글을 정리하고 이 책을 출간할 기회를 주신 김성미 원장님께 진심 어린 감사를 드립니다. 더불어 「마음테라피」 코너의 PD, 작가 여러분의 환대에 감사하고, 능숙한 진행으로 평면의 원고를 입체의 삶과 치유의 이야기로 승화시켜 주신 베테랑 진행자 이영미 아나운서께 감사의 말씀을 전합니다. 저만 보면 직접 집필하신, 혹은 책꽂이에 보관하고 있던 귀한 책들을 한아름 빼내어 건네주던 여러 은사님의 선물을 기억합니다. 책을 받은 지가 언제인지 아득하지만, 이제라도 그 책들을 읽고 소화하여 이 책 곳곳에 인용하는 것으로나마 선생님들의 따뜻한 지지와 가르침에 보답하고자 합니다.

    무엇보다 병원에서 환우들을 진료한 경험이 없었더라면 저의 고민과 해법인 이 책의 많은 내용은 무의미했을 것이기에 그간 여러 지역에서 만나왔던 환우들과 보호자, 직원들에게 이 지면을 빌어 감사드립니다. 또한, 퇴근 후 집필에 매진할 수 있도록 야간 당직 근무로 병원을 지켜준 동료 선생님들에게도 감사의 인사를 드립니다.

    아울러 많고 많은 책 중에 이 책을 선택해 주신 독자 여러분에게 머리

숙여 감사드립니다. 부족한 내용과 보충 거리, 지적할 내용이나 교정 사항이 있으면 기탄없이 말씀해 주시기 바랍니다. 감사히 새겨듣고 다른 지면에서나마 반영하도록 하겠습니다. 부족한 글을 엮고, 더 부족한 사진을 고르고 재단하여 책으로 세상에 선보이도록 도와주신 PB 프레스 대표님과 디자이너께 감사의 인사를 전합니다.

글을 쓰는 동안 함께 고민했던 나의 가족, 특히 글이 막힐 때마다 빛나는 아이디어로 길을 터주었던 나의 배우자, 항상 가까이서 딸을 응원해주시는 사랑의 아이콘 - 나의 어머니, 딸의 책 출간을 염원했고 하늘에서나마 기뻐하실 나의 아버지께 사랑과 존경을 담아 이 책을 바칩니다. 마지막으로, 하나님의 때에 하나님의 방법으로 좋은 생각 거리를 접하여 글로 풀어낼 기회를 주시고, 삶 가운데 여전히 함께하실 하나님께 감사드립니다. 이 책에 닿는 모든 분이 식사의 즐거움과 삶의 질서를 회복하시기를, 그리고 몸과 맘 건강하고 기쁨 가득한 날들 보내시기를 바랍니다.

Invitation
초대합니다

　인간의 역사는 음식의 역사와 함께 해왔습니다. 한국 사람은 "밥심으로 산다"는 말 그 이상으로, 식사가 갖는 힘과 의미, 그 중요성은 대단히 큽니다. '혼밥'에 얽힌 사연도 많고 그 시대가 내포한 의미도 다양하듯, 먹는 행위는 삶에 필수적인 에너지의 공급원일 뿐만 아니라 관계의 상징이기도 하고, 선택의 결과이기도 하며, 기분과 행동을 좌우하는 복합적이고 특별한 활동이기도 합니다. 따라서 음식에 담긴 삶의 이야기는 지구상에 존재하는 음식의 수 혹은 그 이상으로 다양할 것입니다.

　이 책은 음식의 인문학, 정신의학과 심리학의 세계, 그리고 마음의 이야기를 다룹니다. 이 시대를 살아갈 튼튼한 몸과 탄탄한 맘을 위해 따뜻한 밥을 짓는 심정으로 성심성의껏 요리하고 조리하여 독자들을 대접하고자 합니다. 이 책에서 다루는 내용과 연관된 요리 글의 서빙은 프랑스에서 오뜨 퀴진haute cuisine의 영향으로 19세기 무렵부터 전해 내려오는 코스 요리를 따르되, 음식의 종류와 제공 순서에는 약간 변형을 가했습니다. 그래서 서양식 정식 풀코스에 한식을 곁들인 8개의 퓨전 코스로 배열하였습니다. 각 코스는 애피타이저Appetizer, 스프Soup, 샐러드Salad, 생선요리Poisson, 소르베Sorbet, 주요리Entrée, 디저트Dessert, 그리고 (마지막에 배치했지만 어느 코스에나 곁들일 수 있는) 음료Beverage'의 8개 코스로 제공됩니다. 마지막으로 요리를 준비하는 과정과 기술, 그리고 조리도구와 결부된 내용을 또 하나의 장에 담아 이 책을 총 9장으로 구성하였습니다. 각각의 코스는 6개의 요리로 구성되어 있고, 중간에 맛볼 소르베는 4가지 종류로 엮었습니다. 요리 전문가가 아닌 탓에 다소 투박하고 서툴게 흉내만 낸 요리들이지만 너그러이 살펴주시기를 바랍니다. 부족하나마 각 장의 메뉴에는 마음과 성격, 관계, 그리고 삶의 이야기를 주재료로, 대인관계와 갈등, 증상의 경험과 해법, (환자의 개인정보나 상황 등이 드러나지 않도록 각색한) 사례들과 문학적 예시를 양념으로 곁들였습니다.

메뉴로는 한식과 양식을 고루 포함하였습니다. 첫 장인 '애피타이저'Appetizer에서는 식욕을 돋우기 위한 목적으로 식전에 먹는 요리나 음료라는 본래의 의미에 맞춘 요리들로 갖추었습니다. 애피타이저와 혼용되는 오르되브르Hors d'oeuvres는 엄밀하게는 더운 요리와 찬 요리 둘 다 포함하는 반면, 애피타이저는 차갑게 제공되는 것이 원칙입니다. 그렇지만 이 책에서는 '애피타이저' 장에 오르되브르 식의 차고 따뜻한 음식을 두루 포함하였습니다. 그래서 까나페를 비롯한 차가운 핑거 푸드나 퀘사디아 같은 따뜻한 먹거리를 함께 단출한 음식 위주로 서술하였습니다. 에피타이저에 포함된 6가지 요리에는 각각 오코노미야키와 불안장애 타파, 또띠아와 자기복잡성, 뇨끼 꼬치와 1만 시간의 법칙, 오이까나페와 정신분석 이야기, 감태주먹밥과 독립-광복의 밥상, 마지막으로 데블드 에그와 나르시시즘 이야기를 담았습니다.

두 번째 '스프'Soup 장은 영미권의 '스프'와 한국식 '죽', 그리고 (영어로 'soup'이라고 번역되는) 간단한 '국'을 망라했습니다. 우선 굴떡국으로 피그말리온 효과를, 뚝배기 계란찜으로 작심삼일의 신개념을 소개하였고, 전복죽으로 노년과 돌봄의 이야기를, 콩나물국으로 트라우마 극복을 위한 도움을, 감자 베이컨 스프에서 감정 식사의 방식을, 마지막으로 미소 토마토 스프에서 진정한 미소 뒤센스마일에 관해 서술하였습니다.

세 번째 코스 '샐러드'Salad는 생채소나 차가운 식재료를 소스에 곁들인 음식은 물론 익힌 채소나 따뜻한 야채도 함께 구성하였습니다. 흔히 접하는 야채샐러드에는 분리-개별화와 공존 및 다양성의 이야기를, 콩-당근 샐러드에는 다름을 극복하는 뉴로빅 비법을, 과일-마시멜로 샐러드에는 기다림의 미학을 담았습니다. 퀴노아 샐러드에서는 걸림돌을 디딤돌로 삼는 담장 극복 방안을, 호박 리본 샐러드에서는 경직과 혼돈을 극복하는 유연함의 가치를, 그리고 참외 샐러드로는 회복을 위한 이름 부르기의 힘을 생각해 보았습니다.

네 번째 코스로 '생선요리'Poisson는 '생선'류 뿐 아니라 '문어'와 '새우' 등 해산물 요리 위주로 담았습니다. 명란구이로 휴브리스라는 발효의 미학을 배우고, 생선전은 관계의 접착제로 활용하였습니다. 문어 카르파초로 관계와 변화를, 부야베스로 핵심감정 다스리기를, 레몬 갈릭 쉬림프에서 자기수용과 인정의 아름다움을 배우고자 하였습니다. 마지막으로 메기 튀김으로 질투의 새로운 면을 고찰하였습니다.

다섯 번째 코스인 '소르베'Sorbet 혹은 '그라니타'Granita는 사실 '팔레트 클렌저'Palate Cleanse의 일종으로 주요리를 제공하기 전 입가심으로 미각을 리셋하는 의미의 휴식 코너입니다. 소르베는 유제품을 사용하는 셔벳Sherbet과 달리 유제품을 전혀 사용하지 않고 과즙에 물과 설탕, 레몬즙을 넣어 얼린 것으로 마치 인터미션 즉 중간 휴식 시간과 같이 간략히 4가지로 정리하였습니다. 내용은 인터미션이라기에는 진중한 본무대와 다름없지만 독자 여러분에게 상큼한 소르베의 맛과 향이 남는 장이길 바랍니다. 우선 레몬 그라니타로 놀이의 힘을 이야기하였고,

딸기 오렌지 소르베에는 빈둥지증후군을, 파인애플 소르베에는 솔방울의 명민함을, 마지막으로 키위 그라니타에는 마음을 입가심하는 뇌의 통합적 활용에 관한 내용을 담았습니다.

　드디어 여섯 번째 '주요리'Entrée 앙트레는 가금류와 육류 위주의 요리를 제공하되 파스타 같은 한 그릇 음식도 포함하였습니다. 밤 토르텔리니로 경직된 마음의 위험성을 이야기하고, 겉바속촉의 대명사 닭튀김으로 샤덴프로이데 심리를 분석하고 극복 방안을 제시하였습니다. 스테이크에서는 멍때림의 중요성을, 삼겹살에서는 세 줄 일기를 통한 숫자 3의 마법을, 바질페스토 파스타에서는 음악의 긍정 효과를 다루었고, 마지막으로 스팸 파스타에서는 진위를 구분하는 혜안의 중요성과 관점의 이야기를 풀어보았습니다.

　일곱 번째 코스는 '디저트'Dessert입니다. 디저트란 16세기 중반 프랑스어로 '테이블을 치우다'라는 의미의 프랑스어 desservir에서 기원한 단어로, '제거'를 의미하는 접두어 des-와 '제공하다', '상 차리다'를 의미하는 servir의 합성어입니다. '식사를 마치다' 혹은 '식탁 위를 치우다'라는 의미에 맞게 주요리 이후에 제공되는 후식거리입니다. 대표적인 여섯 가지 디저트로 먼저 초콜릿 깜빠뉴에는 선물의 의미를, 머랭 쿠키에는 건강한 관계 유지를 위한 커플버블의 효능을 담았습니다. 레몬 마들렌으로는 선입견과 틀을 점검하고자 하였고, 아몬드 프랄린 아이스크림에서는 편도체의 기능과 뇌 활용법을 살펴보았습니다. 추석의 단골 메뉴 송편으로 감사와 긍정심리학을, 무지개 과일꼬치에는 친구와 우정 이야기를 담았습니다.

코스 요리의 마지막 부분에 배치했지만, 어느 순서에나 곁들일 수 있는 '음료'Beverage는 찬 것과 더운 것, 탄산음료와 커피 등을 고루 담았습니다. 음료의 기본인 물로 마음과 관계의 흐름을 이야기하였고, 커피에는 불면의 밤과 숙면 이야기를, 진소이 음료에는 가루와 터치(접촉)의 중요성을 담았습니다. 오이 목테일로 선택적 주의와 집중의 힘을 이야기하였고, ABC 디톡스 음료에서는 팝콘 브레인과 인터넷 디톡스의 중요성을, 마지막으로 레모네이드로에서는 위기를 기회로 삼는 트라우마 극복 방안을 이야기하였습니다.

마지막 장인 '기술/도구'에서는 요리와 조리, 식재료와 도구 등 음식과 요리의 기본에 관련된 개념을 다루었습니다. 즉, 저울의 영점조절로 기본에 충실한 삶, 반죽 행위로 접촉의 이점을 부각하였고, 타이머 활용으로 시간 조절과 시간 관리의 비법을 소개하였습니다. 플래이팅과 가니시로 낙서의 뇌과학을 점검하고, 비타민과 영양제로 다정함의 과학을 짚어보며, 마지막으로 음식물 쓰레기 처리로 버림의 미학과 관계 개선을 위한 방안에 관해 생각해 보았습니다.

각각의 메뉴로 구성된 글의 마지막 부분에서는 '레시피'와 '마음레시피'를 요약했습니다. '레시피'에는 본문에 소개된 혹은 본문과 관련되는 음식의 재료와 조리법을 4-5가지 순서로, '마음레시피'에서는 본문의 내용 요약이나 본문을 실천하기 위한 마음 훈련법을 3가지로 정리하였습니다. 일종의 '세 줄 요약', 혹은 'take-home message'(문자 그대로는 '집에 가져갈 메시지'로, 이 글에서 얻을 수 있는 메시지나 교훈을 요약한 것)입니다.

이 책은 코스 요리를 맛보듯 처음부터 끝까지 읽어도 좋지만, 한 해의 라디오 방송 내용을 각색한 것이라 각 장의 내용이 독립적인 주제, 서로 다른 내용으로 엮여 있어 단품 메뉴를 고르듯 독자 여러분의 선택에 따라 읽으셔도 좋습니다. 다양한 내용이지만 소화불량을 일으키지는 않을 것입니다. 마치 코스 요리의 세부 메뉴를 고르듯 기대와 설렘으로 선택한 각 장에서 맛깔스럽고 만족스러운 식사를 즐기시기 바랍니다.

1991년에 개봉한 애니메이션 『미녀와 야수』의 오리지널 사운드 트랙(OST) 중에 "비 아우어 게스트(Be our guest, 우리 손님이 되어 주세요)"라는 곡이 있습니다. 야수 홀로 외롭게 살던 텅 빈 성에 여주인공 벨(Belle)이 방문해 내부를 둘러보던 장면을 기억하실 겁니다. 10년간 손님이라곤 없었던 다이닝룸(식당)에 벨이 들어서자, 식기를 포함한 주방 식구들은 기뻐 흥분하여 춤추고, 멋진 코러스를 부르며 코스 요리를 준비합니다. 저도 (코로나-19로 거리두기가 한창이던 시절에 집필했던 글을 정리하며) 그 노래 가사대로, 그 흥과 정성으로, 독자 여러분을 "귀한 손님"으로 모시고 대접하고자 합니다. 아울러 식기들이 노래하듯 세상에서 처음 보는 멋진 "음식쇼" A culinary cabaret도 구경하시길 바라는 마음입니다. 우리의 내면을 성찰하고 나와 타인의 공감어린 관계를 이어주고 치유해 줄 건강한 음식들, 의학과 인문학의 향연, 그 치유의 식탁으로 여러분을 초대합니다.

저의 고귀한 손님이 되어 주세요.
마음껏 드세요.
Be my guest!

2025년 새해를 열며
신예니 드림

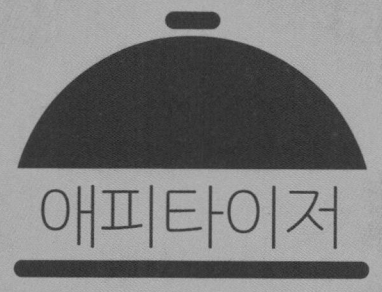

1. 오코노미야키

불안과 가쓰오부시

2002년 월드컵 이후 어느 겨울이었던 것으로 기억한다. 일본 음식이 그다지 보편화되지 않았던 당시에 지인들과의 식사 자리에서 다소 낯선 일본식 부침개 오코노미야키お好み焼き를 주문했다. 잠시 후 직원의 손바닥 위 큼지막한 접시에 얹어 제공된 오코노미야키를 보고 소스라치게 놀랐다. 이 음식에 상징적으로 장식된 (지인의 표현으로) '나풀거리는 나무껍질'이 가다랑어포 즉 가쓰오부시鰹節(かつおぶし)라고 이제는 널리 알려져 있지만, 당시에는 살아있는 생명체가 아닌가 싶은 놀라움과 움직이는 이상한 형체에 대한 두려움, 춤추듯 현란하게 몸을 비트는 기이함과 신기함, 뭔가 불안해 보인다는 평가 등, 이 형상에 대한 첫인상은 다양하게 표현되었다.

오코노미야키의 맛 평가는 뒷전이고 모든 관심은 이 가쓰오부시에 쏠렸다. 같은 것을 보고 있지만 각자의 느낌과 해석, 그리고 표현이 모두 달랐다. 가쓰오부시는 우리말로는 가다랑어포라고 하는데 가다랑어를 다듬어 훈연하고 말린 후 얇게 밀어 너댓 달 동안 발효하여 숙성시킨다. 오랜 시간을 들여 그 맛과 향이 응축되고 육질이 단단해지면서 쫄깃한 식감까지 가미되면, 딱딱해진 가다랑어를 대패로 얇게 포를 떠서 판매한다. 이것은 오코노미야키처럼 음식을 장식하거나 마무리할 때 사용되기도 하지만, 나무의 훈연한 향과 단맛과 신맛을 함께 내는 육수로 요리의 시작 단계에 쓰이기도 한다. 불안에 떠는 듯 보이는 가쓰오부시는 다채로운 해석과 쓰임새만큼이나 불안을 잠재우는 다양한 방법 또한 몸소 보여주고 있다.

코로나-19 팬데믹을 겪으면서 여러 모양의 불안과 염려, 긴장, 걱정, 더러는 공황을 경험했다. 실제 코로나-19 이후 불안과 우울 증상을 호소하는 정신건강의학과 내원객이 상당수 증가했다. 모두에게 '처음'이었던 코로나-19와 더불어 코로나-19 백신 접종에 관련된 걱정과 불안도 적지 않았다. 사실 일반적인 긴장이나 걱정, 혹은 스트레스는 누구나 겪는 자연스러운 현상이다. 그렇지만 그 정도가 지나쳐서 생활에 불편을 가져오는 경우 '불안장애'라는 용어로 구분한다.

대개 불안은 피해야 하는 상태라 여기지만 어찌 보면 인간에게 당연하고 필요한 반응이기도 하다. 가령, 원시시대부터 인간이 위험과 스트레스 상황에 직면할 때 '투쟁-도피-경직 반응[FFF 반응]'이 작동했다. 내 앞의 위험에 맞서 싸울지(Fight), 도망갈지(Flight), 옴짝달싹 못하고 얼어붙을지(Freeze) 의식적·무의식적 선택의 기로에 서는 것이다. 산속에서 사자 같은 맹수나 뱀을 피해 목숨을 부지하기 위해서는 일단 불안해져야 사니까, '싸우거나-도망치거나-얼어붙는' 반응이 본능적으로 나타난다. 위험만이 아니라 불확실한 상황에서도 신중하고 안전하게 혹은 위험을 최소화하도록 불안 회로가 작동한다. 이때는 몸도 함께 반응해서 근육이 긴장하고, 심장이 두근거리고, 숨이 가빠지는 교감신경 항진 상태가 된다. 그래야 빨리 도망칠 수 있기 때문이다. 그러니 불안한 기분과 몸의 증상들은 위험이나 불확실한 상황을 모면하고 적응하기 위한 일종의 보호 장치인 셈이다.

생활 중에 그다지 불편함이 없는 정도의 긴장과 불안을 넘어서는 경우, 곧 '불안장애'라고 하면, 걱정과 근심이 지나쳐 신체적·정신적인 증상이 과도하게 그리고 장기간 나타날 때를 말한다. 일상생활 기능을 방해하는 것이다. 불안장애는 인구의 25% 정도가 겪는다고 할 정도로 흔하다. 또 불안의 대상은 구체적으로 명시할 수 있기도 하지만, 막연하게 불안한 경우도 많다. 불안장애의 종류도 다양해서 범불안장애, 건강염려증, 특정 공포증, 공황장애, 강박장애 등 여러 가지로 분류되고, 뇌에서 각 작용 부위도 다르지만, 일단 통틀어서 불안장애라고 한다. 불안이 병이 되면 몸도 마음도 상당히 괴롭다. 본인의 몸과 마음도 불편하지만, 그 불안 상태에서는 목소리도 표정도 날카로워지고 진정이 안 된다. 그래서 일상 활동이나 대인관계에서 괜한 문제가 발생하기도 하고, 이 때문에 더욱 우울하고 과민해지는 등 신체적, 심리적, 정신적, 관계적 문제가 악화일로를 걷는다.

불안장애의 원인은 다양하다. 뇌에서 불안을 일으키는 부분은 주로 전두엽과 변연계, 기저신경핵으로 알려져 있다. 이들 부위에서 긴장과 불안에 적절히 반응하게 해주는 신경전달물질이 부족하거나 과할 때, 그래서 대뇌피질-변연계 회로에 이상이 생기는 경우 불안이 유발된다. 결국 불안과 공포는 뇌 여러 영역의 복합적인 반응의 결과인데, 증상이 형성되고 발현되는 신경회로와 뇌의 반응도 각각 다르게 조절된다고 알려져 있다. 물론 유전적으로 불안 수준이 높은 기질을 타고났거나, 무의식적인 갈등이 해결되지 못한 채로 불안으로 표출되기도 한다. 인지행동적으로 해석하면 과거 경험과 현재 정보를 해석하고 판단하는 과정이 부정확하거나 왜곡되어 불안이 유발되기도 하므로 그 원인을 어느 한 가지로만 규정하기는 거의 불가능하다.

그럼에도 불구하고 알게 모르게 우리 삶에 깊숙이 들어온 불안은 극복할 수가 있다. 불안한 마음이나 신체 증상으로 일상생활에 과도한 영향을 받는 정도라면 가까운 정신건강의학과에 내원하여 도움을 받을 수 있다. 요즘은 치료약제도 잘 개발되어 있고, 특히 불안장애는 치료가 가능한 정신과 질환이기 때문에 증상 평가와 진단을 받고 꾸준히 치료해 나간다면 도움이 된다. 불안 치료는 진찰과 병력 청취, 면담 과정을 통해 진단 후 세부 진단에 따라 치료법을 결정한다. 일반적으로는 항우울제를 사용하며, 증상의 빠른 경감을 위해 소량의 항불안제를 함께 사용하는 것이 일반적이고, 비약물 치료로 인지행동치료나 정신분석, 정신치료 등이 있다. 따라서 정신건강의학과 전문의와 상담 후 정확한 진단 후에 증상과 상태에 맞는 치료 방안을 선택하여 치료하게 된다.

불안하긴 한데 굳이 병원에 갈 정도는 아니라고 판단된다면 몇 가지 대처법이 있다. 여러 가지가 제안되지만 여기서는 일상적으로 해볼 수 있는 4가지 훈련법을 제안하려고 한다. 원래 긴장과 불안을 떨쳐버리려고 하면 더 생각나고 불편해지는 법이라, 일단 불안이든 긴장이든 그 상태에서 멈추어 스스로 살피는 훈련이 도움이 된다. 첫 번째 방법으로는 존스홉킨스 대학교 소아정신과 지나영 교수가 제안한 "4·2·4 호흡법"이다.[2] 이것은 일종의 근육이완요법으로 4초간 코로 숨을 깊이 들이마시고, 2초간 숨을 참으면서 잠시간 내 몸속 공기의 순환을 느껴본다. 이후 4초간은 참았던 숨을 호흡과 함께, 내 몸과 마음의 긴장과 불안을 빼어내듯 입으로 내쉰다. 눈을 감고 편안한 자세로 앉아서 천천히 심호흡 하는 간단한 호흡법으로, 숨차고 가슴 두근거리고 몸이 경직되는 불안한 신체 증상을 해소할 수 있다. 긴장됐던 근육이 이완되고, 호흡이 가다듬어진다. 이제 눈을 뜨고 자주 연습하면 눈 감기 전과는 다른 상태로 변화된 자신을 느낄 수 있을 것이다.

두 번째로 "마음챙김명상"이 있다. 마음챙김의 여러 방법 중에서 "바디스캔"body scan을 해보자. 이것은 널리 알려진 일종의 명상법인데 머리끝부터 발끝까지 스캔하듯 감각을 느껴보는 훈련이다. 그 어떤 판단이나 평가도 하지 않고, 그저 생각을 멈추고 몸의 감각에만 집중하는 것이다. 편안히 앉은 자세에서 눈을 감고 천천히 호흡하면서 머리끝의 감각을 느껴보고, 그다음 눈, 코, 귀, 입, 이렇게 위에서 아래로 내려오면서 (혹은 아래에서 위로 진행하는 것도 좋다) 목과 어깨, 팔, 허리, 다리, 그리고 발끝까지의 느낌을 그대로 느껴본다. 이렇게 온몸을 스캔하다 보면 들끓던 마음이 안정된다. 부교감신경이 활성화되면서 긴장되었던 근육이 풀리고, 호흡이 안정되고, 얼굴에 미소가 지어지기도 한다. 불안정했던 신체가 안정을 찾도록 하여 마음의 안정에까지 이르는 방법이라고 할 수 있다.

호흡과 명상에 더해 세 번째로 '플러싱연습'flushing exercise이 있다. 이것은 필자가 고안한 일종의 상상기법 연습이다. '플러싱'flusing은 '수세식(변기)'을 의미하는 영어 단어이다. (화장실에 가는) 하루의 공통된 일과를 활용해서 부정적 생각과 불안한 감정을 매일 여러 번씩 비워내고, 대신 편안과 기쁨, 활기와 감사 같은 긍정의 에너지로 채워가는 연습이다. 플러싱 때 변기의 강력한 물살에 오물을 떠내려 보내고 우리는 변기에서 한 발짝 떨어져 서 있듯, 불안에 휩쓸림 없이, 불안과 우울 증상만 쏟아내어 버린다는 상상을 시각적으로 구체화하고 객관화하는 방법이다. 화장실에 갈 때마다 이런 연습을 하다 보면, 어느새 우리에게 불필요한 불안과 긴장은 떠내려 보낼 수 있다. 우리 몸이 생각과 감정을 담은 그릇이라면, '플러싱연습'으로, '내 불안감을 떠내려 보낸다. 내 우울감은 오늘 내게서 조금 더 빠져나갔다' 같은 긍정적인 자기 암시를 시작해 보자.

마지막으로 '말과 글로 표현하기'도 불안과 긴장을 떨치는 좋은 방법이다. 1960년대 말에 폴 맥린이라는 미국의 신경과학자는 뇌를 3층 구조물로 설명하였다.[3] 본능에 충실한 파충류의 뇌인 심층부, 즉 1층, 감정을 관장하는 대뇌변연계가 2층, 마지막으로 이를 둘러싼 대뇌피질이 3층으로 논리적이고 추상적인 사고와 상상력을 발휘하는 부분이다. 우리가 본능적으로 불안해지고 감정이 요동칠 때, 거기 휩쓸리지 않고 스트레스를 의식화해서 밖으로, 즉 말과 글로 표현하면 대뇌피질과 전두엽을 활성화시킬 수 있다. 거창한 글이 아니더라도 내 상태를 한 단어, 몇 줄의 글, 그림이나 숫자로 기록하고 수치화하는 작업만으로도 1층 본능의 영역이나 2층 변연계의 문제를 대뇌 피질로 끌어올려, 그야말로 차가운 이성의 힘으로 들끓는 불안을 진정시키는 효과가 있다.

우리가 어떤 대상에 대해서 잘 알지 못할 때는 흔히 긴장하고 불안하여 걱정한다. 그런 마음이 신체 반응을 일으켜 가슴이 두근거리고 손에 땀이 나고 안절부절하게 된다. 그런데 막연했던 대상이나 상황에 구체적으로 노출되고 그 대상에 대해 알아가고 익숙해지면서 긴장이 줄고 마음이 잠잠해진다. 불안도 마찬가지로, 모를 때는 막연하고 두렵고 심지어 공포스럽더라도 그 실체를 알아가면서 익숙해지는 면이 있다. 가쓰오부시를 처음 대면한 당시의 당혹감과 두려움, 낯섦의 순간이 적응으로 변화하는 것과 마찬가지로 불안의 대상과 상황에 대한 해석과 수용 모두 사람마다 차이는 있다. 그리고 막연한 불안의 원인이 눈에 보이지 않듯, 오코노미야키의 열기와 김도 눈에 보이지 않았다. 그렇지만 대패에 얇게 썰린 가쓰오부시는 그 열기를 느끼고 그 열감이 태풍인 양 이리저리 흔들렸다. 그런데 우리가 그 맛을 보고 고소함과 쫄깃함, 훈연된 맛깔스러움을 인지하였을 때, 그래서 익숙해진 후에 우리는 오코노미야키의 맛도 식감도 즐기면서 볼거리까지 제공 받았다. 같은 가쓰오부시이지만 그것을 바라보는 우리의 인식과 해석이 변하면서 동일한 재료에서 심리적 기쁨까지 얻었다.

그러니 불안의 회오리에 빨려 들어가거나 휩싸이지 않도록 호흡과 명상으로 몸과 마음의 상태를 인지하고 객관적으로 바라보며 진정시켜 보자. 그러면 여기서 한 걸음 더 나아가 그 불안을 컨트롤하고 다스리는 상태도 가능하다. 그래서 불안을 극복한 성공담 같은 긍정적인 경험이 쌓인다면 좀 더 자주 그리고 오래 편안함을 느끼고, 긍정적인 뇌신경세포의 연결도 강화하여 일상의 평온함도 회복할 수 있을 것이다. 낯섦이 익숙함이 되어 스스로 편안해지고 주위로도 그 안정감이 번져가기를 응원한다.

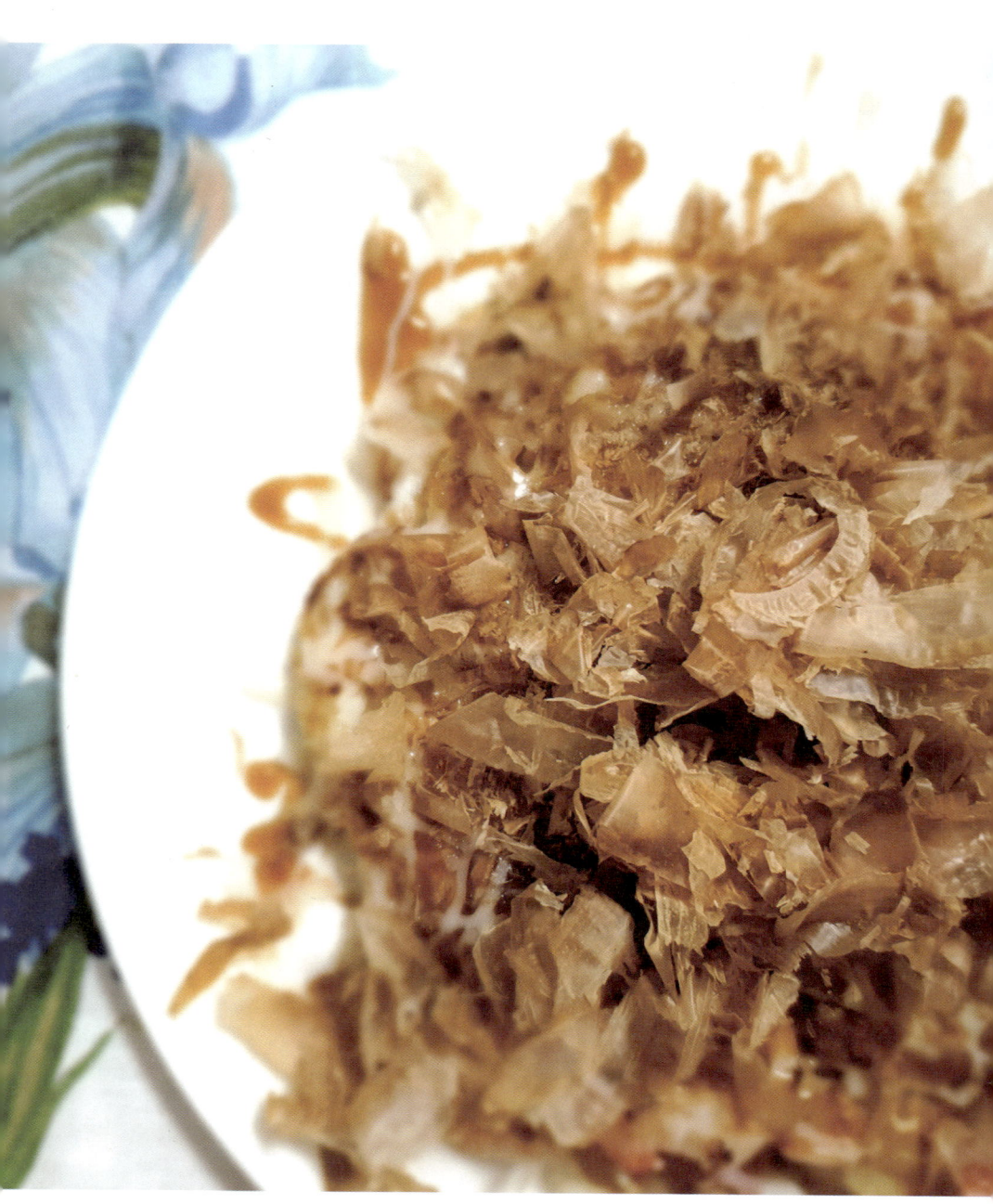

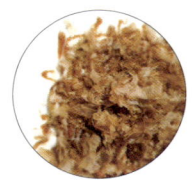

가쓰오부시를 얹은 오코노미야키

재료

양배추, 숙주, 양파, 베이컨, 새우, 오징어,
식용유, 부침가루, 소금, 후추,
마요네즈, 데리야끼 소스, 가쓰오부시

방법

1. 새우는 꼬리를 제거하여 찬물로 씻은 뒤 물기를 제거하고, 오징어도 씻어 먹기 좋은 크기로 자른다. 숙주나물과 양배추, 양파는 먹기 좋은 크기로 잘라 둔다.
2. 시중에 파는 오코노미야키 파우더(혹은 부침가루, 소금, 후추)에 물을 70ml 넣고 섞은 뒤 1의 재료를 넣어 고루 반죽한다.
3. 팬에 식용유를 넉넉히 넣고 강불로 예열한 뒤 반죽을 넣어 동그랗게 모양을 잡는다.
4. 3에 베이컨을 올려 중불에 굽고 뒤집어서도 구워 준다.
5. 잘 익으면 접시에 담고 데리야끼 소스와 마요네즈, 그리고 가쓰오부시를 고루 뿌린다.

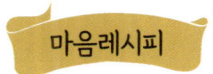

불안 다스리기

1. "4-2-4 호흡법"으로 4초간 숨을 들이쉬고 2초간 멈추고 4초간 내쉬는 연습을 하자.
2. "바디스캔" 하며 호흡을 가다듬고 지금-여기서 몸의 상태에 집중한다.
3. 마음 상태를 말과 글로 표현해 보고, "플러싱 연습"으로 불안과 우울을 떠나보내자.

2. 또띠아 단호박 퀘사디아

자기복잡성, 자기효능감 발휘하기

또띠아(스페인어로 *tortilla*)는 멕시코 전통 요리에서 옥수수 가루나 밀가루 반죽을 얇게 개어 구워낸 빵이다. 칩을 만들면 나초로 알려진 스낵이 되고, 고기나 야채를 얹어 돌돌 말면 타코나 파히타의 그 쌈이 된다. 집에서 피자를 만들 때, 도우dough를 일일이 반죽해 펼치기가 번거로우면 또띠아를 활용해서 피자 재료를 얹고 살짝 익혀주기만 하면 된다. 또띠아에 치즈와 각종 채소를 곁들여 달달한 단호박 퓨레를 얹고 또띠아로 덮어 구우면 단호박 퀘사디아가 완성된다. 다양하게 활용되는 또띠아는 그런 면에서 '자기복잡성'이 대단히 큰 식재료라 할 수 있겠다. 또띠아에서 배우는 '자기복합성', '자기복잡성'이라는 개념을 소개한다.

일단, 자기 자신에 대한 주관적인 평가와 인식을 '자기개념'이라 한다. 우리가 다양한 역할과 관계를 경험하면서 내면에는 여러 가지 자기개념이 확립된다. 여기서 한 사람의 정체성을 형성하는 자기개념들의 속성이 서로 모순적이고 이질적인 정도를 '자기복잡성'이라고 하는데, 쉽게 말해서 본인의 특성과 역할이 다양할수록 자기복잡성은 커진다. 자기복잡성이 클수록 유연하여 스트레스에 덜 취약하고 우울증에 걸릴 위험도 낮다고 알려져 있다. 다양한 정체성이 일종의 완충 역할을 해서다. 누구의 아내, 엄마이기만 한 것보다 누구의 친구, 어느 공동체의 누구, 이런저런 취미를 가진 사람, 쉬는 날에는 누구와 무엇을 하고, 혼자서는 무엇을 좋아하는 사람, 이런 식으로 자아를 다양하고 건강하게 분화시켜 두면 스트레스에 대한 저항력도 커지는 것이다. 물론 이 개념의 장단점에 대한 논의는 다양하지만 단순하게 표현하자면 그렇다.

인간은 복잡한 존재이다. 그래서 실패에서 교훈을 찾기도 하고 슬픈 상황일지라도 좋은 일에는 기뻐할 수가 있다. 어떤 단일의 부정적인 정체성만 고집하지 않아도 된다. 사건 하나하나에 의미를 부여해서 자신을 마음대로 정체시키거나 의미를 부여하지 않아도 되고, 외부 기대에 지나치게 나를 끼워 맞추지 않아도 된다. 좋은 생각의 근육을 강화시켜 다양성과 긍정성을 찾으며 하루하루를 살아가는 것도 좋다.

간절히 바라는 것이 실제로 이루어지는 방향으로 가는 현상을 '피그말리온 효과'라고 한다. 이 때의 기대는 욕심과 욕망을 투영한 것이 아닌 '있는 그대로의 모습'에 대한 기대이다. 성취가 전부가 아니듯, 관계도 전부는 아니다. 일단 다양한 역할과 특성을 지닌 존재로 스스로 행복하고 만족하는 자신의 삶이 우선이다. 자기 기준이 없이 다른 사람과 주변 환경에만 지나치게 맞추다 보면 내 안에 공허감이 커지고 쉽게 소진된다. 책임 의식과 책임감으로 매 순간 최선은 다하되 그렇다고 자의식이 과잉된 상태에는 이르지 않도록 균형을 찾는 습관이 필요하다.

물론 쉽지는 않다. 특히 요즘 같은 디지털 시대에는 더욱 그러한데, '군중 속의 고독'이 늘 문제가 된다. 다른 사람과 자꾸 비교해서 자신의 공허함이나 자기개념을 채우려는 경우가 흔하다. 대인관계의 폭을 넓히려고 소셜 네트워킹 서비스(SNS)에 지나치게 집착한다든지, '보여주고 싶은' 일상과 대인관계를 수시로 노출시키기도 한다. 지나친 몰두가 종국에는 불편과 박탈감, 그리고 열등감을 가져온다. 결국은 공허하고 고독하다. 『더 내려놓음』4이라는 책에는 "전시된 자아"와 "내부용 자아"라는 표현이 있다. 전시된 자아는 외부용이고, 사실은 숨기고 싶은 내부용 자아가 자신의 진정한 모습인 경우가 많아서, 이 둘의 "간극을 최소화"하는 것이 마음 건강을 유지하는 비법이라고 한다. 남이 보는 나와 내가 보는 나의 "간극을 최소화"하는 것, 그것이 자신을 다듬어 가는 또 하나의 방법이다.

이 괴리가 크면 어떠할까. 예를 들어, 자기복잡성은 아주 높은데, 그 안의 진정한 나 혹은 나의 기준은 없고 과장된 역할과 행동만 중요시한다. 그래서 전시된 자아가 과잉되면 결국은 불편해진다. 자신도 타인도 마찬가지일 것이다. 혹시 우리가 다른 사람의 어떤 문제에 과민하게 반응한다면, 그것은 우리 안에도 유사한 문제가 원인으로 작용하고 있기 때문이기도 하다. C.S. 루이스라는 신학자는 교만한 사람이 교만한 사람을 가장 잘 알아본다고 하였다. 안과 밖의 괴리를 줄여나가는 것, 그래서 진정한 나로서, 그 '나'는 하나가 아니라 이런저런 역할을 유연하게 해낼 수 있고, 좋은 감정과 나쁜 감정을 모두 가진 나로서 자신을 받아들이면 짐을 좀 덜어낼 수 있지 않겠는가.

대인관계가 상하는 이유를 자세히 들여다보면, 완벽하지 않은 내가 상대방에게서는 완벽을 기대하기 때문이기도 하다. 내가 불완전하듯, 상대방도 70%의 장점과 30%의 단점을, 아니면 40% 정도 좋은 점과 60%의 부족함을 갖는, 어쨌든 복합적인 존재인데, 자꾸만 그 단점만 크게 보는 것이다.

그리고 그 사람의 여러 모습 중에 어느 한 가지만 자꾸 자신에게 끼워 맞추는 태도도 마찬가지로 갈등을 낳는다.

초입에 언급하였던 대로, 간편하고 맛있고, 다양한 식재료들과 잘 어우러지는 또띠아는 사람으로 치면 자기복잡성이 높은 식재료이다. 여러 상황에 처할 줄 알고, 각 상황에 맞는 적절한 역할을 해내고, 함께 어우러진다. 우리도 여러 관계 속에서 편안하게 적응하고, 여러 역할을 감당하지만 진정한 자신의 모습을 간직하고 자연스러운 삶에서 자기효능감을 발휘하는 또띠아식 태도를 배웠으면 한다.

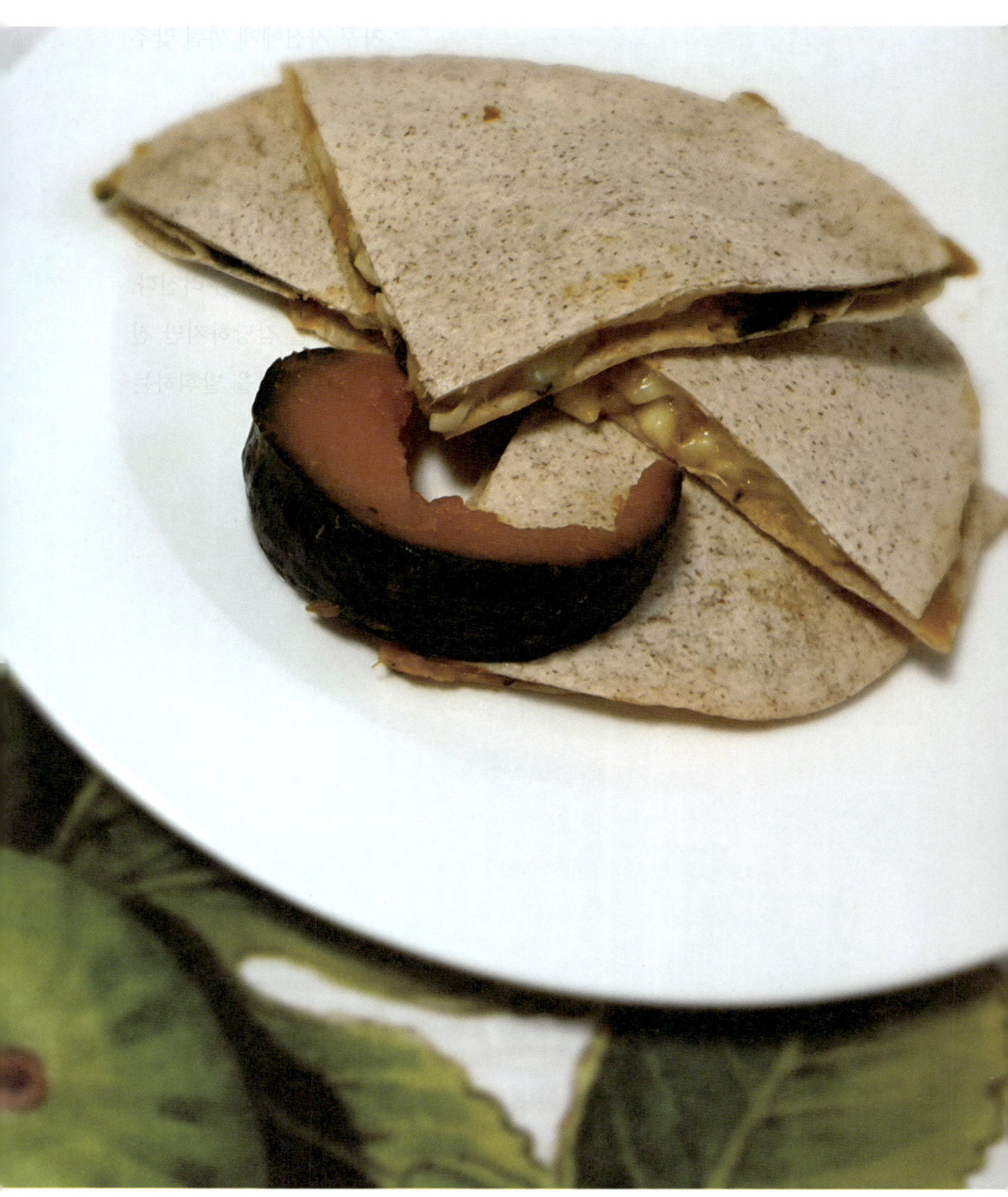

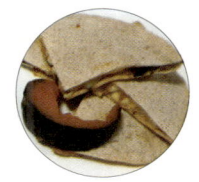

단호박 퀘사디아

퀘사디아 quesadilla는 또띠아에 채소와 고기 등을 넣고 치즈를 함께 넣어 구운 요리이다.

재료

또띠아, 단호박,
플레인 요거트, 슈레드 치즈

방법

1. 단호박을 말끔히 씻어 껍질을 벗기고 적당히 잘라 찜기에 찐다.
2. 잘 쪄진 단호박을 으깨고 플레인 요거트를 살짝 섞어 농도를 조절한다.
3. 또띠아에 2를 반 정도만 채워 올리고 슈레드 치즈를 충분히 올려준다.
4. (견과류를 추가해도 좋다) 또띠아를 반으로 접는다.
5. 기름을 두르지 않은 팬에 치즈가 녹을 때까지 앞뒤로 익혀 원하는 크기로 자른다.

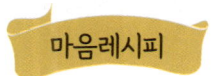

다양성의 추구와 통합하는 마음

1. 또띠아의 다양한 쓰임새를 기억하며 자신의 자기복잡성, 다양한 역할도 생각해보자.
2. 내가 장단점을 함께 갖고 있듯 타인도 장단점을 모두 지니고 있다는 사실을 받아들이자.
3. 남이 바라보는 '나'와 내가 보는 '나'의 "간극을 최소화"하도록 마음을 다듬자. 마음 건강을 유지하기가 좀 더 수월해질 것이다.

3. 뇨끼 꼬치

1만 시간의 법칙, 시간예술, 자동사고 타파

    코로나-19 이후 바야흐로 배달 요리의 전성시대를 살고 있다. 어느 날 당직 근무 중에 쫄깃하고 담백한 뇨끼 생각이 간절했다. 집 근처 단골집에 전화해서 혹시 배달 가능한지 문의를 하던 차였다. 그런데 셰프인 사장님 안내에 멈칫한다. "아, 죄송합니다. 거기는 배달이 어려운 지역이에요. 저희 음식은 15분 내로 드셔야 맛과 온기를 그대로 전달해 드릴 수 있는데, 20분이 넘어가면 맛이나 식감이 달라져서요. 저희는 고객님께 그런 음식을 대접해 드릴 수 없습니다. 죄송합니다." 수많은 배달 요리를 접했지만, 이런 반응과 태도는 처음이었다. 고작 5분 차이인데 싶은 생각에 아쉽기도 했고, 그럼 대도시에서는 어떻게 시켜 먹나 의문스럽다가도, 참 대단하다 싶기도 하고, '그래서 그 집 뇨끼가 그렇게 맛있었구나!' 하는 마음에 신뢰가 한 겹 두터워지고 미소가 지어지는 짧은 통화였다.

    요리의 맛은 누가 어떤 재료를 사용해서 어떤 조리법으로 요리하는지가 좌우하지만, 또 하나 빼놓을 수 없는 것이 바로 시간이다. 즉 조리 시간과 배달에 소요되는 시간, 바로 그 시간이다. 조리 시간에 따라 영양소의 활성 혹은 파괴 정도가 달라지고, 이에 따라 음식의 맛과 질감이 변한다. 가령, 달걀을 5분 정도 삶으면 노른자가 흘러내릴 정도의 반숙으로 촉촉한 식감을 얻을 수 있고, 7분간 삶으면 어느 정도는 흰자와 노른자의 모양이 잡히고 반으로 잘랐을 때 노른자 가장자리가 잘 익어 있다. 10분 정도 삶을 때 우리가 포슬포슬하다고 여기는 정도의 완숙이 시작되고, 진정한 완숙 달걀은 12분가량 삶은 이후에 완성된다. 생선을 굽거나 빵을 구울 때는 '예열'이라고 하는 마치 오페라의 서곡 같은 시간을 먼저 연주해 주어야 한다. 맛과 영양이라는 두 마리 토끼를 다 잡고자 한다면 음식을 익히기 이전에 시간의 중요성을 익혀야 할 것이다. 명민함과 기민함, 그리고 기다림의 신중함을 갖추는 것이 중요하다.

몇 분 차이로 맛과 식감이 달라지는 달걀 삶기와 달리, 스포츠에서는 더 작은 단위의 시간에 결과가 좌우된다. 겨울에 한창인 스피드 스케이팅이나 쇼트트랙 경기를 보면, 0.1초도 아닌 0.000몇 초로도 순위가 결정되지 않던가. 그래서 순간이라는 시간의 소중함을 다시금 깨닫게 된다. 스포츠 선수들은 새벽 5~6시부터 훈련한다고 알려져 있다. 그래서 중간에 식사 시간, 휴식 시간을 제외한 나머지 시간은 신체 각 부위의 근육 운동, 근력 운동과 기술 훈련 등으로 거의 온종일 끊임없이 훈련한다. 요리는 단시간에 완성되기도 하고 충분히 시간을 들이는 음식도 있지만, 기록 달성에 작용하는 시간은 짧을수록 돋보인다. 기록은 몇 분, 혹은 몇 초로 측정되지만, 그 기록을 달성하기 위한 선수들의 훈련과 연습량은 상상을 초월할 만큼 어마어마한 수준이라 할 수 있다. 말콤 글래드웰(Malcome Gladwell)은 그의 책 『아웃라이어』(*Outliers*)[5]에서 성취란 재능과 준비가 함께 있어야 이룰 수 있다고 하였다. 준비 과정과 열심히 응축한 '피, 땀, 눈물'의 시간이 쌓이고 쌓여 목표한 것을 이룰 수 있다는 이야기다.

"1만 시간의 법칙"10,000-Hour Rule이라는 말이 있다.[6] 이것은 신경과학자인 대니얼 레비틴과 미국 심리학자 앤더슨 에릭슨이 고안한 개념으로, 한 분야에서 세계적인 수준의 전문가가 되려면 최소한 1만 시간 정도 훈련이 필요하다는 의미이다. 이것이 정확히 1만 시간을 지켜야 한다는 것은 아니더라도, 그 오랜 시간 같은 일에 관심과 열정을 쏟고 실천하면, 결국 그 분야에서 전문가가 될 수 있다는 의미일 것이다. 어떤 기술을 익히거나, 특정 업무에 능숙해지는 데에 개인차는 있겠지만, 어느 정도는 시간을 들여야 한다. 1만 시간을 들인 전문가가 되기 위해서는 가령, 매일 3시간씩 투자한다면 약 10년, 그리고 평일만 하루 8시간 시간을 투자한다면 대략 5년 정도 걸린다는 계산이 나온다. 실제 어떤 분야의 전문가나 달인은 몇 시간을 투자하든 대체로 10년 이상의 시간과 기술이 축적되어 그 분야의 최고가 되는 경우를 보게 된다. 처음에는 비록 서툴더라도 꾸준함과 열심이라는 시간을 쌓으면 결국 돌아오는 것이 있다.

마음의 걱정과 고민거리, 혹은 어떤 스트레스 상황에 직면할 때도 "1만 시간의 법칙"의 원리와 교훈을 활용할 수 있다. 만약 우리가 10년 동안 혹은 약 1만 시간 동안 부정적인 생각을 하고, 남을 평가하고, 착취적인 관계를 반복한다거나 다른 사람의 숨은 의도를 의심하고 캐내려는 태도만 취한다면, 우리는 또한 그 분야의 전문가가 될 것이다. "생각의 근육"과 "뇌 근육"이라고도 할 수 있는 사고방식과 생각의 흐름, 기분 조절, 뇌의 작용 등에 일종의 근육이 붙는 격이다. 다른 사람의 부정적인 말을 그냥 넘길 수도 있고, 듣기 거북한 말이라면 '왜 저렇게 생각했을까, 내가 그렇게 행동했나?' 성찰할 수도 있고, 혹은 '아, 저 사람은 저렇게 생각하는구나.' 하고 생각을 한번 멈추어 되새겨볼 여지도 있다. 타인의 평가에 민감해서 모든 말에 신경을 쓰며 일일이 상처받고, 혹은 모든 말과 행동에서 그 속내를 의심하는 경우를 왕왕 본다. 진료실에서 쏟아내는 그간의 설움과 아픔의 서사는 종종 "지나고 보면 별일 아닌데"라는 말과 함께 펼쳐지기도 한다. 지나면 괜찮은데, 그 상황에서는 자존감이 떨어지고 스스로 판단에 자신이 없어지고 상황을 오판하여 남을 의심하고 판단하고 비난하게 된다.

우리가 어떤 말을 듣고 어떤 행동에 처할 때, 대개는 자기 경험과 지식, 판단, 도덕, 사회적 지위, 사고방식대로 판단하고 이해하고 반응한다. 그런데 소위 '꼬였다'라는, 다소 불편하고 특이한 방식의 사고 진행으로 자신과 타인에게 상처를 주는 일이 있다. 성격적인 결함이 있을 수 있지만, 그 성격조차도 "1만 시간의 법칙"이 잘못 작용한 결과이기도 하다. 나는 그러고 싶지 않은데 저절로 부정적인 생각이 떠오르고 확대되고 파국으로 치닫고 만다. 아론 벡(Aaron Beck: 1921~2021)이라는 심리학자가 이것을 "자동사고"automatic thoughts라고 하였다. 자동사고는 어떤 상황에 직면했을 때 자동으로 떠오르는 생각인데, 개인의 노력이나 의식적인 선택 과정을 거치지 않고도, 다양한 생활 사건에 의해 말 그대로 자동적으로 그리고 자발적으로 작동한다. 자동사고는 나와 남, 그리고 주변 세계에 대해 품고 있는 나의 신념이어서 이것이 행동을 좌우한다. 그 부적응적이고 역기능적인 생각이 나와 남을 괴롭힌다. 괴로운 자동사고는 흔히 인지적인 오류에서 비롯되어 극단적이고 부정확한 경우가 흔하기 때문이다.

매시간, 매 순간을 부정적인 자동사고에 할애하면 결국 나도 남도 모두 힘들어진다. 그 부정성의 순환 고리를 끊고 합리적인 반응을 함으로써 자동적인 생각의 회오리에서 벗어나야 한다. 그렇게 부정성을 긍정성으로 바꾸고 전환하는 것이다. 인지행동치료에서는 그 반복적 자동사고의 '고리를 끊는 것'이라고 표현한다. 또 자동사고가 타당한지를 검토한 다음 좀 더 합리적이고 현실적인 사고로 감정변화를 체험하고 느끼고 인식하는 연습이 도움이 된다. 이제까지 이어져 온 생각의 흐름, 즉 의심하거나 의도를 곡해하고, 나의 틀에만 갇혀 생각하는 태도에서 더 이상 나아가지 않고 일단 멈추어서 끊고, 새로운 사고방식을 연습해 보는 것이다.

합리적 정서행동치료REBT, Rational Emotive Behavior Therapy를 개발한 미국 심리학자 앨버트 엘리스(Albert Ellis: 1913~2007)는 인간의 심리영역을 형성하는 인지, 정서, 행동 중에서 주로 인지가 핵심적으로 정서와 행동에 영향을 끼친다고 보았다.[8] 그는 인간의 고통이란 것이 '외부사건 그 자체'에 의한 것이기보다는 '사건에 대한 생각'에서 비롯된다는 가정으로부터 부적응 행동을 이해하고자 하였다. 그래서 내담자의 비합리적이고 역기능적인 신념을 합리적으로 변화시켜 그 고통에서 벗어나도록 하였다. 부적응적인 행동을 설명하는 모델로 그가 제시한 것이 ABC 이론이다. 촉발사건(A=Activating event로서 이것은 선행사건Antecedent events이나 역경Adversity을 의미)의 신념(B=Belief)이 결과(C=Consequences)로 행동과 감정을 유발한다는 것이다. 따라서 이때의 비합리적 신념(B)을 논박(D=Disputations)함으로써 효율적인 신념(E=Effective new rational beliefs)으로 바꾸고 새로운 감정(F=New Feelings)과 행동을 실천할 수 있다는 DEF이론을 치료 과정 설명 모델로 제시하였다.[9]

엘리스는 역기능적 사고의 일일기록지daily record of dysfunctional thoughts를 활용하도록 권고한다. 사건과 상황, 그때의 감정과 행동 반응을 종이에 직접 적어봄으로써, 개입했던 생각을 파헤쳐 보자는 것이다. 그렇게 하다 보면 그 당시의 자동사고가 타당한 것이었는지를 되돌아보게 되어 좀 더 현실적이고 합리적인 사고를 할 수 있고, 그런 사고의 전환을 계기로 부정적인 감정의 소용돌이에서 빠져나올 힘을 얻는다. 가령, 커피를 주문하던 중에 직원이 내 말을 끊고 대답한다[상황]. 그러면 불쾌하고 당혹스럽다[감정]. '나를 무시하나?' '내가 만만해?'라는 자동사고가 번뜩 올라온다[자동사고]. 여기서 다시 불쾌해지는 순환고리에 빠지지 않고 자동사고를 논박하여 합리적인 방식으로 바꾸어 다시 생각해 본다. 즉, '나에게만 저런 게 아니었네. 고객들을 전부 저렇게 대하네? 내 문제가 아니라 저 사람의 문제일 수도 있겠다'라거나 '사장에게 꾸중을 들은 건가?'라는 식으로, 이전과는 다른 식으로 반응해 보는 것이다[합리적 반응]. 그리고 나서 자동사고를 다시 평가해 본다. 정말 그런 확신이 드는지, 과연 합리적인 사고였는지, 그리고 자신의 감정 상태를 평가한다: '내가 만만하다기보다는 저 사람이 오늘 힘들거나 아니면 안 좋은 일을 겪어서 저런 태도를 보였구나. 내가 과하게 반응할 필요가 없네.'[결과]

또 다른 예는 20여 년 전 어느 라디오 프로그램에서 소개되었던 한 청취자의 사연으로 소개하고자 한다. 한 남성이 택시를 잡으려고 도로가에 서 있었다. 빈 택시가 한 대 오기에 손을 흔들었더니, 택시 기사는 눈을 마주치고도 쌩하니 지나가 버렸다[상황]. 화가 나고 부끄럽고 무시당한 느낌이었다[감정]. '내가 초등학교밖에 안 나왔다고 무시하는 거야, 뭐야!'[자동사고]. 여기서 잠시 멈추어 생각을 가다듬어 보자. 심호흡하고 상황을 다시 들여다본다. '저 기사가 나를 알 리가 있나?' '내가 초졸이든 고졸이든 저 사람이 알 리가 없잖아?' '바쁜 탓에 '예약중'이란 버튼을 못 누르고 바삐 가는 중인가보다'라는 식으로 다르게 생각해 볼 수 있다[합리적 반응]. '다른 택시를 잡으면 되지', '내가 화내고 부끄러워할 상황은 아니었어.'[결과] 이런 분석 경험이 (만 시간까지는 아니더라도 어느 정도) 쌓이면 역기능적인 자동 사고에서 벗어나 좀 더 편안해질 수가 있다.

우리 모두는 하루 24시간이라는 공통된 시간을 살아가고 있다. 그렇지만 그 시간을 어떤 생각으로 채우느냐에 따라 마음과 몸의 상태가 달라진다. 좋은 생각, 긍정적이고 건전한 사고로 채워간다면 좀 더 넉넉한 마음으로 삶을 살 수 있지 않을까. 긍정적 사고의 전문가가 되려면 지양해야 할 것이 많다. 좁은 시야로 독단적으로 판단하여 왜곡하거나 오류를 범하지 않고, 막연한 감정에 이끌려 결론 내는 감정적인 추리도 극복하고, 의미를 확대하거나 축소하는 태도 또한 삼가야 할 것이다. 명민한 판단과 시선으로 만 시간을 채워간다면 개인적 삶과 관계적 삶 모두 얼마나 풍성한 양질의 인생이 되겠는가.

동일하게 주어지는 하루가 24시간, 그 안에서 각 1분은 60초로 이루어진다 해도, 그것을 사용하는 방식과 질에 따라 결과는 달라질 수 있다. 위조지폐 감정사들이 오랜 시간을 들여 정상 지폐를 만지고, 살피고, 냄새 맡고, 분별하는 연습을 한다는 사실은 놀랍다. 위조지폐를 찾아내기 위해 위조지폐를 많이 만지는 것이 아니다. 정상적인 지폐를 많이 다루고 만져야 위조된 것도 잘 찾아낼 수 있다고 한다. 기준은 바로, 위조되지 않은 진폐(眞幣)이다. 생각의 기준도 위조나 왜곡되지 않은, '가짜가 아닌 진짜'를 연습하는 것이 바람직하다. 자신과 타인의 허점과 부정적인 면만 지적하고 판단하다 보면 그것이 습관이 되어 누구를 만나든지 지적질에 도사(즉 전문가)가 되고, 그렇게 또 개인적·관계적 시간을 채우다 보면 스스로는 점점 더 고립되고 외로워진다. 그래서 대인관계에서든 우리의 생활과 사고의 습관에서든 건강하고 바람직한 경험을 많이 쌓아나가는 것이 더욱 중요하겠다.

19세기에 활동했던 헨리 워즈워스 롱펠로우(Henry Wadsworth Longfellow : 1807~1882)라는 미국 시인이 있다. 널리 알려진 시 "화살과 노래(The Arrow and the Song)"의 대략적인 내용은 다음과 같다.[10] 허공을 향해 화살을 날리고, 노래를 불렀다. 화살이 너무나 빨라 어디로 가는지, 또 노래는 땅 어디쯤 떨어졌을지 가늠하지 못했다. 그런데 오랜 세월이 흐르고 보니, 화살은 꺾이지 않은 채 어느 느티나무에 고스란히 박혀 있었고, 노래도 처음부터 끝까지 친구의 가슴 속에 살아있었다는 내용이다. 우리가 쏘아 올린 화살과 노래가 어딘가 날고 있어 아직은 결과를 알지 못하지만, 지금 매 순간 채워나가는 일이, 혹은 생각과 습관, 그리고 정성이 결단코 헛되지 않아서 어딘가 또 언젠가는 가치로 되돌아올 것이다. 그러니 몸과 마음에 이로운 생각과 열정으로 하루하루를 채웠으면 한다.

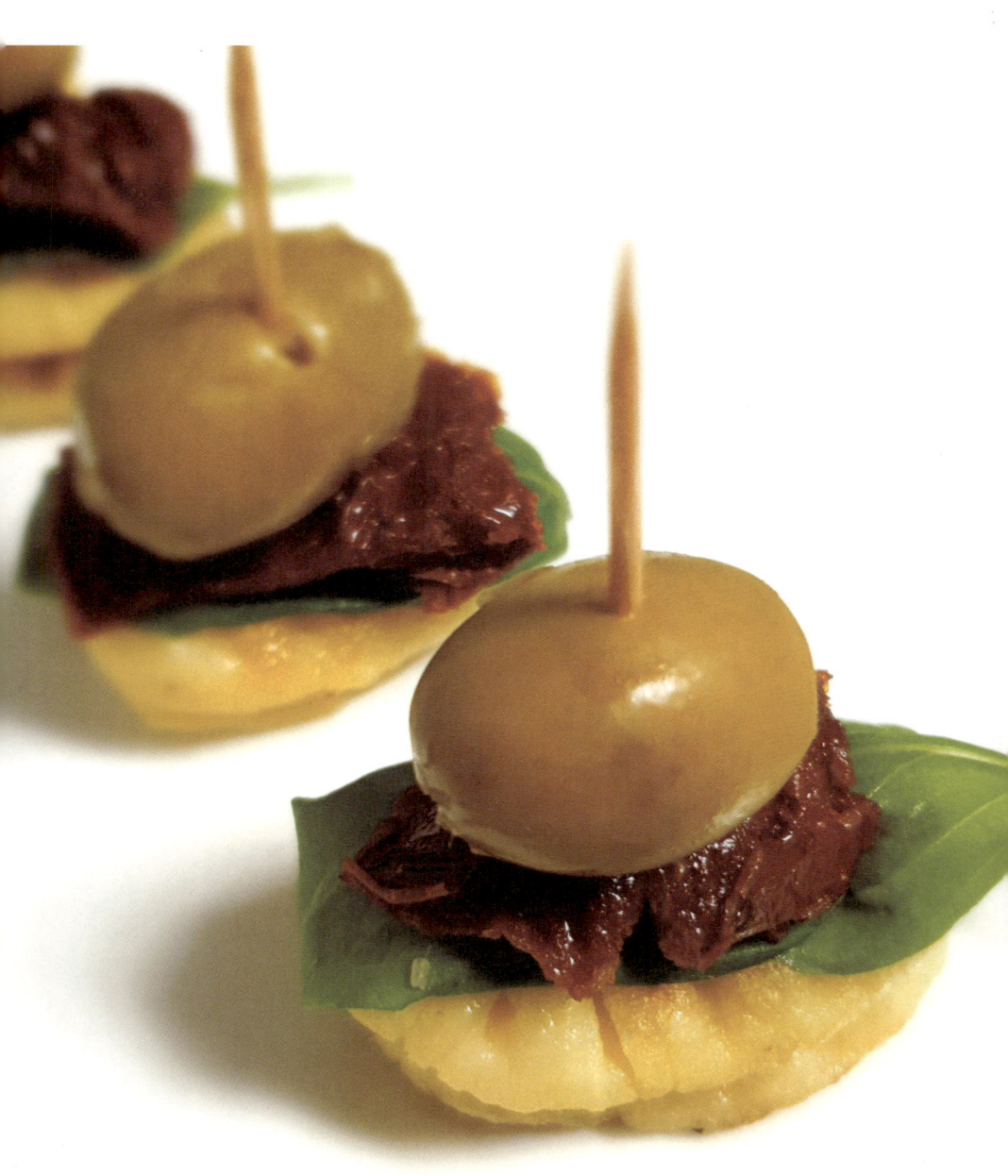

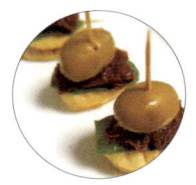

뇨끼 꼬치

재료

뇨끼 (감자 2개, 달걀노른자 1개, 밀가루 2큰술, 소금, 후추),
버터, 올리브유, 올리브,
선드라이 토마토, 바질 잎

방법

1. 뇨끼를 만든다: 원래대로라면 공정이 복잡하지만, 가정에서 쉽게 만들 수 있는 조리법을 소개한다.
2. 감자 2개를 쪄서 식힌 후 으깨고, 달걀노른자 1개와 소량의 밀가루를 넣고 충분히 섞어 반죽한다.
3. 반죽을 엄지손가락 크기로 떼 내어 타원형으로 빚고, 포크로 눌러 모양을 낸다.
4. 2를 끓는 물에 살짝 데친 후 팬에 버터를 두르고 앞뒤로 구워 식힌다.
5. 꼬치에 뇨끼, 바질 잎 한 장, 뇨끼 크기로 자른 선드라이 토마토, 그리고 올리브 순서로 탑을 쌓듯 꽂아 접시에 낸다.

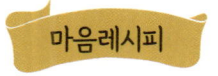

마음레시피

1만 시간의 법칙을 활용한 긍정 훈련

1. 서툰 시기를 극복하고 꾸준함과 열심이라는 시간을 쌓으면 결국 돌아오는 것이 있다.
2. 일일기록지를 활용해 부정적인 자동사고, 역기능적 사고를 논리적인 분석으로 해소해 보자.
3. 하루 24시간을 어떤 시간으로 채워가길 원하는가. 1만 시간을 들인 이후 어떤 '달인'이 되고 싶은지 생각해 보자.

4. 오이 까나페
정신분석 카우치, 자유연상과 방어기제

봄이 되면 하도 "꽃 피는 춘삼월, 꽃 피는 춘삼월"이라기에, 봄이라 하는 3월부터 내내 꽃 피기를 기다렸다. 하지만, 몇 해 전 3월에 꽃은 고사하고 함박눈이 내리는 통에 식겁을 하였다. 누군가는 저기다 "꽃 피는 '음력' 춘삼월"이라고 적었어야 한다—라고 생각한 적이 있다.

춘삼월은 음력 3월을 일컫는다. 그러니 4월 무렵이다. 그러고 보면 4월엔 벚꽃이며 개나리, 진달래, 철쭉이 곱디곱다. 코로나-19 확산으로 외부 활동에 제약이 있던 시절, (특히나 정신건강의학과 입원 병동을 드나드는 입장에서 나 자신과 환자들을 바이러스 감염으로부터 보호해야 하는 일종의 책무와 요구가 외출을 삼가게 하던 때) 집에서나마 즐기던 봄놀이가 있었다. 꽃놀이를 못 가면 차라리 집을 꽃밭으로 만들어 보자—라는 생각에 오이와 래디쉬로 까나페를 만들어 식탁에 꽃을 피워보았다.

까나페canapé는 조각 빵이나 쿠키에 새우와 치즈, 햄, 채소 등을 얹어 먹는 오르되브르hors-d'œuvre의 일종이다. 오르되브르는 서구 요리에서 식욕이 돌도록 식전에 내놓거나, 술안주로 내놓는 간단한 요리로서 애피타이저 혹은 전채 요리를 의미하는 프랑스어이다. 손가락finger으로 집어 한입에 먹을 수 있도록 만들었다고 하여 '핑거푸드'finger food로도 분류한다. 까나페의 어원은 프랑스어로 '카우치'라는 뜻이다. 사실, 이 명칭은 비스킷이나 빵에 여러 재료를 차곡차곡 얹은 모습이 마치 카우치에 사람들이 앉은 모습과 닮았다고 붙은 이름이다. 정신의학에서 카우치라 하면 또 빼놓을 수 없는 것이 바로 프로이트와 정신분석학인데, 따라서 이 장에서는 정신분석과 몇 가지 방어기제에 관해 살펴보기로 한다.

프로이트가 인간의 무의식을 체계적으로 탐색하는 방법을 만들어 주어, 인간의 의식과 무의식을 탐구하고 정신분석학의 기반을 마련했던 역사가 바로 이 카우치, 까나페에서 이루어졌다. 카우치는 정신분석용 긴 의자로, 프로이트에게 분석을 받으러 오는 내담자는 천장을 향해 카우치에 누워, 어떤 주제도 순서도 없이, 그냥 자연스럽게 마음에 떠오르는 생각을 가리지 않고 그대로 말했다. 이것을 '자유연상'이라고 한다. 프로이트는 그 사람의 머리맡에서 환자와 직각이 되는 자세로 앉아 이야기를 듣고, 반응해 주었다. 분석 받는 사람이 자유연상으로 여러 이야기를 하면서 자신의 문제를 드러내고, 내면을 탐색하면서 스스로 깨달음에 이를 수 있도록 가이드 하는 역할을 분석가가 했다. 정신분석가는 분석 받는 이의 마음을 따라가며 그 마음을 비추어 준다. 자유연상으로 드러나는, 상처받고 엉킨 마음을 관찰해 두었다가 내담자 스스로 그 헝클어짐을 깨닫고 풀 수 있도록 돕거나 비추는 마음의 탐색자인 셈이다.

내담자가 오늘은 무슨 이야기를 어떻게 해볼까, 사전에 생각하고 방문할 수는 있겠지만, 정신분석에서는 분석 받는 사람이 카우치에 누운 시점에 그 마음에 떠오르는 것을 이야기하기로, 다시 말해 자유연상하기로 분석가와 면담가 사이 일종의 약속이 되어 있다. 정신분석가이자 서울대학교 병원 정신건강의학과 정도언 명예교수의 저서 『프로이트의 의자』에서 의자는 바로 정신분석용 카우치를 일컫는다.[11] 저자에 따르면, 정신분석 장면에서 하는 말에는 "쓸 건 쓰고 버릴 건 버리는 고르기가 없다." 자유연상하는 내담자의 "어렵게 마음의 저항을 뚫고 나오는 말은 분석의 먹을거리이고 영양분"이어서, 분석가는 그 말의 의미를 파악하여 해석하고, 그것을 거울처럼 다시 반영하거나, 내담자 스스로 그 의미를 깨닫도록 돕는 작업을 한다.

사실, 마음의 저항이란 것이 만만치 않다 보니 초기에는 말하기가 쉽지 않다. 이 저항이 흔히 말하는 방어기제인데, 우리가 마음을 억누르는 것, 억압한다는 것은 산 채로 매장하는 격이라면, 정신분석, 다시 말해 '말하기 치료'는 무의식의 영역에 산 채로 매장되었던 마음과 기억을 움직이게 하고, 의식으로 떠오르도록 한다. 마음이 움직이는 것이다. 방어기제는 어떤 불쾌한 상황이나 두려움, 아니면 욕구 불만의 상황에 직면했을 때 자신을 방어하고자 자동적으로 취하는 일종의 적응 행위이다. 어떤 방어기제가 나를 지켜줄 것인가 하는 것은 사람마다 다르다. 자동으로 즉 무의식적으로 취하는, 그래서 나에게 선택된 방어기제는 결국 성격에 녹아들어 평생을 함께하게 된다. 분석 받고 깨달음을 얻기 전까지는 그렇다. 왠지 마음이 편치 않다, 수치스럽다, 죄책감이 든다면 대부분 사람은 크게 두 부류로 반응한다. 방어기제를 출동시켜서 그런 부정적인 마음이 떠오르지 못하도록 막거나, 아니면 스스로 충분히 감당할 수 있는 형태로 다듬어 올린다.

따라서 방어기제는 인간의 마음을 이해하기에 좋은 장치로 역할 한다. 정신의학의 교과서 격인 『카프란과 사독의 정신의학 시놉시스(*Kaplan &*

Sadock's Synopsis of Psychiatry)』에 제시된 방어기제 가운데 몇 가지만 간략히 살펴보자.[12] 우선 "부정"denial 혹은 "부인"은 어떤 상황을 있는 그대로 받아들이기 힘들어 그것을 인정하지 않으려는 무의식적인 태도이다. 스스로 이 사실을 인지하지 못하는 것이 특징이다. 누군가의 죽음을 받아들이지 못해서 마치 그가 살아있는 듯 행동한다거나, 공포 영화를 보는 중에 무서운 장면에 눈을 가리는 경우이다. "투사"projection는 자아가 가지고 있는 공격성이나 성적인 욕구, 불안, 죄책감, 질투 등의 충동을 타인의 탓으로 떠넘기는 기제이다. 나에게 불편하거나 미운 사람이 있는데, 역으로 그 사람이 자신을 미워한다고 표현한다거나 아니면 자신이 외도하면서 오히려 배우자에게 바람피우냐며 의심하고 다그치는 것이다. "억압"repression은 괴롭고 수치스러운 경험이나 기억을 의식하지 못하도록 일단 억눌러 무의식적으로 막는 것이다. 드라마 주인공이 너무나 충격적인 일을 겪고 기억을 잃거나, 부모님께 학대당한 분노를 억압해서 아예 가족 이야기는 꺼내지조차 않는 식이다. 이솝우화의 「여우와 신포도」이야기는 "합리화"rationalization의 전형으로 알려져 있다. 즉, 합리화는 어떤 상황에 직면했을 때 자신을 들여다보기보다는, 시선이 외부로 향하는 정신 기제이다. 포도가 너무 높이 매달려 있고, 내 손이 닿지 않아 먹지 못하는 것임에도 그 사실을 인정하지 않고, '포도가 너무 시어서 안 먹는다.'는 식으로 포기하는 것이다.

스스로 부담되거나 견디기 힘든 감정들을 통합하지 못하는 사람은 이를 극복하고자 "분열"splitting이라는 기제를 동원한다. 그 어떤 사건이나 상황, 그리고 사람도 좋음과 나쁨을 함께 지니고 있음에도 그런 통합적이고 전체적인 사고가 이루어지지 않고, 완전히 좋은 사람으로 "이상화"idealization 혹은 완전히 나쁜 사람으로 "평가절하"devaluation하는 것이다.

부부나 연인을 진료하다 보면 이 이상화가 결국 갈등을 불러오는 일이 종종 있다. 배우자의 어떤 점에 이끌려 '호감'을 갖고 결혼했는데, 어느 날부터 상대의 그런 행동이 이제는 '꼴도 보기 싫은 행동'으로 전락하는 것이다. 서구의 상황도 마찬가지이다. 캘리포니아 대학교 로스엔젤레스(University of California, Los Angeles: UCLA) 대학병원 정신과 교수를 지냈던 대니엘 시겔은 국내에는 『마음을 여는 기술: 심리학이 알려주는 소통의 지도』로 알려진 그의 저서 Mindsight에서 "아이러니하게도, 관계를 시작할 때 어떤 사람에게서 가장 매력적이라고 느꼈던 면이 나중에는 정나미가 떨어지게 만드는 바로 그 특성이 된다"고 지적하였다.[13] 상대에게 이끌려 결혼까지 하게 한 그 특성이 시간이 지나면서 불화와 이혼의 사유가 되기도 하는 것이 현실이다. 상대를 이상화했다가, 어느 순간 그 콩깍지가 벗겨지는 것은 언제 어디서든 누구에게나 있을 법한 일이다.

이 지점에서 늘 생각나는 시가 있다. 유안진의 "콩꺼풀"이라는 시이다.

식순이 다 끝났다,
돌아서 하객들에게 절하는 새 부부에게, 힘찬 박수로 축하를 보냈다.

콩꺼풀이여 벗겨지지 말지어다
흰콩꺼풀이든 검정콩꺼풀이든 씻겨지지 말지어다.
색맹(色盲)이면 어때 맹맹(盲盲)이면 어때
한평생 오늘의 콩꺼풀이 덮인 고대로 살아갈지어다.
어떻게 살아도 한 평생일진대
불광(不狂)이면 불급(不及)이라지

미치지 않으면 미칠 수 없느니
이왕 미쳐서 잘 못 본 이대로
변함없이 평생을 잘 못 볼지어다
잘 못 본 서로를 끝까지 잘 못 보며
서로에게 미쳐서[狂]
행복에도 미칠[及] 수 있기를

빌고 빌어주며 예식장을 나왔다, 기분 좋은 이 기쁜 날.[14]

화자의 바람과 경험, 소망과 축복이 고급스런 언어유희와 어우러진 한 편의 시이다. 그럴 수만 있다면 그 콩꺼풀이 벗겨지지 않기를 바라고 행복과 환상, 그리고 기쁨에 '만' 머무르고 싶겠지만, "변함없이 평생을 잘 못 볼" 수는 없는 것이 현실이다. 어느 순간, 이 콩꺼풀은 벗겨지기 마련이다.

어떤 관계에서건 이 벗겨짐은 오히려 정상적인 수순이며 진솔한 관계로 한 단계 성장하는 열쇠가 된다. 따라서 이상화가 깨지는 순간은 '이제 우리 관계는 끝'이라거나 상대에게 실망하여 분노하지 말고, 드디어 성숙한 수준에서 상대를 '있는 그대로' 파악하게 되었다고 인정하는 사고의 전환이 절실하다. 성숙한 마음과 관계는 콩깍지가 벗겨진 그 순간부터 더 잘 만들어진다. 일반적으로 자기애가 지나치게 강한 사람들은 배우자의 '사랑이 식었다.'며 실망하고 분개한다. 그들은 상대의 사사로운 말이나 일상의 행동도 참지 못하고, 결국에는 새로운 사랑을 찾아서, 자기 마음을 뜨겁게 움직이는 열정의 상대를 찾아서 떠난다. 사실상 그 새로운 '콩꺼풀'이 벗겨지기 전까지만 유지되는 그런 관계와 사랑을 재차 추구하는 것이다. 그런 식으로 상처받은 아픔의 러브스토리가 마치 쳇바퀴 돌듯 반복된다.

이처럼 불편한 마음이 올라오지 못하도록 막는 미성숙한 방어기제를 극복하고 이제 스스로 충분히 감당할 수 있는 형태로 다듬는 좀 더 긍정적이고 성숙한 방어기제를 사용하면 어떨까. 하버드대학교에서 장장 70여 년에 걸쳐 추적한 행복 연구를 집대성한 조지 베일런트에 따르면, 성숙한 방어기제란 "소소하게 불쾌한 상황에 부딪히더라도 심각한 상황으로 몰아가는 일 없이 긍정적으로 전환할 수 있는 능력"으로서, "행복하고 건강한 삶을 살아가는 사람들은 성숙한 방어기제를 가지고 있다"고 하였다.[15] 자신이 감당할 수 있는 형태로 다듬어 전환하는 유연성을 발휘하는 성숙한 방어기제로는 "유머"와 "승화", 그리고 "이타주의"라는 삼총사가 대표적이다. "유머"humor는 곤란한 상황에서 불편하고 괴로운 기분을 투사하지 않고 상황을 다소 누그러뜨리는 웃음이나 농담, 풍자, 아이러니 등을 사용해 넘어가는 태도이다. "승화"sublimation는 사회적으로 용인되지 않는 욕망이나 충동을 사회가 용납할 수 있는 형태로 전환하여 무의식적인 욕망을 충족하는 과정이다. 가령, 스트레스를 부정적인 정서나 행동으로 표현하는 대신 운동이나 작품 활동을 하는 것, 혹은 힘든 경험을 했던 사람이 그 기억에 매몰되지 않고 기록을 통해 책이나 영화로 공유하는 식이 승화의 예시가 되겠다. "이타주의"altruism는 문자 그대로 다른 사람들을 건설적인 방법으로 돕고 그것에서 만족감을 얻는 것이다. 기부나 봉사 활동, 부모님께 용돈을 주는 행동 등을 예로 들 수 있다.

행복과 건강의 상태에 이르는데 가장 중요한 것 중 하나가 바로 성숙한 방어기제를 사용하는 것이라고 한다. 마음의 안정과 평정심을 찾기 위해,

내 마음의 방어기제가 불쑥 튀어나오는 순간마다 그 마음과 행동을 들여다보고 성찰하는 태도와 자세, 그리고 성숙한 방식으로 전환하는 유연성을 발휘해 보자. 그러면 마음과 생각, 그리고 정신의 상태를 알아차리고 다듬어 가는 삶의 여정이 좀 더 흥미진진해질 것이다.

카우치를 의미하는 까나페는 정신분석과 자유연상, 그리고 방어기제를 다시금 생각하도록 해주었다. 기회가 된다면, 내면을 깊이 들여다보고 나 자신을 이해하는 데에 도움이 되는 정신분석을 받아볼 것을 추천한다. 그렇지 못하더라도, 카우치에 누워 분석을 받는 장면을 일상에서 활용할 수도 있다. 매일 잠자리에 들기 전, 카우치나 침대에 누워 하루를 정리하는 마음으로 자유연상 해보고, 오늘 나에게서 불쑥 튀어나왔던 각종 방어기제가 어떤 것이었는지, 그 때문에 마음이 불편하거나 편안했던 나의 대처는 어떠했는지, 그리고 나의 '수호천사'였던 성숙한 방어기제는 얼마나 활용했는지 되돌아보고, 내일은 좀 더 성숙한 방어기제를 사용하자 다짐하고 실천하며 건강과 행복에 이르기를 바란다.

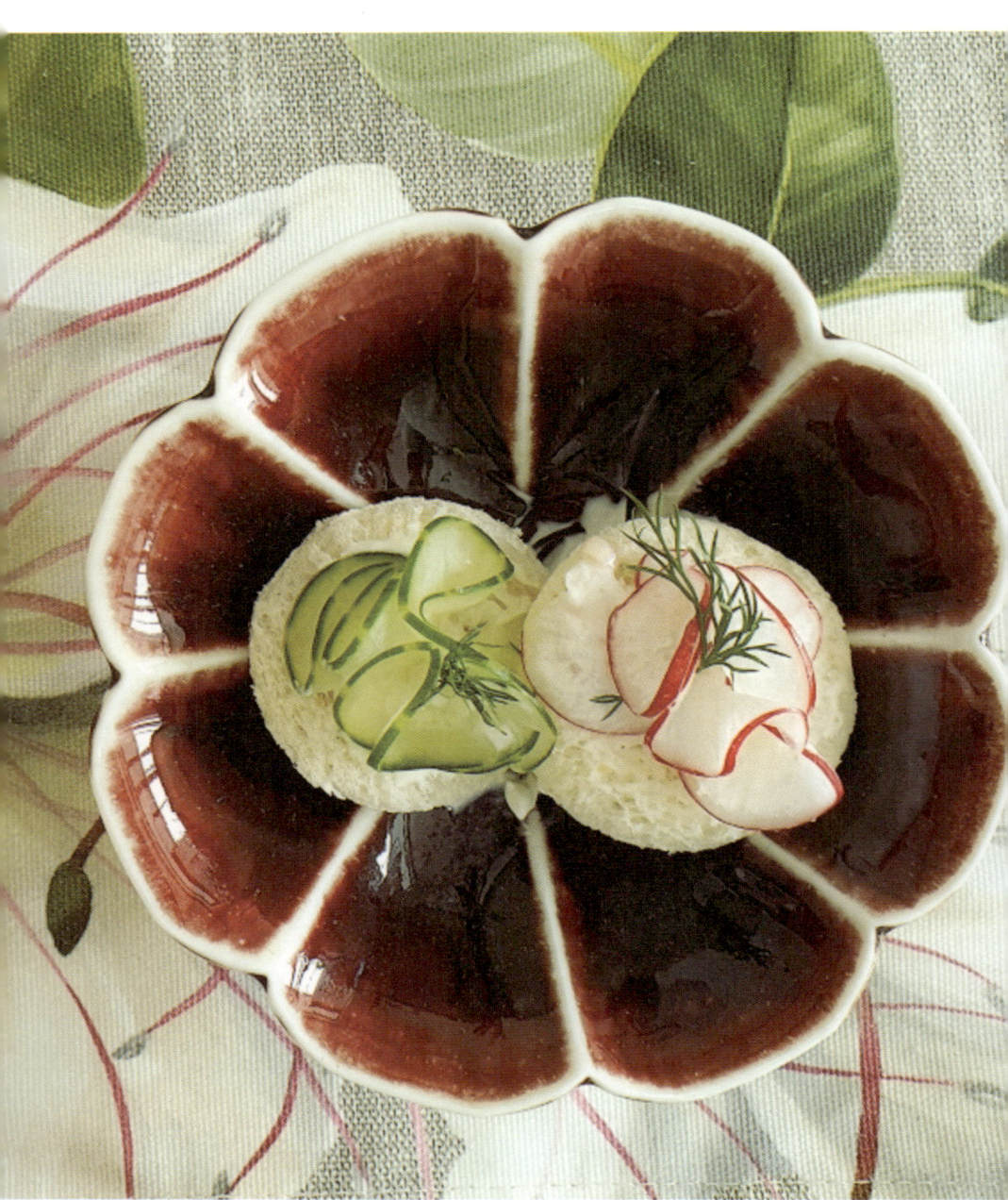

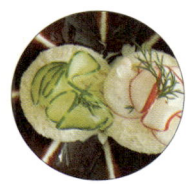

오이 까나페

재료

오이, 래디쉬radish, 딜dill,
식빵, 레몬, 그릭 요거트, 크림치즈, 마요네즈,
양파 소금

방법

1. 오이와 래디쉬를 세척하여 얇게 썰고, 식빵은 한 입 크기로 둥글게 자른다.
2. 크림치즈에 마요네즈, 다진 양파, 소금을 넣어 섞고, 허브(딜)도 잘게 썰어 넣는다.
3. 1의 식빵에 2를 소량 바른 후, 얇게 썬 오이와 래디쉬를 레이스 모양으로 겹쳐 얹는다.
4. 딜로 가니시한다.
5. 오늘은 까나페로 식탁에 꽃을 피우고 내일은 활짝 핀 꽃놀이를 즐기자.

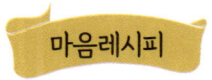

마음레시피

미성숙한 방어기제를 극복하고 성숙한 방어기제 사용하기

1. 콩깍지가 벗겨지는 순간, 실망은 금물! 우리의 마음을 밝고 투명하게 보는 진정한 관계의 시작을 축하하자.
2. 오늘 나의 미성숙했던 방어기제를 되돌아보자.
3. 내일은 좀 더 성숙한 방어기제(유머, 승화, 이타주의)를 사용하도록 상상의 시뮬레이션을 펼쳐보자.

5. 명란 감태 주먹밥
광복의 밥상, 독립과 해방

한 국가가 독립 국가의 지위를 획득하여 자주적인 행보를 시작함을 기념하는 날이 있다. 우리나라의 광복절과 세계 여러 나라의 독립 기념일이 그러하다. 광복절을 기리면서 개인의 독립과 인간의 독립에 대해 생각해 보았으면 한다.

독립의 특성은 광복의 한자 표기와 영어 단어에서 잘 드러난다. 광복(光復)은 "빛 광"(光)자와 "회복할 복"(復)자로 구성되어 있으며, 사전적 의미는 "빼앗긴 주권을 도로 찾음"이다.[16] 영어로도 "독립"은 "independence"이다. 이것은 「인디펜던스 데이」(*Independence Day*)라는 영화 제목으로도 이미 익숙하다. 이것은 '~에서 늘어지다', '~에 매달리다'라는 의미의 중세 프랑스어 *depenre*에, 'not(아니다)'이라는 의미의 라틴어 접두어 '*in-*'을 붙여 만든 단어이다. 그래서 독립은 무엇에 매달리거나 늘어진 상태가 아니라 스스로 서는 것을 의미한다.

광복과 독립에 자연스레 연상되는 단어는 자유일 것이다. 생각과 행동의 자유로움, 두 가지를 포함한 내용이다. 광복-독립-자유, 이 세 단어 세트는 누군가에게 의존하지 않는 상태일 뿐만 아니라, 남에게 통제받지 않는 상태이기도 하다. 몸과 마음, 그리고 영혼의 자유로움을 모두 내포하는 것으로 일종의 '방향성'을 지니고 있다. 나와 남을 두 기준으로 하는 구도를 생각해 볼 때, 내가 남에게 의존하는 상태는 내가 타인을 향하는 방향[나 ➡ 남]이 되고, 타인 혹은 외부 환경이 나를 통제 혹은 조종하는 상태는 전자와 반대 방향[나 ⬅ 남]이 되는데, 이러한 두 가지 방향의 부정적인 족쇄에서 벗어날 때 진정한 자유와 독립이 가능하다.

첫 번째 화살표[➡]로, 타인에게 의존하지 않는다는 것은 어떤 의미일지 생각해 보자. 인간의 일생을 놓고 보면, 출생 후에는 당연히 부모에게 의존해야 하는 시기가 있다. 그러나 성장하면서 정서적으로, 심리적으로, 그리고 경제적으로 독립해야 하는 시기도 있다. 정서적인 독립을 예로 들면, 우리가 나 자신으로서 편안한, 말 그대로 '독립적인 존재'로 자립하기 위해서는 남의 칭찬과 인정에 지나치게 의존하지 않는 자세가 필요하다.

"칭찬은 고래도 춤추게 한다." 하듯, 칭찬은 필요하다. 그리고 성장기에 충분히 칭찬받은 경험과 기억이 그 사람의 일생을 탄탄한 자존감으로 유지해주는 것은 사실이다. 그러나 모든 일에는 적절한 때와 시기가 있는 법이다. 어릴 적에는 충분한 지지와 칭찬이 삶의 활력소가 되고 에너지원이자 동기부여가 되지만, 성인이 되어서도 계속 남의 인정에 목말라하고, 내가 돋보이고 칭찬받기만을 원한다면 어떻게 되겠는가. 심지어는 자녀가 태어난 이후에 배우자의 관심이 자신을 벗어났다며 자녀를 질투하고, 혹은 다양한 이유에서 형제자매를 질투하는 일도 있다. 내가 돋보여야 하는데 인정받지 못할 때, 그 실망감은 타인을 향한 적개심과 비난으로 변질된다.

인간에게는 내재된 불안과 의존 본능이 있다. 타인을 즐겁게 해주려 하고, 남의 칭찬과 인정을 힘으로 살아가려고 하는 속성이다. 그러나 이런 속성이 있음을 깨닫고, 벗어나고자 한다면 상황은 달라질 수 있다. 그저 나 자신으로 편안하게, 스스로 행동에 신념을 갖고 자유롭게 행하되, 책임 의식을 갖고 그 자유와 자율성을 활용하면 좋겠다. 단번에는 어렵더라도 매순간 알아차림 하면서 다듬어 가야 할 자세가 아닌가 싶다.

타인을 향한 나의 의존성을 줄이는 것과 함께, 두 번째 화살표[→]인 타인과 외부 환경이 나를 컨트롤 하지 못하도록 하는 것도 독립과 우리 인생의 광복을 위해 필요하다. 외부 상황을 우리가 어찌할 수는 없더라도, 스스로 만드는 환경의 통제는 개선의 여지가 있다. 완벽성향을 예로 들면, '나는 완벽해야 돼!', "실수하면 안 돼!" 같은 태도가 생각과 말과 행동을 부자연스럽게 한다. 나 자신이, 내면의 내가 나를 끊임없이 감시하고 평가하고 생각과 행동을 옭아매는 격이다. 완벽 성향 자체가 불건강의 신호이지는 않다. 그렇지만 높은 기준을 고수해 나가는 것과 불가능한 기준을 고집하며 자신을 끊임없이 채찍질하고 비난할 이유로 삼는 것은 다르다. 이것은 의학박사 스콧 브라운스타인이 「보그」(Vogue)에서 진행한 인터뷰에서 지적한 내용이기도 하다.[17] 그는 "부적응적 완벽주의"로 인한 불안 등 정신 건강 문제를 다루는 치료센터를 운영하고 있다. 그는 성공적인 삶이든 아니든 우리가 "실망과 좌절, 실패에 어떻게 대처하는가?" 하는 것이 일상의 한 부분으로서 우리 경험이라고 하였다. 그는 삶을 "끝없는 성적표"로 여기는 건 그만하고 그저 "자신을 내버려두라"고 권한다. 이루지 못한 것만 바라보며 자신을 꾸짖지 말고 이루어 낸 것을 칭찬하고 감사하고 응원할 때 높은 기준에 한 걸음 더 내딛을 힘을 얻게 될 것이다.

우리는, 고가 후미타케(古賀史健)와 기시미 이치로(岸見一郎)의 책 제목과 같이, 『미움 받을 용기』[18]가 필요하다. 미움 받을 일만 한다는 의미가 아니라, 실수해도 괜찮은 것, 나도 틀릴 수 있다는 생각, 무엇인가에 취약할 수 있다는 사실을 받아들이는 것이다. 그렇다고 또, 매사에 '나는 부족해', '나는 못 해'라는 자세는 곤란하다. 극단적으로 '다 할 수 있어!' 혹은 '나는 못해!'와 같은 흑백의 명도에만 집착할 것이 아니라 흑과 백 사이에 존재하는 수많은 회색을 살아내면서 다양한 색상과 채도의 풍성함을 경험해 보자. 그러자면 자만할 수가 없다. 내가 다 아는 듯 여겨 더 이상의 배움을 차단한다거나, 내가 최고이니 다른 말은 듣지 않겠다는 태도는 지양하고, 나도 잘못할 수도 있다는 건전하고 합리적인 의심과 용기로, 새로운 배움을 시도하면서 한 단계씩 성장해 가는 변화의 움직임이 필요하다.

이 양방향의 독립을 달성하면 좀 더 자신감 있고 활기차게 생활할 수 있을 것이다. 정적이고 수동적인 생각에 머무르기보다는 변화의 시도라는 움직임을 시작해 보자. 남의 기대나 인정에 지나치게 의존하거나 남에게 통제받는 상태에서 벗어나기 위해, 역사 속 인물들의 말에 귀 기울여보는 것도 방법이다. 남아공의 대통령이자 흑인 인권운동가였던 넬슨 만델라는 "용기란 두려움이 없는 것이 아니라 그것을 넘어서는 승리"이고, "자유롭다는 건 내 족쇄만 벗어던지는 게 아니라 타인의 자유도 존중하고 높이는 것"이라고 하였다.[19] 나의 의존심을 버리고, 외부 컨트롤을 받는 상태에서 벗어나면 끝나는 게 아니라, 거기서 한 걸음 더 나아가 다른 사람의 자유와 독립을 존중하고 북돋우는 태도에까지 이르는 것이 진정한 광복과 독립, 그리고 자유의 모습이라는 의미이다.

타인과 외부 환경으로부터 통제받고 조종되는 것으로부터 자유로워야 한다는 사실을 인지하지만, 우리는 자꾸만 어떤 계획과 그 일의 결론을 통제하려 하고, 우리가 마치 외부 요인들까지도 조종할 수 있는 듯 생각하고 행동할 때가 있다. 외부 요인에는 다른 사람의 삶도 포함된다. 심지어는 우리가 그들의 삶의 목표와 속도와 방향도 좌지우지하여, 나의 미래와 어떤 일의 결과까지도 다 컨트롤 할 수 있노라 착각한다. 그래서 내 계획에서 벗어난 결과를 마주하고는 낙담한다. 이것은 자신감이나 자존감과는 좀 다르게, 오히려 나와 타인에 대한 통제력에 너무 의존하다 보니 더 불안하고 두려워 근심하고, 이 때문에 실망하고, 관계가 틀어지고 우울한 정서를 겪게 된다. 자기 인식과 성장을 목표로 생각과 행동을 살핀다면 자존감의 튼실함은 물론 남이 나를 함부로 휘두르는 상황도 미연에 방지할 보호막이 생길 것이다.

매년 광복절마다, 우리 각자가 독립된 존재로 서고, 내 주위 사람들의 광복을 존중해 줄 수 있는 마음의 다짐을 해보았으면 한다. 내가 나로 바로 서기 위해서는 타인의 인정과 사랑, 칭찬에 대한 의존심에서 벗어나 나와 친밀하고 나 자신으로서 편안할 수 있어야겠다. 또 외부의 통제로부터도 자유하자면 나의 부족함을 인정하고 배우려는 태도, 들으려는 자세가 중요하다. 그리고 그런 자유를 향한 여정에서 타인의 자유 또한 존중하는 책임 있는 자세가 우리를 함께 광복으로 이끌어 준다. 포브스 기업의 CEO인 말콤 포브스는, 다양성이란 것을 "함께, 독립적으로 생각하는 기술(Diversity: the art of thinking independently together)"이라고 하였다. 독립적으로 생각하는 자유로운 사람들이 서로에 대한 책임을 존중하며 함께 설 때, 비로소 자유와 다양성이 발휘된다는 의미일 테다.

2019년 광복절 특집으로 KBS 프로그램「한국인의 밥상」에서는 독립운동가들이 활동하던 고장을 찾아가 그들이 즐겨 먹던 음식을 재연하는 "의병 밥상"을 소개했다.[20] 광복절 기획 "내 안에 그들이 산다." 편이었다. 소개된 여러 음식 가운데 주먹밥 도시락이 오래 기억에 남았다. 보리밥에 쌀을 약간 섞어 밥을 짓고, 주먹밥을 만들어 호박잎으로 쌌다. 소박한 이 한 주먹의 밥이 길 떠나는 의병들의 도시락이었다. 그 후손에 따르면 "호박잎에 밥을 싸면 방부제 역할도 하고 잡균이 들어가지 못하게" 한단다.[21] 한 끼 음식을 마련하는 행위에서 우리 선조들의 지혜와 정성이 엿보인다. 이 프로그램의 내레이터였던 최불암 배우의 말로 이 장을 마치려고 한다.

> "광복은 이번에 한 번으로 일어난 사건이 아닙니다. 잃어버린 주권을 찾기 위해 목숨마저 아깝지 않았던 항일 투사들이 피로 쓴 역사죠. (중략) 전국 방방곡곡이 그들의 전투장, 먼 나라 남의 땅도 조국 광복의 요새로 만든 우리의 영웅들. 그들은 나라 잃은 냉가슴에 횃불로 불을 밝힌 반딧불이들이었습니다. (중략) 그들에게 독립운동은 삶이었기에 눈물로 지은 밥상에서 여전히 살아있는 그들을 만납니다. 그들이 밝힌 밝은 빛 광복, 그 단어가 사무치게 절절한 요즘입니다."[22]

우리 모두 광복의 기쁨을 되새기면서 자유와 독립, 그리고 책임을 함께 생각하고 실천하자. 각자의 경험치와 자신감으로 오늘도 진정한 광복, 그 자유함의 빛을 경험하길 기대한다.

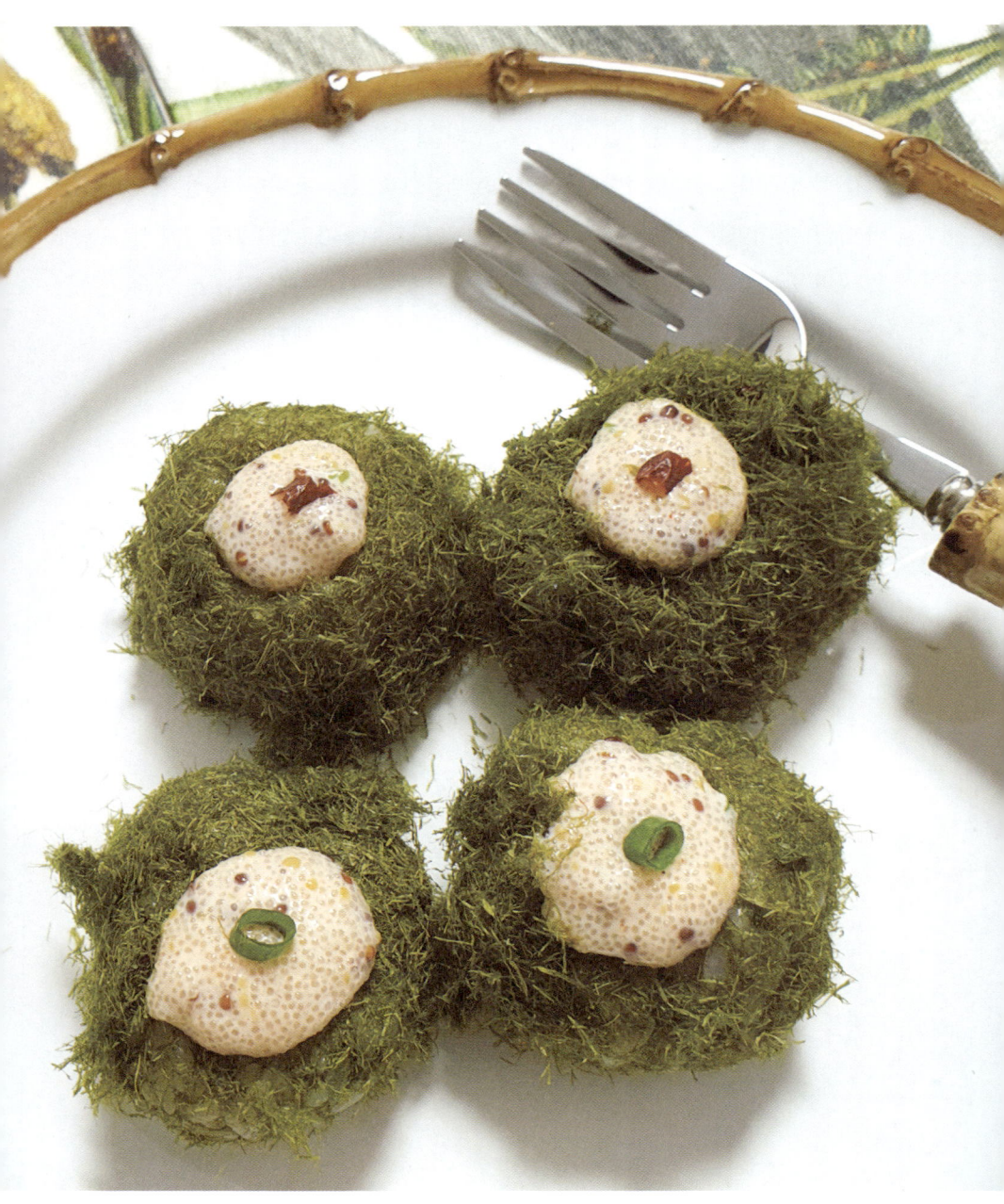

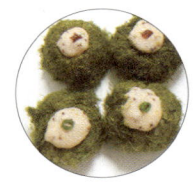

명란 감태 주먹밥

재료

명란젓, 참치 캔, 감태, 밥,
마요네즈, 참기름, 쪽파

방법

1. 고슬고슬 밥을 짓는다.
2. 잘 지은 밥에 껍질을 제거한 명란과 기름을 뺀 캔 참치를 적당량 넣어 참기름에 버무린다.
3. 잘 버무린 밥을 작은 주먹 크기로 둥글게 빚는다.
4. 위생 비닐에 감태를 넣어 잘게 부수고, 3을 넣어 고루 묻힌다.
5. 접시에 가지런히 담아 마요네즈, 명란을 섞은 소스를 얹고 쪽파 등으로 가니시한다.

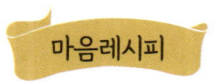

독립된 나로 바로 서기

1. 나는 정서적으로, 심리적으로, 그리고 경제적으로 독립했는지 점검해 보자.
2. 내가 통제할 수 있는 것과 통제할 수 없는 외부 요인을 구분해 보자.
3. 나와 우리의 광복을 위해 자유와 독립, 그리고 책임을 함께 고려하고 실천하자.

6. 데블드 에그

두 얼굴의 나르시시즘, 공작새와 타조, 알을 깨고 나오다

나르시시즘narcissism이라고도 하는 자기애성 성격은 두 개의 얼굴이 있다. 자기애는 말 그대로 자신을 사랑한다는 의미이지만, 그 정도가 지나칠 때는 성격적으로나 대인관계에서 문제가 된다. 일반적으로 자기애성 '인격 장애' 혹은 자기애성 '성격 장애'로도 부르는 성격 문제에서 핵심은 대인관계에서의 착취와 공감 능력의 결여로 요약되는데, 자기애성 성격의 특성은 공작새와 타조의 대조적인 모습에서 엿볼 수 있다.

우선 공작새 유형이다. 수컷의 위풍당당함이 화려한 깃털에 펼쳐지면 한참을 바라보게 된다. 나르시시스트의 첫 번째 부류가 바로 공작새처럼 노골적이고 외현적overt으로 드러나는 자기애성 성격이다. 즉, 자기에게 과도하게 몰입한다든가, 공감과 자기 성찰이 부족하고, 관심을 갈망하는 특성이 있다. 이들은 과장되고 근거 없는 자만심으로 잘난 체하면서도, 또 어떻게 하면 더 잘할까, 어떻게 하면 남들이 자신을 잘 봐줄까에 집착하고, 타인의 평가와 비판에는 굉장히 민감한 태도를 보인다. 자존감과 정서가 불안정하기 때문이다. 일반적으로 사람들은 상대방의 기분을 고려해서 말하고 행동하고 배려하고 인정하게 마련이다. 그런데 자기애성 성격을 지닌 사람들은 대개 타인의 입장이나 기분을 고려하지 않는다. 타인은, 나르시시스트 자신이 관심의 중심이 되는 목적을 위해서 교묘하게 이용하고 조종할 대상일 뿐이다. 그래서 나르시시스트들은 타인의 시간과 돈과 애정, 재능 등을 착취하고, 과도한 찬사를 요구한다. 또 특별한 상류층의 사람들만 자기를 이해할 수 있고, 또 자신은 그런 사람들 하고만 어울려야 한다고 믿기도 한다. 그러다 남의 판단이나 비판으로 자존감에 상처를 입고 '자기애적 손상'을 받으면 금세 우울해지고 매우 날카롭게 변하는 불안정성을 보인다.

나르시시즘이 왜 생기는가에 대한 이론은 다양하다. 많은 질병과 성격의 원인처럼 이 또한 생물·사회·환경적인 요인이 복합적으로 작용한 결과로 알려져 있다. 가령, 부모님의 지나친 관심과 칭찬, 그리고 이기심이 향후 과도한 자기애로 귀결될 수가 있다. 현실을 직시하거나 인정하지 않고, 우월감과 비현실적인 느낌을 과도하게 키우는 부모의 자녀에서 자기애성 성격장애의 빈도가 높다. 반대로 부모의 관심이 지나치게 부족한 경우에도 나타날 수 있다. 정상 발달 과정에서 아기는 가장 가까운 사람들, 양육자, 곧 부모일 텐데, 이들로부터 인정받고 사랑받으면서 '자기상'을 만들게 된다. 그러나 그런 과정이 결핍되고 모두가 자신에게 무관심한 경험이 지속되면, 자기를 보호하기 위해서라도 자신의 '나'를 이상화하며 자기몰입을 강화한다. 사실, 너무 과하거나 부족하지 않은 적정선을 찾기가 어렵다. 그렇지만 매 순간 그리고 평생 그 적정선을 지키고자 노력하고 다듬어 나가야 하는 게 우리의 성격과 인격이 아닌가 싶다.

나르시시즘의 두 번째 유형은 타조식 나르시시스트이다. 타조는 위험 앞에서 도망치지 않고 모래에 머리를 파묻는다고 알려져 있다. 그러나 실제로 이 행동에 관해서는 여러 설이 있다. 먹이를 찾느라 머리를 숙이고 있다거나, 청각 자극에 명민하게 지면 가까이 머리를 대고 있거나 혹은 체온을 조절하려고 머리를 숙인다는 설명들이다. 그러나 외견상 일단 위험에 처한 타조가 숨고 그 문제를 회피하는 모습에서 '타조 증후군'Ostrich syndrome 이라는 용어까지 있으니 그 특성으로 나르시시즘을 이해해 볼 수도 있다. 사실 타조는, 어려운 일이 발생했을 때 대처하거나 해결하기보다는 현실을 부정하고 소극적인 자세로 화를 입기도 하여 얼핏 자기애적 성격과는 다소 거리가 있어 보인다.

그렇지만 앞서 제시한 공작새 유형이 노골적overt이면서도 무감각한 자기애라고 한다면, 타조는 은밀하고 내현적covert인 나르시시즘, 달리 표현하자면 과민형 자기애의 특성을 잘 보여준다. 과민형 나르시시스트는 자기애적 필요가 있어서 타인의 반응에 굉장히 민감하지만, 이것을 간접적으로 그리고 비밀스럽게 충족시키고자 교묘한 방식을 사용한다. 이들은 겉보기에는 관심의 초점이 되기를 부담스러워 해서 자신을 드러내거나 내세우지 않는 듯 보이지만, 긍정적인 관심을 받지 못했을 때는 쉽사리 상처받고, 버림받았다고 여기는 경향이 있다. 직접적으로 충돌하거나 다투는 상황은 피하지만 간접적이고 은밀한 방법으로, 상대를 '열 받게' 하는 식으로 '수동공격성'을 드러낸다. 남들이 자신을 대하는 방식이 못마땅하면 괜히 초연한 척하거나, 괜한 고집을 부리는 식으로 간접적인 불평을 하는 것이다. 그래서 대인관계에 악영향을 미치는 것은 자기 자신인데, 세상이 자신의 위대함을 몰라준다고 오히려 분노하면서 자신이 피해자인 양 행세한다. '피해자 코스프레'라고 하는 상황의 주체가 되는 것이다. 그래서 상대방이, '아, 내가 뭔가 잘못한 건가?' 하고 스스로 의심하게 만든다. 가스라이팅이다. 이 모두 불건강한 나르시시즘의 특성이라고 할 수 있다.

서두에 언급한 대로 '두 얼굴'의 나르시시즘은 이같이 노골적인 공작식 나르시시스트와 은밀한 과민형 타조식 나르시시스트의 두 가지로도 대별되지만, 불건강 나르시시스트와 건전한 나르시시스트의 두 얼굴로 구분해 볼 수도 있다. 나르시시즘을 고정된 성격 특성이나 치료가 필요한 성격 장애로 보기보다는 특정 성격의 '스펙트럼' 안에 있는 정상적인 성격 성향이라고 생각하는 학자들도 있다. 하버드 의대 임상심리학자인 크레이그 맬킨(Craig Malkin)은 수십 년간 나르시시즘을 연구한 대가이다. 그는 '이런 성격은 성격 장애 수준이다'라고 정해두지 않고, 성격을 '스펙트럼'으로 이해하고자 하였다. 즉, 나르시시즘의 성향을 0에서 10까지의 분포로 두고, 거기서 2에 속하는 경우, 혹은 9에 속하는 경우로 이해하는 것이다. 스펙트럼이 0에 가까워질수록 내가 중심이 되는, 기존의 자기애성 성격 장애에 가깝다고 한다면, 9 정도의 스펙트럼에서는 자신이 특별하다고 생각해서 자신감 넘치고, 자존감이 높은 긍정적인 상태로 본다. 자기에 대한 긍정적 평가는 사실 "더 좋은 연인이 되게 하고, 용기 있는 리더이자 용감무쌍한 탐험가가 되게" 해준다는 것이다.[23] 충만한 자존감은 창의력을 발달시키고, 어려운 환경과 상황을 극복하는 회복력도 뛰어나서 적당한 정도의 나르시시즘이라면 이로운 셈이다.

어떤 기준을 넘어서는 정도의 자기애성 성격 장애가 아니라 적절함을 유지하는 나르시시즘은 자존감과도 연결 지을 수 있다. 심리학 연구 결과만 보더라도, 자신이 전혀 특별하거나 소중하지 않고, 오히려 무가치하고 희망이 없다고 여기는 사람들의 우울과 불안 경험이 자기애성 성격의 환상보다 더 위험한 것으로 나타났다. 내면이 공허하고 자존감이 낮을 때 오히려 겉으로는 더 으스대는 법이라, 내면을 돌보고 채우는 작업이 선행되어야겠다. 나의 관심과 시선이 타인의 욕구에만 고정되어 있으면, 내면의 안정과 열정은 불균형 상태가 된다. 내면을 채움과 동시에 자신이 기뻐하는 대상에 그 열정과 에너지를 집중하면서, 타인의 관심과 사랑, 그리고 배려와 균형을 이루어 갈 때, 나르시시즘의 긍정 효과를 충분히 얻을 수 있을 것이다.

공작새와 타조, 곧 노골적이고 무감각한 자기애와 은연중 과민한 자기애라는 두 가지 나르시시즘을 살펴보았다. 어느 정도 적당한 자기애는 자존감과 연결되어 오히려 삶을 윤택하게 해준다 하니, 오늘 나에게는 과도하지 않고 충분한 자기애성 성격 성향이 있는지 살펴보고 각자 그 마음을 다듬어 가는 하루가 되면 좋겠다.

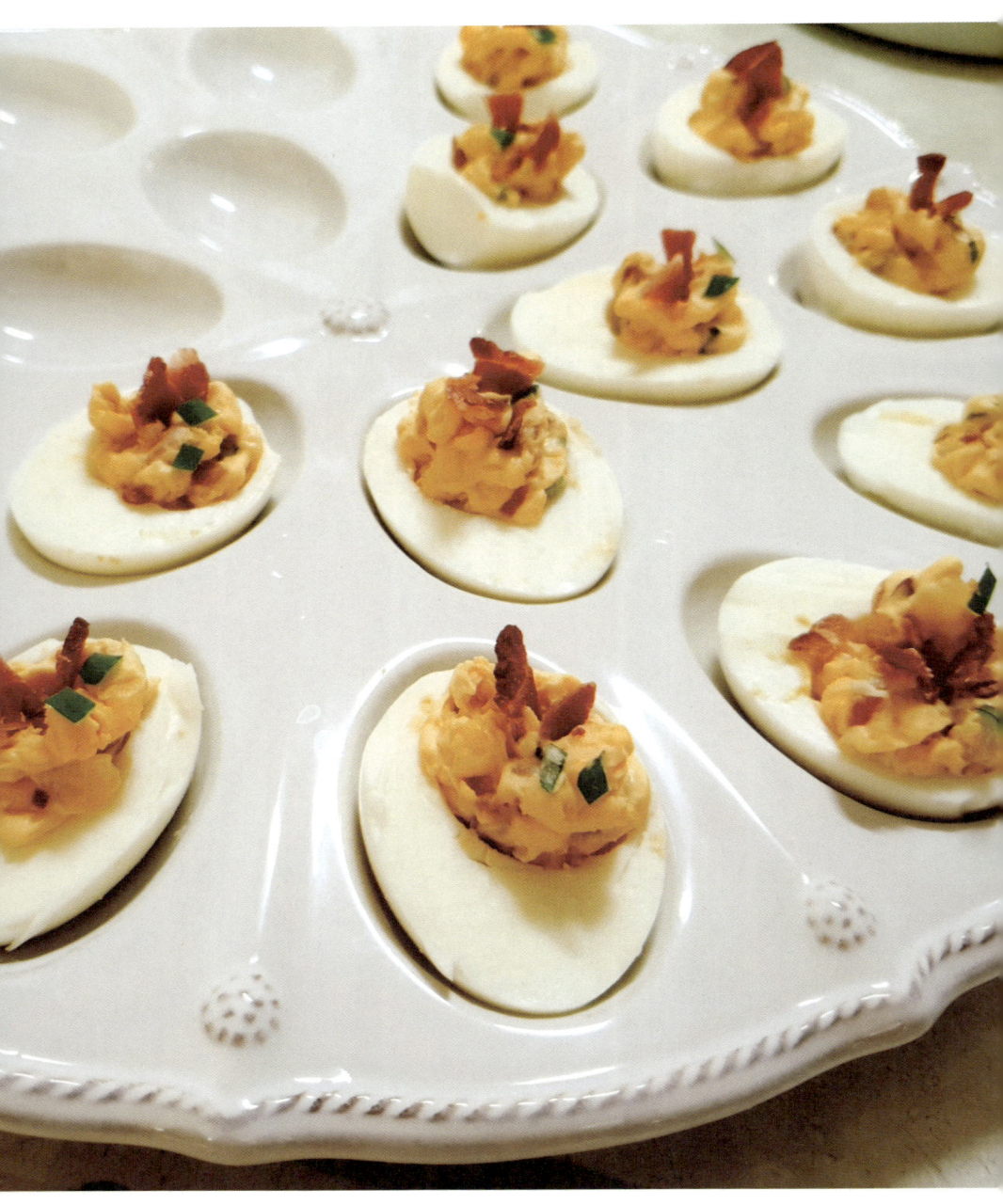

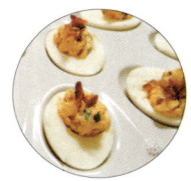

데블드 에그 (혹은 악마의 달걀)

재료

원하는 만큼의 달걀, 베이컨, 디종 머스터드, 마요네즈,
소금, 후추, 쪽파, 파프리카

방법

1. 달걀을 따뜻한 물에 씻어 냄비에 넣고, 찬물을 부어 중불에서 삶는다.
2. 잘 삶긴 달걀을 10분가량 냄비에 그대로 두었다가 찬물로 헹궈 껍질을 벗긴다.
3. 베이컨을 바싹 구워 잘게 자른다.
4. 달걀을 세로로 반 잘라 노른자를 꺼내어 포크로 으깨고, 디종 머스터드, 소금, 후추, 잘게 썬 쪽파, (원한다면 파프리카도 넣고) 마요네즈와 다진 베이컨을 넣어 버무린다.
5. 짤 주머니나 숟가락을 사용하여 달걀흰자에 4를 채우고 베이컨과 쪽파로 장식한다.

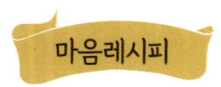

나르시시즘을 긍정적으로 활용하기

1. 적절함을 유지하는 나르시시즘으로 자존감을 한 단계 업그레이드 시켜보자.
2. 내면을 돌보고 채우면서 기쁨의 대상에 열정과 에너지를 집중하자.
3. 자신에 대한 믿음과 사랑을, 타인을 향한 관심과 배려와 균형을 이루어 나르시시즘의 긍정 효과를 발휘해 보자.

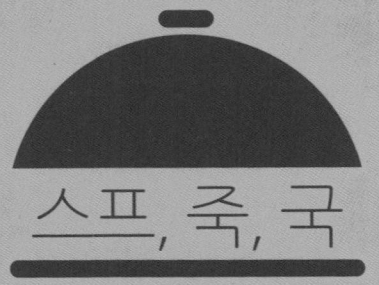

스프, 죽, 국

1. 굴 떡국

피그말리온 효과, 로젠탈 효과

전 세계에서 가장 많은 사람이 (비록 시차는 있겠지만) 동시다발적으로 많이 계획하고 결심하는 시기는 새해 벽두가 아닐까 싶다. 새해의 계획과 소망이 정성스런 떡국 한 그릇에 소복이 담긴다. 사실, 한국 문화에서 떡국은 곧 '한 살 더'라는 '나이'의 은유이기도 해서, 어떤 때는 내심 꺼려지는 음식이기도 하다. 그러나 일단, 고운 비주얼에 압도당하고, 사골 국물이라도 장만하는 날에는 그 맛의 유혹을 떨칠 수가 없다. 떡국 한 그릇에 가족의 건강과 행복을 기원하는 어머니의 소망을 담고, 그 위에 단아한 보석 같은 고명을 얹어 우리의 정성과 마음을 담는 새해의 첫날(에 방송했던 내용)이다. 새해에는 꿈도 계획도 많다. 우리 각자가 '내 인생의 셰프'이고, 인생 레시피를 따라 서로 다른 요리를 하는 중이라면, 이제 어떤 맛을 내고 어떻게 상차림을 할지는 각자의 몫이다.

떡국에 잘 어울리는 식재료가 있으니, 바로 저칼로리, 저지방에 칼슘과 철분이 풍부해 몸과 피부 건강에 좋다는 매생이와 '바다의 우유'라는 굴이 바로 그것이다. 굴은 여러모로 새해에 의미를 부여하고 마음을 다잡아 응원할 수 있는 말이다. 우리말로 '굴'은 식재료 외에도 '동굴'cave과 '터널'tunnel을 의미하기도 하고, '굴하다'라는 말의 어근으로도 쓰여 이래저래 친숙하다. '굴'의 영단어인 '오이스터'oyster는 고대 프랑스어에서 기원한 말로, 14세기 무렵 영어에 처음 등장한 것으로 알려져 있다. 이 단어는 셰익스피어의 희극 『윈저의 즐거운 아낙네들』이라는 작품에 쓰였는데, 돈을 한 푼도 빌려줄 수 없다는 폴스타프의 말에 피스톨이 하는 말, 즉 "그럼 세상은, 내가 칼로 까먹어야 할 굴이로군(Why, then, the world's mine oyster, which I with sword will open.)"을 시작으로, 지금까지도 "[T]he world is your oyster"라고 하면, "세상에 못할 것이 없다," "네 맘대로 할 수 있어," "세상은 네 것이니 네 능력을 맘껏 펼쳐보렴"이라는 의미들로 사용되고 있다. 단단하고 거친 껍질에 싸여있지만, 칼만 있으면 단번에 열리니 그 담백함을 맛볼 수 있고, 잘만 고르면 세상 영롱한 진주까지 얻을 수 있다. 물론 "세상이 다 네 것이니 자만해도 된다."거나 세상 만만하다는 말은 아니다. 다만, 이 세상에서 마음껏 능력을 발휘하라는, 즉 용기를 갖고 도전하면 잘 되리라는 긍정의 메시지를 담고 있다.

무엇인가를 바라고, 용기 있게 도전하고, 자기를 신뢰하고, 자만하지는 않되 자신 있는 삶의 자세에 '피그말리온 효과'가 시사하는 바가 크다. '피그말리온 효과'란 간절히 바라는 게 실제로 이루어지는 방향으로 가는 현상을 의미한다. 그 기원은 그리스 신화인데, 조각가였던 피그말리온은 자신이 조각한 여인상이 너무나 아름다웠던 탓에 그만 반하고 만다. 그래서 그 조각상이 정말 살아있는 여성이면 좋겠다고 생각하고 바라면서, 아껴주고 사랑했다. 그 모습에 사랑의 여신 아프로디테가 감동하여 그 여인상에 생명을 불어넣어 주었고, 결국 피그말리온은 자신의 조각상이었던 그 여성과 행복하게 산다는 이야기이다.

이 신화는 1900년대 초에 극작가 조지 버나드 쇼(George Bernard Shaw)

에 의해 희곡으로 재탄생되었고, 이후 1930년대에는 『마이 페어 래이디』(*My Fair Lady*)라는 뮤지컬로도 만들어졌다. 고대 그리스로부터 전해오는 이야기가 이후에도 거듭 변형된 이야기로 여전히 메시지를 전하는 것은 이 작품이 인간의 보편성과 특수성을 함께 드러내기 때문일 것이다. 버나드 쇼는 이 작품을 통해 "언어가 곧 정신이다."라는 점을 강조했는데, 이는, "말하는 대로 이루어진다."라는 말과 비슷한 맥락에서 이해된다.

'피그말리온 효과'는 '로젠탈 효과'라고 하는 실험 연구에서도 실제로 입증이 되었다. 1968년 하버드대 교수 로버트 로젠탈은 어느 초등학교 학생 20%를 무작위로 뽑아, 그 명단을 교사에게 주면서 지능지수(IQ)가 높은 학생들이라 소개했다.[24] 사실 학생들의 지능지수가 높은지 낮은지는 알 수 없었고, 단지 실험을 위해서 말한 것이었다. 하지만 그 결과는 놀라웠다. 8개월 후, 무작위로 뽑혔던 아이들의 수행 능력이나 평균 점수는 나머지 80%의 학생들보다 월등히 높았다. 이 연구는 선생님들의 기대가 의식적으로든 무의식적으로든 학생들에게 전해지고, 학생들은 또 그 기대에 부응하고자 노력한 결과라고 이해되었다.

나에게 기대하는 사람이 있다거나, 내가 누군가에게 이해받고 받아들여지고 있다고 느끼는 것은 사람을 변화시키는 힘이 있다. 다만 그 기대가 자신의 욕심과 욕망에 따라 부담을 주거나, 감정을 투사하는 식이면 바람직하지 못하다. 가령, 부모님이 못다 이룬 꿈을 자녀에게 투사한다거나 욕심으로 부담을 주는 행위는 갈등의 씨앗이 되겠지만, 있는 그대로 수용하고 신뢰하는 것은 놀라운 효과를 발휘한다. 부모님이나 선생님, 아니면 가족, 친구, 심지어 스스로 바람도 마찬가지이다. 긍정적인 말과 기대, 그리고 신뢰감이 전달되면, 그것을 받아들이는 사람의 마음과 연결되어 행동을 변화시키는 동력이 된다. 그래서 피그말리온 효과에서 중요한 원칙은 누군가를 있는 그대로 받아들이고 바라보며 희망을 주는 것이다. 당장에 실행하기 어려운 요구를 해놓고 기대하는 것이 아니라, 상대방 편에서 그의 상태와 속도를 고려해서 기다리고 들어주는 것이다.

내가 신뢰받고 기대 받는다는 사실을 인지하는 것은 자신감과 자존감으로 연결되지만, 소중한 사람에게 비난을 받거나 무시 혹은 조종당하면 깊은 상처가 된다. 이같은 경험이 반복되면, '그래, 내가 그렇지 뭐', '내가 뭘 하겠어', 라는 식의 부정적인 사고가 자연스레 자리를 잡고 결국 부정적인 자기상과 관계의 상처로 드러난다. 피그말리온 효과와 반대되는 '스티그마 효과'stigma effect, 다른 말로 '낙인 효과'라는 것도 있으니 말이다. 한 번 나쁜 사람으로 인식되면 실제로도 그 말에 들어맞게 점점 더 악하게 행동하게 된다는 것인데, 그렇다면 우리의 선택과 가야 할 바는 자명하다. 말이 곧 현실이 된다면, 자신을 위해서도 타인을 위해서도 긍정의 말, 따뜻하고 정감 어린 축복의 말을 하는 것이 바람직하지 않겠는가.

미국의 소설가 어니스트 헤밍웨이가 파리에서 보냈던 젊은 시절을 회고한 글 모음집 *A Movable Feast*[25](움직이는 축제, 국내에는 『파리는 날마다 축제』[26]라는 제목으로 소개되었다)에 굴이 등장한다. 진한 바다 맛과 풍성한 육즙이 일품인 굴에 시원한 백포도주를 곁들여 마시면 어느새 허전함이 사라지고, 이내 행복해지면서, 계획을 세우기 시작한다는 것이다.[27] '백포도주라면, 술기운 때문일까?'라는 의문이 생길 수도 있겠지만, 여기서 강조점은 역시 '굴'이며, 변화의 모습이다. 헤밍웨이에게 굴은 무망감과 공허함 같은 우울 증상을 떨치고, 행복한 기분을 회복함은 물론, 계획을 세우는 의욕적인 행동 변화로까지 이끄는 굴지의 먹거리였던 모양이다. 오늘 굴이 우리에게도 비슷한 '해피 밀'Happy meal이 되어 줄 것이다.

코로나-19 팬데믹 이래로 믿기지 않는 일들이 현실로 지구촌 세상과 우리를 훑고 지나갔다. 어떤 일에든 이유와 교훈이 있겠지만 두렵고 떨리는 마음이 컸고, '일상의 평온함'에 대한 열망이 절실했던 나날이었다. 그런 의미에서 '굴'이 들어간 이 표현은 새해 벽두에 참 어울리는 말이다.

"세상은 당신의 굴입니다(The world is your oyster)!"

그러니 힘내시고, 용기를 갖고 도전합시다—라는 굴의 메시지를 새기게 된다. 정말 '굴' 같고 암흑의 터널 같던 몇 해가 지나가고, 더 이상 코로나-19에 '굴'하지 않는 새해가 오기를 바란다. 이제 곧 이 터널 끝에서 환하고 따사로운 빛이 우리 모두에게 비추었으면 하는 바람이다.

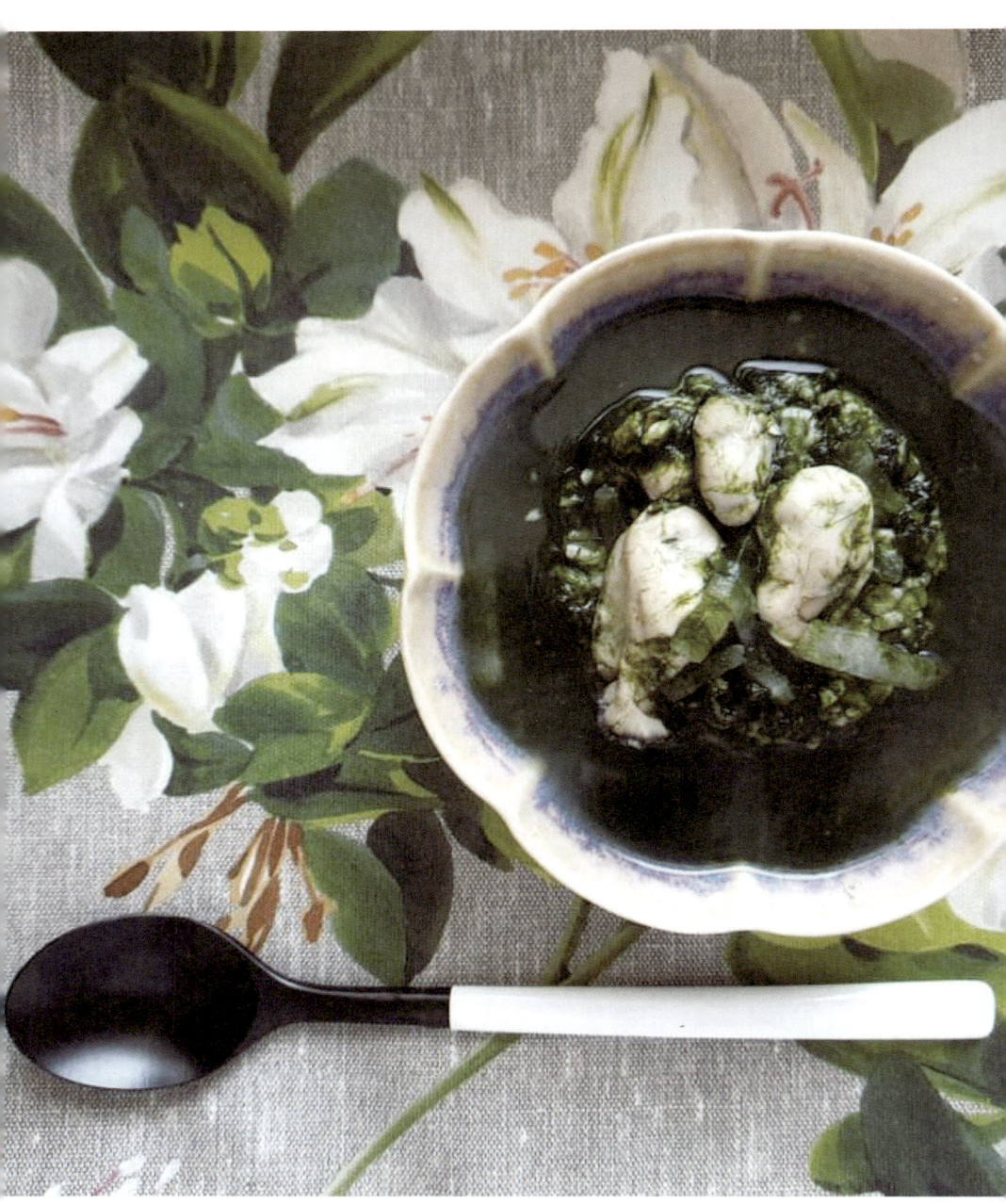

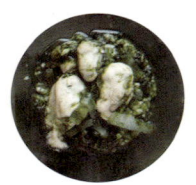

매생이 굴 떡국

재료

떡국 떡 1-2컵, 매생이 120g, 굴 135g(한 봉지), 물(혹은 사골국물) 500ml,
국간장, 참치액젓, 마늘, 소금

방법

1. 새육수와 떡국 떡을 준비한다. 채수도 좋고, 시중에 나오는 건조 육수 한 알도 좋고, 사골국물도 좋다. 떡국 떡은 딱딱하다면 미리 찬물에 담가 부드럽게 불려준다.
2. 굴을 세척한다. 굵은 소금 1숟가락을 넣어 저어주고, 흐르는 물에 헹궈 물기를 뺀다.
3. 매생이도 굵은 소금 1숟가락을 넣어 저으며 씻고 헹군 후 가위로 듬성듬성 자른다.
4. 사골국물이 팔팔 끓으면 2의 떡을 건져 넣고, 떠오르기 시작하면 3에 준비된 굴을 넣는다. 여기에 다진 마늘 반 스푼, 국간장 한 술로 간을 맞추고 감칠맛 나도록 참치액젓도 추가한다.
5. 한소끔 끓인 후에 매생이를 넣고 한 번 더 끓인다. 필요하면 소금간을 한다.

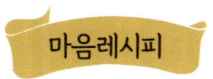

피그말리온 효과

1. 피그말리온 효과를 기억하여 오늘 하루도 긍정의 말, 다정한 축복의 말을 하자.
2. 그리고 기억하자. "세상은 당신의 굴입니다." 그러니 힘내시고, 용기로 도전합시다!
3. '나의 말이 나와 당신의 미래가 된다'라는 심정으로 좋은 말을 심고, 희망을 싹틔우고, 긍정의 열매로 풍성한 삶을 살아가자.

2. 뚝배기 달걀찜
신년 계획, 작심삼일, 뚝배기의 교훈

새해를 맞이하는 다양한 루틴이 있다. 전 세계적으로 가장 흔한 새해 루틴 가운데 하나는 아마도 계획 세우기일 것이다. 세우기는 쉽지만 지키기는 만만치 않은 그것이다. 작심삼일(作心三日)이라는 말이 익숙한 우리는 그 저주와도 같은 말에서 벗어나고자 노력하며 새해 며칠, 몇 주를 보낸다. 그러나 신정(매해 1월 1일로 양력 설날) 계획이 작심삼일로 중단되더라도 희망은 있다. 우리에게는 아직 만회할 기회, 즉 구정(음력 1월 1일)이 남아 있기 때문이다. 그마저도 어렵다면, 그렇대도 여전히 인간은 환경을 변화시키는 능력이 있으니, 낙담은 이르다. 신세대의 작심삼일은 또 다른 의미이기도 하단다. 결심한 마음이 삼 일을 가지 못하고 풀어진다면, 그 결심을 삼 일마다 한 번씩 하면 된다는 것이다. 어떻게든 방법은 있다.

고전적인 의미의 작심삼일을 이겨내기 위해, 계획을 세우고 이행하는 일에는 냄비근성보다는 뚝배기 근성을 배워야 할 것이다. 뚝배기 요리를 뭉근하게 끓여 추위에 움츠린 몸을 녹이는 마음으로 뚝배기의 기다림을 배워보자.

명절 음식 가운데는 기다림이 필요한 것이 의외로 많다. 가령, 갈비탕, 찜, 수육, 사골 떡만두국 등은 맛이 우러나기를 기다려야 깊은 맛을 볼 수 있다. 새해 계획을 지키지 못하는 경우도 이와 유사하다. 계획을 너무 쉽게 포기해 버리거나, 애초에 실현 불가능한 계획을 세운다거나, '완벽해야지, 그렇지 못할 바에는 아예 안 한다'라는 생각 때문에 시작조차 하지 못하는 경우도 실현은 요원하기만 하다. '실패할 바에는 안 한다'와 같은 무의식이 작용하기 때문이다. 실패를 피하고자 무의식이 선택하는 가장 쉬운 방법이 중도 포기라고 알려져 있다. 이것이 바로 (계획을 실천하지 못하고) 작심삼일을 실현하는 주범이다. 제대로 해내지 못하리라는 의심과 걱정, 실패에 대한 두려움이 차라리 중도 포기를 선택하고 그 포기를 실천하게 한다. 심해지면 유연함과 융통성이 부족해진다. 스스로 과하게 엄격해져 어떤 실수도 용납하지 않고 자책하는 것이다. 사실, 계획은 수정을 거치게 마련이다. 수정하면 된다. 더 나은 혹은 도전하고 지킬 수 있는 계획으로 수정하면서 자신을 응원하는 게 낫다. 이런 실천의 경험과 성취가 즐거움이 되어야지, 자신을 옭아매는 족쇄가 된다면 그건 주객전도나 다름없다.

어떤 경우에는 일단 계획을 하지만 이후에는 계획했다는 사실조차 잊어버리기도 한다. 노화 단계에서 자연스러운 일이긴 하나, 자주 망각하고, 오래 집중하지 못한다면 메모나 일기 쓰기로 도움을 받을 수 있다. 거창한 글이 아니어도 좋다. 작은 메모지나 포스트잇을 갖고 다니다가 생각날 때마다 적거나, 아니면 휴대폰에 기록하는 것도 방법이다. 기억하려는 내용과 계획을 적어 붙여두고 자주 보면 기억 환기에 도움이 될 것이다.

작심삼일을 극복하기 위해서는 메모 습관에 더해 환경 변화도 일조한다. 예를 들어, 새해에 금주 혹은 금연을 계획으로 삼았다면, 굳이 술자리는 만들지 않고, 담배는 아깝더라도 버리는 식의 행동과 환경 변화도 함께 필요하다. 자신의 계획을 공개적으로 선언하는 것도 계획을 이루기에 도움이 된다고 알려져 있다. 마음의 다짐과 실천적 행동이 마치 이인삼각(二人三脚) 경기에서처럼 발맞추어 가야 한다. 괜히 유혹의 상황에 자신을 끌어들여 굳이 스스로 시험할 필요가 없다. 마음의 결심과 하고자 하는 의지, 그리고 환경적인 뒷받침이라는 삼박자가 맞을 때 '나'와 '새해의 계획'은 능숙한 이인삼각으로 실천과 성취의 결승선에 이르게 할 것이다.

현대와 같은 디지털 환경에서는 기억과 집중이 어렵기는 하다. 마이크로소프트 캐나다에서 "주의 지속 시간"을 연구한 적이 있다.[28] 캐나다인을 대상으로 설문조사를 하고 뇌파를 측정한 결과, 인간이 사물에 집중하는 평균 시간이 2000년 연구 때는 12초, 2013년 연구는 8초로 감소한 것으로 보고되었다. 흔히, 집중력이 떨어지고 자꾸 잊어버리는 사람을 '금붕어 IQ', '금붕어 지능'이라고 놀리는 사람들이 있다. 그런데 연구에 따르면 금붕어의 평균 주의 지속 시간은 9초라서, 사람보다 1초나 더 길다. 이것은 휴대폰 사용이 잦은 디지털 라이프 스타일이 뇌를 변화시켜 집중 지속 능력을 감퇴시키고, 그 대신 더 신속하고 다양한 자극을 원하도록 바꾼 결과일 테다. 휴대폰은 필요한 정보를 즉각 제공하는 반면, 책은 두껍기도 하고 집중하기도 어렵다고 여겨, 책보다는 인터넷 서핑을 더 즐기는 사람들이 많다.

인터넷이 제공하는 정보는 장점과 단점을 함께 갖고 있다. 디지털 라이프 스타일은 다양한 정보를 취득하고, 동시에 여러 내용에 접속하도록 한다. 얼핏 한꺼번에 여러 일을 처리하는 멀티태스킹multitasking을 가능케 하거나 그 능력을 향상하는 것으로 보이지만, 사실상 한 가지에 집중하는 주의력의 길이는 오히려 짧아지는 셈이다. 이는 단시간에 주의력을 자주 전환하는 것이라, 이후에 주의력을 복구하려면 오히려 여분의 시간이 필요하다. 이를 두고 MIT 공대 신경과학자 얼 밀러(Ear Miller)는 멀티태스킹의 함정에 집중력을 도둑맞는 셈이라고 경고한다.[29]

독서 방식 자체에도 다양한 변화와 특성이 있다. 우리가 종이로 된 책을 읽을 때는 더 빠른 속도로 더 정확한 내용을 읽어낼 수 있고, 전체적인 내용을 습득하고 이해하기에 좋지만, 전자책은 부분적이고 단편적인 지식 습득에 좋다고 알려졌다. 각각의 경우 뇌의 해당 부위들이 더 활성화된다. 종이책과 전자책 중에 어떤 것이 더 좋고 나쁘고를 떠나, 정보를 받아들이고 처리하는 뇌의 부분이 다르다. 그래서 뇌의 특정 부분만 지나치게 발달시켜 결국 고른 두뇌 발달을 저해하는 것이 문제였다. 그러나 1990년대 이후의 연구에서는 종이책과 전자책을 읽을 때의 차이가 그닥 크지는 않다고 보기도 한다. 물론 독서 대상이나 환경을 고려해야겠지만, 독서 내용에 대한 이해의 정도나 심리적인 몰입감, 독서 피로도 등이 유사한 결과로 나타나기도 했다.[30]

휴대폰이나 인터넷 정보에 지나치게 의존하다 보면, 생활 패턴도 거기에 맞춰 변하고, 자연스레 신년 계획에서도 멀어진다. 많은 이들의 고민거리이기도 하다. 캠브리지 영어사전에 2008년에 등장한 신조어가 있다. 노모포비아 nomophobia가 그것인데, '노 모바일 폰 포비아' no mobile-phone phobia의 줄임말이다. 포비아 phobia는 공포증이란 뜻으로, 노모포비아는 휴대폰이 없을 때 불안과 공포에 휩싸이는 공포증을 일컫는다. 휴대폰 사용자의 의존성을 드러내는 말이기도 하다. 이 모두가 계획의 실천을 방해하는 요소라면 새해를 맞아 좀 색다르게 살아보면 어떨까.

계획을 실천하기 위해서는, 편리는 추구하되 디지털 디톡스라고 하는 디지털 다이어트, 즉 뇌를 쉬게 하면서 기대하고 기다리는 연습이 도움이 된다. 기억할 것은 습관으로 굳어진 행동이나 사고방식, 또 성격적인 부분이 한순간에 지속적으로 변화하기는 힘들다는 사실이다. 사람이 그렇게 갑자기 바뀌는 게 사실 더 무섭다고 하지 않던가. 자동사고의 습관, 행동은 반사적으로 튀어나오는데, 작심삼일이 아니라 한해가 걸려서 바뀌는 부분도 분명 존재한다. 중요한 것은 꾸준한 노력과 변화의 의지이다. 곧 '은근과 끈기'이다.

그런 의미에서 우리는 뚝배기가 되어야겠다. 느리긴 하지만, 어떤 깨달음과 결심의 '순간'이 꾸준히 '지속'되고, 비록 시행착오를 겪더라도 이후의 꾸준함과 오랜 끈기가 모이면 '변화'가 이루어진다. 한두 번에 '내가 그렇지 뭐', '내 이럴 줄 알았다' 하고 포기하기보다는 스스로 시간과 기회를 좀 더 주는 '셀프-관대함'을 발휘하자. 작심삼일이, "단단히 먹은 마음이 사흘을 가지 못한다는 뜻으로, 결심이 굳지 못함을 이르는 말"[31]이라는 기존의 의미에서 변형되어, '3일마다 마음을 다잡으며 좀 더 나은 사람으로 변화되어 가는 과정'을 의미한다면, 1년이 365일이니 120번 이상 더 좋은 사람으로 갈고 닦을 수 있다는 계산이 나온다. 그렇게 한 해 두 해가 쌓이면, 우리도 우리 곁에도 얼마나 좋은 사람들로 넘쳐날지 생각만으로도 웃음 지어지지 않는가. 이제 새로운 작심삼일이라는 폭탄선언을 해보자. 오늘 저녁, 뚝배기 폭탄 달걀찜 따뜻하게 만들어 은근한 마음을 다지자, 다짐해 본다.

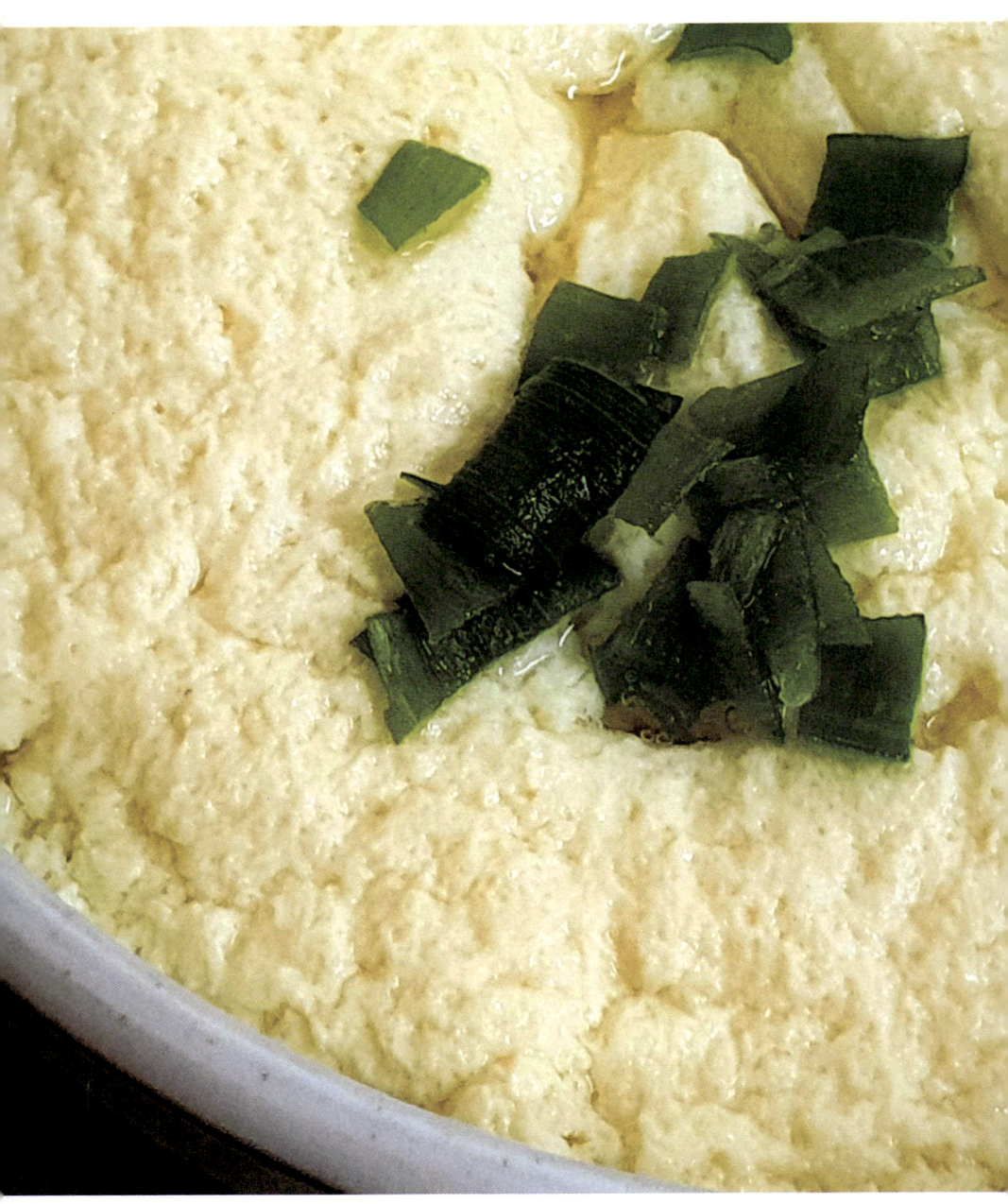

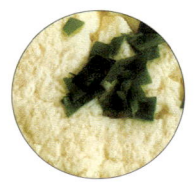

뚝배기 폭탄달걀찜

재료

달걀 4개, 새우젓,
육수(멸치, 무, 다시마), 쪽파

방법

1. 달걀을 풀고, 새우젓을 소량 넣어 간을 맞춘다.
2. 뚝배기에 다신 물, 즉 육수를 넣고 끓기 시작하면 달걀물을 넣어 저어준다.
3. 중불로 끓이며 달걀물이 익어 몽글하게 뭉칠 때까지 젓는다.
4. 약불로 줄이고, 뚝배기에 맞는 오목한 국그릇 혹은 밥그릇을 덮어 둔다.
5. 뚜껑이 들썩이며 부풀기 시작하면 불을 끄고 1~2분 뜸들인 후 쪽파를 송송 썰어 얹어 낸다.

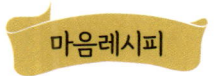

계획과 실천, 유연함의 마음

1. 새해 계획을 세우고 실천하는 데에는 진득한 기다림과 실천의 뚝배기 근성이 필요하다.
2. 유연함과 융통성을 발휘하고, 실천의 경험과 성취를 즐거움으로 삼자.
3. 마음의 결심과 하고자 하는 의지, 그리고 환경적인 뒷받침이라는 삼박자를 맞춘 능숙한 이인삼각으로 계획의 실천과 성취의 결승선에 이를 것이다.

3. 전복죽

죽 이야기와 노년, 그리고 대인관계의 소화력

　어느 겨울날, 지하철을 내려 지상으로 올라오는 에스컬레이터에 당도했을 때, 한 할아버지가 종종걸음으로, 아주 숨이 가빠 보이지만 측은하리만치 느린 속도로 다가오시기에 먼저 올라타시라 권했다. 고맙다며 속삭이듯 말하는 할아버지의 얼굴은 오랜 과거시제에 고정된 듯 보였고, 그 손에는 '죽 이야기'라고 적힌 종이 가방이 심하게 흔들리고 있었다. 할아버지는 파킨슨씨병이 있어 보였다.

　지하철에서 내리니, 추위로 조급해져 큰 풍랑과 너울 같은 사람들이 너도나도 에스컬레이터에 뛰어오르듯 붐비고, 할아버지의 시선은 그들을 향했다. 오른쪽에 치우쳐 서지 못하고 에스컬레이터 계단 중심부에 자리를 잘못 잡은 할아버지는 사람들에게 이리 치이고 저리 치여, 손에 쥔 죽 종이가방 마냥, 이리저리 흔들리고 있었다. 뒤돌아보려는 할아버지의 다급한 옆모습엔 엄동설한에 촉촉이 붉어진 눈물이 서려 있다. 할아버지는 할머니를 어디 두고 혼자 나오신 걸까. 이 밤에.

　혹시라도 고단함에 몸져누운 할머니를 위한 끼니를 마련해 가는 걸까. 영수증이 붙어 있는 죽 종이가방을 설마 누구에겐가 배달하는 중이었을까. 본인의 소화를 돕는 '나 홀로 만찬'을 즐기려던 것이었을까. 다급하기 그지

없어 보이나 그 다리가 할아버지 의지대로 빨리 움직여 주지 않았던, 그 표정조차 제대로 짓지 못하던 그 몇 초를 떠올리면 그저 안타깝다. 고향에 계신 내 사랑 '신입 노인'도 생각났다. 노년의 과업 달성, 영화로움, 아름다움도 많다지만 당시 내게 노화aging는 어떤 아픔, 그리고 슬픔의 또 다른 이름이었다.

할아버지가 들고 있던 죽은, 정성과 사랑, 그리고 바람이 농축된 상징물이다. 흰죽은 간결하지만 소화 작용을 돕고 아픔을 달래주는 위로의 밥상이 된다. 동지 팥죽에는 소망이 담겨 있다. 한 해 중 밤의 길이가 가장 긴 동지는, 다르게 표현하자면 낮이 가장 짧은 날이고, 또 달리 표현하면 그날 밤이 지나고 나면 밤의 길이가 점점 짧아지고 낮의 길이가 점차 길어지는 전환점이기도 하다. 유월절 어린양의 피를 떠올리게 되는 동지 팥죽은 인생의 밤, 고난의 시간도 지나가 이제 이후로는 줄고, 인생의 낮이 밝게 오래도록 비추기를, 둥근 새알심 빚듯 소망을 빚게 하는 음식이다.

고소하고 담백한 전복죽은 고단한 이를 위한 따뜻한 한 끼가 된다. '바다의 산삼', '어패류의 황제'라 불리는 전복은 갖가지 이름과 미사여구를 자랑한다. 껍데기만 놓고 보면, 피어싱을 아홉 개 정도 한 귓바퀴를 똑 닮았다. 그래서 '귀조개'라고도 하는데 영어로는 '귀껍데기'ear shell 혹은 '바다 귀'sea ear이고, 일반적으로는 '애벌로니'abalone라고 불린다. 전복은 영양이 풍부함은 물론이고 그 쓰임새도 다양하다. 생으로도, 익혀서도 먹고, 굽거나 튀기거나 죽으로 끓이거나 말리는 식으로 조리법이 다양하다. 과거에는 말린 전복을 화폐로 사용하기도 했다. 그 껍데기는 진주조개, 금조개 껍데기와 같이 잘 자르면, 고급스러움을 발산하는 자개로 재탄생하니, 껍데기부터 속

살까지 참 쓰임이 많은 대단한 해산물이다. 어떤 재료가 되었든 껍질 씻기, 속살 떼어내 씻기, 분리하기 등등 여러 공정을 거쳐 정성껏 끓여 내면 담백한 죽이 완성된다. 전복죽 한 술이 소화를 도와 건강 회복에 동참한다.

죽의 입장에서는 유약한 위장에 부담을 주지 않으면서 인체에 필요한 영양소를 고루 공급할 수 있도록 최대한 자신을 으스러뜨리고 터트리는 과정을 거친다. 탱글탱글한 밥알이 수분을 머금고 해체되고 퍼져가는 모습이나, 노랗고 단단하던 단호박이 뭉그러지는 모습이 애처롭기도 하다. 그러나 죽을 만드는 동안 어느 낱알이나 야채 조각 하나 튀어나오는 법 없이 잘 퍼지고 섞여 걸쭉한 한 그릇으로 담기는 모습을 보면, 따뜻한 위로의 먹거리가 되는 인고의 과정을 이렇게 겪는구나 싶어 한 마음으로 응원하게 된다. 그렇게 정성이 한 그릇 담긴다.

그 죽을 받는 사람은 아마 이런, 재료와 사람과 시간의 조화, 협력, 희생, 정성, 그리고 사랑의 풍미를 의식적으로든 무의식적으로든 느끼는 모양이다. 몸이 아프거나 마음이 힘들어 식욕이 없고 생을 지탱해 나갈 힘과 의욕이 사라져갈 때, 위장관도 시원찮아 속이 아리고 소화가 안 되어 말할 수 없는 불쾌감이 지속될 때, 정성과 사랑의 결정체인 이 죽을 한 술 떠먹으면 죽과 위장이 그야말로 '죽이 척척 맞다.' 몸과 맘의 건강을 되찾길 염원하는 뜻이 서로 맞아 과연 기운이 나고 몸이 회복되어 표정도 밝아진다.

젖을 뗄 무렵 아기에게 이유식을 먹일 때도 마찬가지다. 치아가 부족한 아기를 위해 엄마는 갖가지 좋은 재료를 조미하지 않고 순수하고 부드럽고 연하게 음식을 장만한다. 영양을 고루 갖추되 (내가 먹고 싶은 대로가 아니

라) 받아들이는 아기가 소화 시킬 수 있는 내용물로, 잘 소화하도록 다지고 갈아 부드럽게 익혀준다. 그걸 먹는 아이는 점차 살이 붙고, 치아가 자라고, 스스로 걷는 힘이 생겨, 넓은 세상을 배우고 탐색하며 성장해 나아간다.

우리는 타인에 대한 배려와 사랑을 이미 실천하고 있었다. 적어도 먹거리에 있어서는, 특히 죽을 만들고 먹고 베풀고 소화하는 일련의 과정들에서 그랬다. 소망이 담긴 음식을 먹어 소화 시키고, 성장과 발달, 치유와 회복을 경험해 왔다. 그런데 어느 순간부터인지 인간은 상대방의 언어적 소화력을 전혀 고려하지 않고 막말을 쏟아내고, 심리적 소화 기능은 전혀 염두에 두지 않은 채 거친 말과 무례한 행동으로 마음을 할퀸다. 바람을 응축시켜 회복과 안녕을 빌어주기는커녕 욕설과 비난으로 저주하는 일도 있고, 그 만행이 세대를 거스르기도 한다.

인간은 누구나 노화를 겪는다. F. 스콧 피츠제럴드의 1922년 작품 『벤저민 버튼의 기이한 사건』[32]이나 이 작품을 영화로 각색한 2008년 작품 「벤자민 버튼의 시간은 거꾸로 간다」[33]의 벤자민처럼 나이를 거꾸로 먹을 특정한 이유가 없다면 누구나 그렇다. 노년이 되면 신체의 여러 감각 기관이 쇠퇴해서 시야도 흐려지고 후각도 감퇴하고 미각이 약해져 음식의 간을 잘 맞추지 못한다. 소화와 운동기능도 떨어지고, 인지력과 기억력도 저하되어 생각도 행동도 느려지고 덩달아 자신감도 약해져 간다. 누구나 겪게 될 그 노년이 아직 먼 남의 일로 여겨지기도 한다. '세대 간 갈등'의 몇 가지 이유가 여기서 비롯되었을 것이다.

대인관계의 소화력을 도우려면 노인의 심정을 겪어봐도 좋겠다. 심리학자인 B. F. 스키너의 저서 『스키너의 마지막 강의』에서는 "만일 노인이 된

느낌이 어떤가를 알고 싶다면, 먼지 낀 안경을 쓰고 귀를 솜으로 틀어막은 뒤 커다랗고 무거운 신을 신고 장갑을 낀 채 정상적으로 하루를 보내 보라"고 제안하고 있다.[34] 이런 식으로라도 노년을 앞서 경험한 청년은 여러 감각의 소중함을 깨달아 신체를 돌보고 노인을 돕는 일에도 기꺼이 손길을 내밀 수 있다는 것이다. 타인의 입장이 되어 그를 헤아리는 공감 함양에도 어느 정도 도움이 되겠다.

노인 자신은 100의 기능을 하던 젊음이 어느새 점차 마이너스가 되어 0의 순간에 가까워지고 있다는 자각에 슬픔과 불안, 또 두려움을 겪는 것이 어쩌면 당연한 감정 반응일 수 있다. 그런데 이것은 마치 열심히 달리는 기차 안에서 재차 앞뒤 칸을 왔다 갔다 고민하는 격이기도 하다. 나이 듦, 에이징aging, 노화의 기차는 계속 달리고 있다는 것이 기정사실이라면, 굳이 이런 생각에 매몰되어 노년이라는 (남은 인생 가운데서는 가장 젊은 순간인) 지금-현재를 놓치고 젊음을 그리워하며 낙담만 할 일이 아니다. 이 또한 선택이다. 달리는 기차의 차창 밖 아름다운 풍경을 보면서 노년을 충분히 즐길 것인지, 아니면 자꾸 뒤 칸을 배회하면서 못다 이룬 젊음의 아쉬움을 끄집어내 후회하고 실망할 것인지.

일찍이 다산 정약용은 뇌과학이란 것이 존재하지도 않았던 시절에, 노년을 노년 자체로 가치 있게 여기고 받아들일 수 있는 패러다임의 대전환Paradigm shift격인 늙음의 미학을 언명했다. 『정선 목민심서』에서 이렇게 풀이하고 있다:

나이가 들면서 눈이 침침한 것은 필요 없는 작은 것은 보지 말고 필요한 큰 것만 보라는 것이며, 귀가 잘 안 들리는 것은 필요 없는 작은 말은 듣지 말고, 필요한 큰 말만 들으라는 것이고, 이가 시린 것은 연한 음식만 먹고 소화 불량 없게 하려 함이고, 걸음걸이가 부자연스러운 것은 매사에 조심하고 멀리 가지 말라는 것이요, 머리가 하얗게 되는 것은 멀리 있어도 나이 든 사람인 것을 알아보게 하기 위한 조물주의 배려요, 정신이 깜박거리는 것은 살아온 세월을 다 기억하지 말라는 것이니, 좋은 기억, 아름다운 추억만 간직할 터이고, 바람처럼 다가오는 시간을 선물처럼 받아들여 가끔 힘들면 한숨 쉬고 하늘 한번 볼 것이라. 멈추면 보이는 것이 참 많소이다.[35]

구구절절 다 맞는 말씀이다. 되씹고 곱씹어도 뭉클하리만치 옳아 받아들임의 미덕을 덧입게 된다. 자녀들에게 항상 "미안하다"던 노인들이 생각난다. 지하철에서 마주쳤던 '죽 할아버지'도 생각나고, 할아버지의 죽이 여전히 따뜻했을지도 궁금하다.

죽이 함의한 인간 본연의 온유한 배려와 사랑을 기억하며 다시 '죽으로' 돌아가자. '죽이러' 가거나 '죽으러' 가지 말고, '죽으로' 돌아가자. 연하고 부드러워 소화하기 쉬웠던 정성스러웠던 기억을 돌이켜 우리의 언어습관도 대인관계에서의 태도와 언행도 다시금 점검해 보자. 그래서 상대방이 분노로 반응하지 않고 기분 좋게 음미하고 수용할 수 있는 말과 따뜻한 미소를 장착하자. 세대 간 따뜻한 이해와 부드러운 관계도 회복하도록 골고루 영양을 갖추어 맛깔스럽고 흡족한 대화를 나누면서 자신의 마음과 대인관계에서 '만렙'[36]의 소화력을 발휘해 보자.

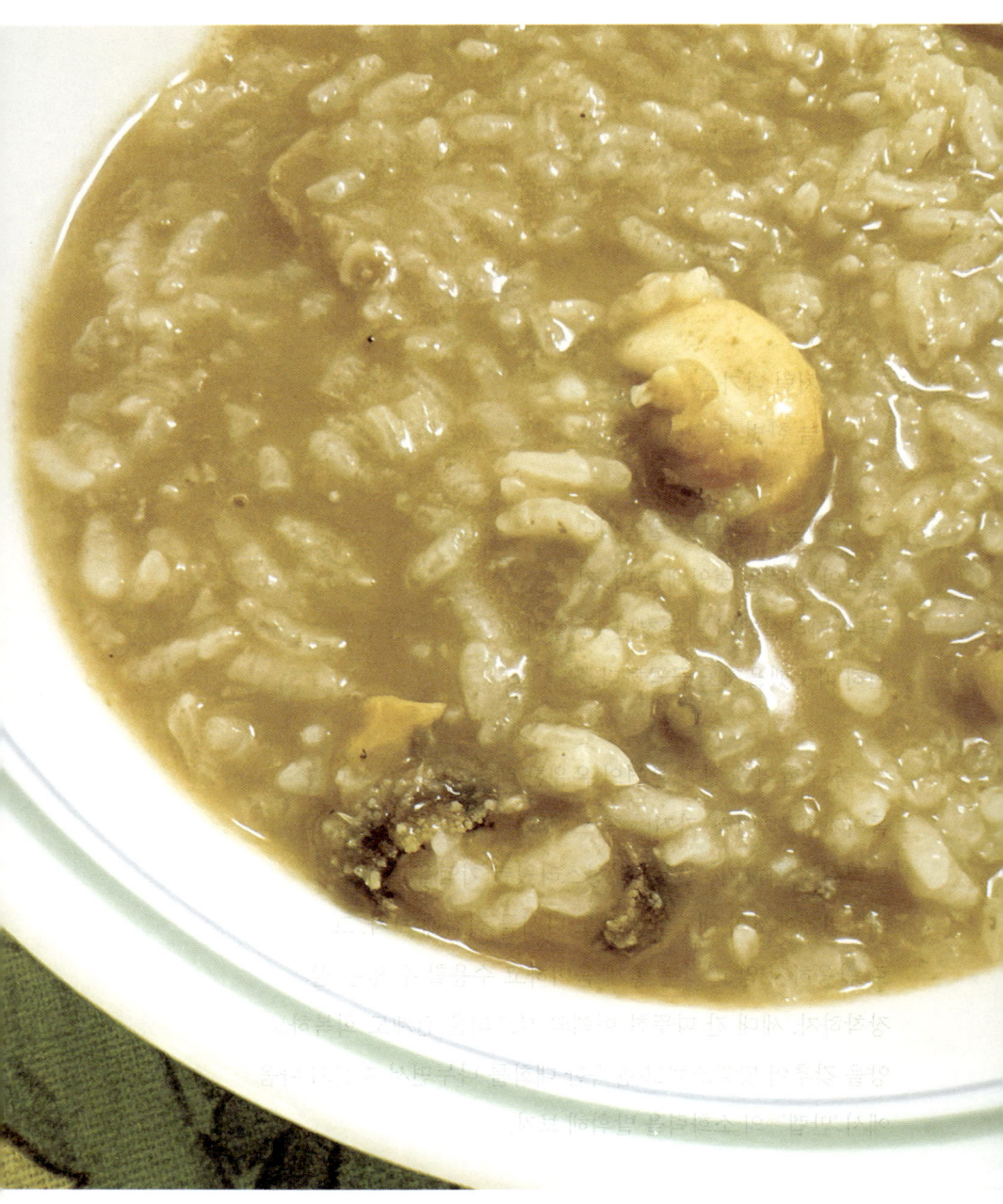

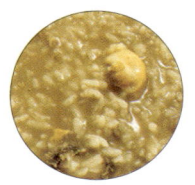

전복죽

재료

전복, 불린 찹쌀,
참기름, 국간장

방법

1. 전복은 솔로 깨끗이 세척하여 껍질에서 분리하고 내장을 따로 제거해 둔다.
2. 전복 내장은 물을 조금 붓고 믹서기에 곱게 간다.
3. 팬에 참기름을 두르고 잘 불린 찹쌀을 볶고, 다진 야채가 있다면 함께 볶아도 좋다.
4. 찹쌀이 투명하게 익으면 다진 전복을 넣고 볶다가 갈아 둔 전복 내장을 넣고 쌀 양의 3~4배 이상의 물을 붓고 정성껏 저으며 끓여준다.
5. 국간장 한 스푼 정도로 간하고 정성을 깃들여 곱게 담아낸다.

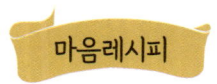

'죽으로' 돌아가 만렙의 소화력 발휘하기

1. 상대방의 언어적 소화력을 고려해 고운 말 담기
2. 심리적 소화 기능을 고려해 담백한 말과 부드러운 행동으로 대하기
3. 말과 행동에 상대를 향한 소망과 축복을 담아 회복과 안녕을 빌며 오늘을 살아가기

4. 콩나물국

트라우마, 비린내 방지, 내벼려두라, Let it be, Let it go

쌀쌀한 겨울 길목에는 따끈한 국물 한 그릇이 절실하다. 피로 회복 효과까지 있는 콩나물국을 떠올려 보자. 사실 콩나물은 특유의 비린내가 있어서, 콩나물국을 끓일 때는 세심한 주의가 필요하다. 냄비 뚜껑을 열고 국을 끓이면 비린내가 휘발되어 괜찮지만, 뚜껑 여닫기를 반복하면 비린내가 날아가지 못하고 콩나물에 스며들어 비린 국이 될 우려가 있다. 그래서 콩나물국을 끓일 때는 "Let it go"(내버려 두라), "Let it be"(그대로 두자)의 비법을 유지하는 것이 좋다. 즉 뚜껑을 연 채로 내버려 둬야 한다. 이는 트라우마를 비롯한 일상의 다양한 상처들에도 적용되는 것으로, '내버려 두라'는 비린내 방지법에는 마음 짓기 비법이 담겨 있다.

심한 충격과 마음의 깊은 상처, 곧 심리적인 외상을 의미하는 트라우마trauma는 이미 많은 이들에게 익숙한 용어이다. 그만큼 우리 삶에 트라우마가 만연해 있다는 사실을 방증하는 것이기도 하다. 고전적으로 트라우마 치료는 19세기 후반 프랑스 심리학자이자 정신과 의사였던 피에르 자넷(Pierre Janet: 1859~1947)이나 20세기 이후 트라우마 분야에서 독보적인 존재라 할 수 있는 미국 정신과 의사 쥬디스 허먼(Judith Lewis Herman: 1949~현재) 같은 전문가들에 의해서 외상이 심리적, 생물학적, 사회적 영역 등 인간의 전 측면에 영향을 주기 때문에 포괄적인 치료로 행해져야 한다는 사실이 알려졌다. 특히 허먼이 주장하는 트라우마 치유와 회복은 세 단계로 이루어진 단계-지향적 접근 방법으로, 우선 1단계는 생존자들의 안전과 안정을 확보하는 단계이고, 2단계는 트라우마를 기억하고 애도하는 기억의 처리를 다룬다. 그리고 마지막 3단계는 1단계와 2단계에서 얻은 것을 일상생활에 도입하면서 통합에 집중하여 일상성과의 재연결을 이루는 단계로 요약할 수 있다.[37]

기존의 트라우마 치료 이론은 대개 과거 경험을 되돌아보고 그 기억을 작업함으로써 문제를 해결하고자 하였다. 그러나 안전과 안정감을 형성하는 1단계를 놓치거나 충분한 시간을 들이지 못한 탓에, 정작 '이제 치유가 되었나?' 싶은 이후 단계에서 오히려 문제가 심각해지기도 했다. 트라우마 기억을 처리하기 이전에, 상처를 겪은 사람들에게는 시간이 얼마나 걸리든 상관없이 안정성과 안전감을 회복하고 진정할 '충분한 시간'이 필요하다. 극심한 마음의 상처와 트라우마 초기 단계에 무작정 개입하여 기억을 끄집어내려 하지 않고 우선 상황을 이해하고 받아들여 정리하고 생각하도록 하는 시간이다. 충분히 아파할 시간을 보장하며 '내버려 두는' 시기가 필요한 것이다.

무관심이나 무심함과는 다른, 애정 어린 관심과 연민으로 연결되어 충분히 생각할 시간을 주고 안정되는 '내버려 두기' 다음 단계에서 과거와 그 사건을 다루게 된다. 사이코드라마라는 활동이 있다. 이것은 집단치료의 일종으로 개인의 갈등 상황과 트라우마를 안정적인 치료적 집단 안에서 연기를 통해 안전하게 드러나게 한다. 드러난 갈등은 기억과 감정에 수정을 가하여, 그동안 멍하게 얼어붙고 마비되어 멈추어 있던 자기조절능력을 되살리고 재작동시켜 상처를 회복하게 하는 적극적인 치료적 개입이다. 안전한 환경에서, 비슷한 상처를 겪은 사람들이 모여 서로 공감하고 지지할 때 효과가 배가된다. 상처 입은 사람들이 지나치게 각성하거나, 반대로 각성이 덜 된 멍한 상태에서 깨어나, 트라우마 상황을 재현하여 재경험하는 순간마다 그들을 도와서 그 상황을 새로운 각도로 바라보고 경험하도록 한다. 트라우마는 사건 그 자체보다 그것이 어떻게 인식되고 어떻게 기억되는가가 이후의 삶에 크게 영향을 미친다. 따라서 이제까지 충격과 아픔으로 무력했던 과거를 돌이켜 자기 통제력을 회복하고 정서적인 내성 window of tolerance 을 확장할 수 있도록 조력한다.

사실 트라우마나 상처를 끄집어내 이야기한다는 것, 결국 그 기억을 환기하고 재경험하는 중에 불안이 올라오기도 한다. 따라서 트라우마를 다루는 매 순간, 주의가 필요하다. 이 지점에서 많은 치료자가 반성하게 된다. 대개 이야기를 꺼낼 때는 "무슨 일이 있었나요?"라며 과거사를 확인하는 것으로 시작한다. 그렇지만 『트라우마 탈출 8가지 열쇠』[38]의 저자 바베트 로스차일드(Babette Rothschild)는 "현재"의 상태에서 새롭게 접근하라고 권한다. 무슨 일이 있었는지, 그래서 어떻게 되었는지를 탐색하기보다, "에필로그," 그러니까 "끝맺는 말"로 진료를 시작하도록 권하는 것이다. 어떤 트라우마든 진정한 결론은 "당신이 지금, 오늘에 도착해 있다는 사실"이다. "지금"에 이르렀다는 것은, "당신이 해냈다," (트라우마의 터널을 지나) "당신이 살아남았다"라는 사실이고, 이 사실을 기록한 "에필로그"야말로 트라우마 치유가 시작되는 최적의 시점이자 장소라는 것이다. 상처 입은 몸과 아픈 마음이 기억하는 과거에 갇혀 지내는가? 혹은 힘든 기억과 그 상황에 적합한 식으로 신경계가 작용하여 고통스러운가? 트라우마가 여전히 잔인한 고리의 순환과 반복을 일으키고 있다면, 이제 그 고리를 끊는 핵심 열쇠는 바로, "트라우마는 끝이 났고, 사건은 과거에 놓여있음을 깨달을 수 있도록 마음과 정신을 '업데이트'"하는 것이다. 로스차일드가 강조하는 트라우마 치유는 처음부터 굳이 아픈 기억을 끄집어내어 고통을 심화시키기보다는, 고통의 완화법으로 삶의 질과 삶에 대한 통제력을 회복하는 균형감에 초점을 두고 있다.

그렇기에 누구에게든 아픈 기억을 회상하도록 강요해서는 안 될 것이다. 상처와 트라우마를 다룰 때는 우선 안정감을 주고 그다음 기억을 처리하고, 그 이후 통합의 단계에 이른다. 각 사람의 속도와 상태에 발맞추어 그 기억의 시간을 보내고 싶은지 아닌지를 선택하는 것은 당사자의 몫이다. 현재의 일상과 동떨어지지 않고 삶과 관련지은 통합을 이루어 가려면 안정과 안전에 대한 현재의 수준을 직시하고 정직하게 평가해야 하는 것이다.

치료 과정에서 환자와 함께 내원하는 보호자들의 반응에서 다소 안타까운 장면을 보기도 한다. 자녀가 정신과 치료를 1주, 1개월, 혹은 몇 달 받았음에도 불구하고 왜 아직도 우울증이 낫지 않느냐고 반문하는 일이 있다. 치료의 경과와 회복 시기는 환자의 상태, 증상의 성격과 경중도, 유병 기간, 약물의 종류, 치료자와의 관계 등에 따라 달라진다. 더불어 약물의 작용에도 크게 영향을 받는 부분이다. 그렇지만 이 모두를 고려하지 않고 "왜 아직도!"의 태도를 고수하는 주변의 반응은 환자들에게 불편과 죄책감을 더하고, 이중, 삼중의 상처를 주기도 한다. 그 또한 관심의 일종일 수도 있겠으나, 당사자들에게는 피로와 부담, 그리고 불안의 씨앗이 된다. 사실, 진통제는 복용 후 30분에서 1시간 내로 통증을 진정시키는 효과가 있다. 감기는 대부분 1주 이내 회복된다. "감기약을 복용하면 1주일, 약을 안 먹으면 7일 앓는다."라는 말이 있지 않은가. 그러나 우울증을 비롯한 대부분의 정신과 질환은 그런 신속한 치료 경과나 회복과는 다를 수 있다. 우울증 치료제인 항우울제만 하더라도, 그것은 마약이 아닌 까닭에 약물의 최적 농도에 도달하고 증상이 호전되기 시작하기까지는 대개 2~3주에서 길게는 2~3개월까지, 혹은 그 이상으로 늦어질 수 있다. 타고난 기질과 평생에 걸쳐 형성되어 온 성격, 그리고 삶의 방식과 다양한 경험들, 그로부터 증상이 형성된 것이라면, 증상의 종류에 따른 차이는 있겠지만, 하룻밤 새 사라지기는 쉽지 않다. 무관심과는 구분되는, 믿고 기다리는 애정 어린 '내버려두기'가 의외로 큰 도움이 된다.

콩나물국이 가르쳐주는 뚜껑 연 채로 '내버려두기'는 그래서 마음의 고통을 다루는 문제나 서로의 상처를 보듬는데 지혜를 제공한다. '내버려두기'라면 또한 빠뜨릴 수 없는 것이 독일 소설가 파트리크 쥐스킨트(Patrick Süskind: 1949~현재)의 소설 『좀머 씨 이야기』[39]일 것이다. 여기서 주인공 좀머 씨는 제2차 세계대전이라는 광기의 역사를 체험하고 홀로코스트의 경험과 상처를 지닌 채 살아간다. 그는 항상 알아듣기 어려운 말을 중얼거린다. 그러던 그가 유일하게 알아들을 수 있게 말하는 대사가 바로, "그러니 나를 좀 제발 그냥 내버려 두시오!"이다. 좀머 씨는 타인과는 소통이 안 되는 사람이다, 이 소설은 바로 그 소통 부재의 세상이 낳은 질병이 고독이라는 시선에서, 세상은 이해할 수 없고 부조리로 가득하다는 점을 좀머 씨의 삶과 죽음을 통해 보여준다. 그가 외치는 '내버려두기'도 긍정적인 관심과 지속적인 공감의 온기 속에 발휘된다면 그것은 새로운 변화와 치유로 우리를 이끌 수 있다.

과거 사건이나 경험의 진실성도 물론 중요하지만, 더욱 중요한 것은 그것을 대하는 삶의 태도이다. 트라우마를 어떻게 인지하는지가 중요하다는 사실이다. 자신의 상처 입은 마음을 보듬고 치유한다면, 이후 나와 비슷한 경험을 한 사람들도 포용하고 진심으로 공감과 위로를 전할 수 있을 것이다. 우리는 삶의 어떤 면에서는 각기 "상처 입은 치유자"wounded healer[40]이기도 하다. 아픔을 지금 굳이 들추어내지 않는 마음, 시간을 들여 함께 있음으로 기다리고 들어주는 자세, 그것이 이 시대에 팽배한 많은 아픔과 고독을 치유하는 힘이 되어 줄 것이다.

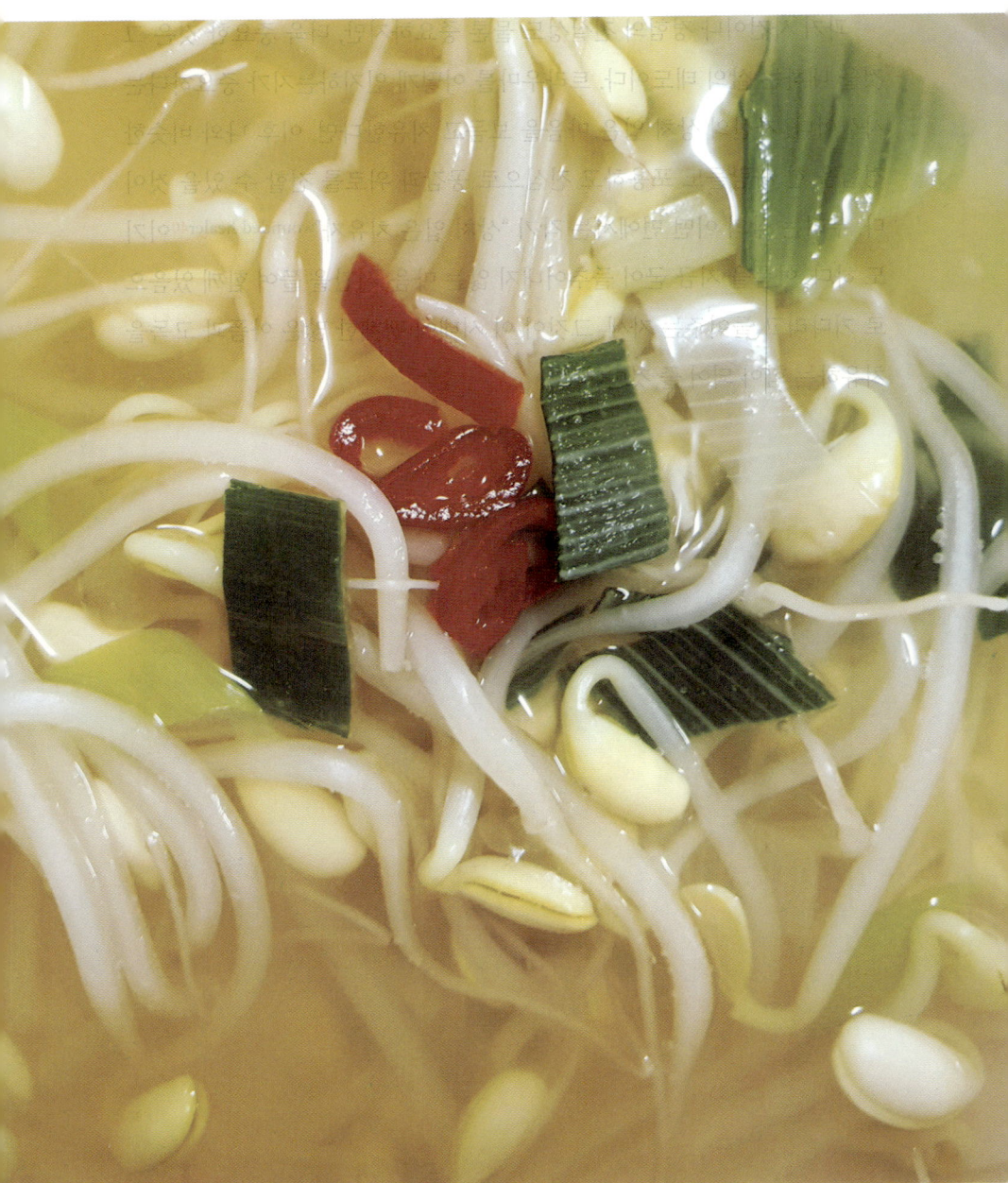

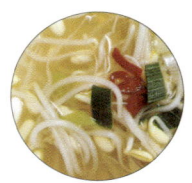

콩나물국

재료

콩나물, 육수(멸치, 다시마, 무 등), 물,
다진 파, 다진 마늘, 멸치 액젓, 국간장, 소금

방법

1. 콩나물을 세척하고, 육수를 끓여 둔다.
2. 냄비에 콩나물을 넣고 육수와 물을 1:1 비율로 넣어 끓인다.
3. 센불로 뚜껑을 열어둔 채로 끓이고, 끓고 나면 중약불로 줄여 4~5분 더 끓인다.
4. 다진 마늘과 다진 파, 국간장, 멸치액젓과 소금을 넣어 간을 맞추고 한소끔 끓인다.
5. 국그릇에 고이 담아 기호에 맞춰 청양고추나 다진파를 얹어 내놓는다.

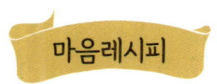

트라우마 극복을 돕는 자세

1. 안전감과 안정감을 형성한다. 따뜻하고 애정 어린 '내버려두기'를 실천해 보자.
2. 현재의 회복을 알아차림하며 마음과 정신을 '업데이트'하자.
3. 오늘의 일상에서 기쁨을 찾아본다.

5. 감자 베이컨 스프

쿰마슈펙, 슬픔의 베이컨, 감정식사, 식사감정, EatQ

　나라마다 고유의 문화를 반영하는 특유의 표현이 있다. 우리말 '눈치'가 대표적이고, 덴마크와 노르웨이어로 '휘게'Hygge라는 단어도 잘 알려져 있다. 휘게는 아늑하고 기분 좋은 상태로 편안함, 따뜻함, 안락함을 뜻하며, 가까운 사람들과 함께하는 소박한 일상을 중요시하는 그들의 생활방식이기도 하다. 핀란드에서 '휘바휘바'Hyvä hyvä라는 표현은 '좋다', '잘했다'를 의미한다. 독일어에는 '쿰마슈펙'Kummerspeck이라는 단어가 있다. 쿰마슈펙은 직역하면 '슬픔의 베이컨'이라는 뜻인데, 근심이나 걱정, 슬퍼하는 마음 때문에 너무 많이 먹어서 찐 살, 불어난 체중, 혹은 그렇게 살찐 사람을 의미한다. 스트레스로 과식하고 이후에는 우울한 기분이 되는 것으로, 굳이 우리말로 표현하자면 '근심살' 정도가 되겠다.

　음식과 기분은 밀접하게 관련되어 있다. 우리가 무엇을 먹는가 하는 것이 드러내는 메시지가 많고, 어떤 음식을 왜 먹고, 어떻게 먹는지, 그 방식과 정도의 이야기도 다루어 볼 만하다. 영국 BBC 라디오 방송에서 방영했던 「음식과 기분」(Food & Mood)이라는 프로그램은 "식사가 정신 건강에 미치는 영향"에 관한 것이었다. '푸드-앤-무드'로 읽혀 운rhyme도 잘 맞다.

　진료실에는 기분이 처지고 기운이 없다며 찾아오는 이들이 있다. 증상을 탐색하고 병력을 청취하다 보면, 음식을 너무 많이 먹는 것도 문제가 되고, 또 하루 한 끼 혹은 그보다도 너무 적게 먹은 탓이기도 한 양극단의 식이 습관을 호소하기도 한다. 먹고 토하고를 반복해서 실제 몸에 필요한 영양소가 결핍되고 감정 조절이 어렵고 인지력과 기억력이 감퇴되기도 한다. 흔히 보는 바로는, 애완동물을 애지중지 보살피고, 직업적으로 가축을 잘 기르지만, 정작 본인의 몸과 마음은 등한시하여, 스스로 잘 먹이거나 재우는 식으로 보살피지 않는 안타까운 상황도 있다. 식이장애라는 병명은 이제 널리 알려져 익숙할 것이다. 지나치게 적은 양을 먹거나, 적당히 혹은 지나치게 많이 먹고 다 토해버리는 거식증이나 과도하게 먹는 폭식 장애가 대표적인 식이장애인데, 먹는 것이 기분·정서 상태와 얼마나 관련이 깊은지를 잘 보여준다.

식이장애의 병적인 증상과 양태마다 그 원인은 다양하며 여러 생물·사회·심리적인 원인이 복합적으로 작용한다. 심리적인 원인을 몇 가지 추려본다면, 우울감과 스트레스, 그리고 통제의 문제가 대표적이다. 음식과 체중은 비교적 통제가 가능한 영역이어서 낮은 자존감과 불확실성에 대한 해결책으로 이것을 통제하고자 하는 욕구가 식이장애를 일으킬 수 있다. 또한 사회적으로 날씬함을 강조하는 문화와 압력, 대중매체로 인해 '날씬함'에 대해 주입되는 수많은 정보, 식욕 조절의 어려움도 요인이다. 식이장애는 부모(특히 어머니)에 대한 적개심과 공격성, 혹은 심리적 독립으로도 이해되는데, 음식은 자녀에게 주어지는 어머니의 애정 표현에 다름 아니다. 그러나 자녀의 반복적인 거부가 어머니로 하여금 염려하게 하고 불편을 느끼게 한다. 자녀에게 과하게 집착하고 통제하는 부모나 자신의 소망과 욕구를 자녀에게 지나치게 강요하는 경우 그 자녀가 거식증을 경험한 사례도 있다. 자녀의 식사 거부는 수동적이지만 공격적인 수동공격성passive aggression일 수도 있다. 이때 자녀는 식이를 거부함으로써 자신을 징벌하며 부모에 대한 공격 보복을 한다. 적개심이 외부가 아닌 자신에게로 향해서 식이장애나 자해 행동으로 나타나기도 한다.

자기 몸과 마음에는 다소 소홀하지만, 반려동물은 애지중지하는 경우가 있다. 이는 양육자와의 적절한 애착형성을 못한 경우에 그 결핍된 애착과 관계를 반려동물과 새로운 관계로 채워가고자 하는 시도로 이해되기도 하고, 단순히 동물을 아끼고 돌보며 사랑하기를 즐겨하는 성향을 반영하는 것이기도 하며, 친밀한 관계 형성을 위한 실천이기도 하다. 또 다르게 해석하자면, 내면의 자아를 직면하지 못하고 자기 모습을 반려견 혹은 반려묘 등에 투사해서, 자기가 받기 원하는 관심과 사랑을 오히려 반려동물에게 베푸는 행동으로 다양하게 해석된다. 자신과 반려동물을 '함께' 잘 돌보는 습관을 들이자. 다양한 행동에 투영되는 내 마음을 살피는 습관은 평정심을 유지하고 감정과 식이를 조절하기에 이로운 연습이 된다.

음식이 감정과 떼려야 뗄 수 없는 관계임은 상업적으로 활용되기도 한다. 미국 슈퍼마켓 체인인 트레이더 조Trader Joe's에서는 "죄책감을 줄인," reduced guilt 즉 소금과 지방 함량을 줄인 라이트버전으로 몇 가지 군것질거리를 판매하고 있다. 너무 고열량을 섭취하여 몸과 마음에 죄책감이 일어나는 것은 지구촌 현대인들에게 공통되는 이야기인가보다.

과유불급(過猶不及)이라는 말처럼 정도가 지나치면 미치지 못하는 것이나 마찬가지다. 너무 많든 너무 적든 지나치게 과한 것이 문제가 된다. 음식 앞에서는 통제력을 잃기 쉽다. 우스갯소리로, 다이어트를 하더라도 '내일부터'라는 말처럼 그러하다. 잠시 멈추어, 과도한 식이 습관이 혹시 감정의 솟구침과 관련되지는 않나 점검해 보았으면 한다. 감정 표현에 서툴러서, 가령, 열 받는다, 스트레스를 받는다, 불안하다, 외롭다, 심심하다 등의 느낌을 제대로 표현하거나 적절히 해소하지 못하고 먹어서 풀려는 건 아닌지, 혹은 먹어서 억누르려는 것은 아닌지 살피고 점검하는 습관은 더 깊은 자기 이해로 이끌어 준다.

자기감정을 아는 능력은 대단히 중요하다. 아기 때 양육자의 돌봄이나 상호작용이 부족했거나 학습이 부재했다면 성장 이후 감정을 적절하게 표현하기가 어렵다. 아기가 울면, "아, 배가 고프구나?"라든지, "슬펐구나," "아팠구나," "화가 났구나" 등 각 울음이 무엇을 표현인지 감정과 언어, 그리고 다양한 표현 방법으로 배워야 하는데, 그런 학습이 안 된 경우에는 무조건 소리를 지르고 역정을 낸다든지 아니면 마구 먹어대는 잘못된 형태로 감정을 뭉뚱그려 표출하게 된다. 감정을 정확히 인식하거나 적절히 표현하는 능력이 부족한 감정표현불능증alexithymia이나 아무런 내과적 이상이 없음에도 다양한 신체 증상을 반복적으로 호소하는 신체화장애somatization disorder로 나타날 수도 있다. 심리적으로 뭔가 불만이 있는데 제대로 형언하지 못하고, 그러다 보니 자꾸 몸이 아프고 불안하고 심장이 두근거리는 등의 여러 신체 증상으로 이야기한다. 몸이 대신 말하기 시작하는 것이다.

그렇다면 스트레스를 받아 과식하고, 불어난 체중에 고민하며 우울해할 때, 감정 표현에 서툴러 여기저기서 몸이 말하기 시작할 때, 이러한 패턴에서 벗어나기 위해서 혹은 그에 앞서 이런 악순환에 빠지지 않으려면 어떤 훈련이 필요할까. 이와 같은 고민에 대한 해법은 수잔 앨버스(Susan Albers)가 『감정식사』[41]라는 책에서 제시하고 있다. 평소 우리는 이성 능력을 수치화한 IQ나 감성지능, 곧 정서지능이라고 하는 EQ, 그리고 사회 지능인 SQ라는 용어에 익숙하다. 그런데 앨버스는 잇큐(Eat.Q)라고 하는 새로운 지능을 소개한다. 잇큐는 "먹다"의 *Eat*와 "지수"인 *Quotient*의 합성어로 이루어진 단어인데 그는 "식사 감정 잇큐"라는 의미로 사용하고 있다. 이것은 "순간의 감정에 휘둘리지 않고, 유익한 음식을 선택하도록 도와주는 내면의 힘"으로 정의되며, 감성지능 EQ와 감정적 먹기, 그리고 마음챙김 mindfulness이라는 세 분야의 개념을 조합한 것이다. 그는 "먹다"라는 의미의 영단어이자 각 방법의 머리글자를 딴 두문자어acronym로 "EAT법"을 제안했고, 그 원칙에 따라 바람직한 식습관을 습득하고 장기간 건강한 체중을 유지하도록 제안한다.

　수잔 앨버스가 제안하는 식사 감정 잇큐를 위한 세 가지 제언, E, A, T를 간략히 살펴보면 다음과 같다. 우선 E는 '포옹하다'라는 의미의 *Embrace*의 첫 단어로, 감정을 알아차리고 "끌어안다"는 의미이다. 불편한 감정을 억누르고 부인하는 일종의 정서적 마비 상태에서 벗어나 말로 표현하는 것이다. 기분을 표현해야 하는데 어떤 상황에서든 무조건 "스트레스 받는다."로 뭉뚱그려 표현하고 있지는 않은지, 각자의 언어습관과 몸의 신호에 귀를 기울이는 게 첫 번째 단계이다. EAT에서 두 번째 A는 *Accept*, 즉 '받아들이다'라는 것으로, 지금 내 감정을 그대로 허락하고 긍정적으로 활용해 보는 것이다. 마지막 T 단계는 *Turn*, 즉 '전환하다'라는 의미인데, 힘든 상황에서 폭식하지 않고 음식 이외의 긍정적인 대안으로 바꾸어 보고자 시도하는 것이다. 충동을 조절하고, 관심을 전환하기, 아니면 이미지를 활용하는 것 등이 그 예시이다. 감정을 조절하는 창의적인 방법에 초점을 두어, 음식 이외에도 다른 위안의 방안이 있다는 사실을 몸소 경험해 보자는 것이다. 스트레스는 어디나 늘 있게 마련이지만, 해결만이 답이 아니라 맞서고 대처하고 다루는 우리의 태도와 능력도 중요하다. 그러기 위해 그 스트레스가 어떤 형태로 나타나는지, 그리고 혹시라도 내 식탐과 식욕, 그리고 식사 방식이 영향을 받고 있지는 않은지 점검할 때 변화가 시작된다.

먹는 건 시각과 후각, 촉각과 미각, 그리고 청각, 오감을 모두 충족시키는 뇌의 복합적인 활동이자 신체와 정신, 몸과 마음을 연결하는 즐거운 행위이다. 그렇지만 과도함에 치우치면 몸과 마음의 균형이 깨어져 건강을 해칠 수가 있다. 다이어트에 매진하는 사람들이 많은 요즈음이다. 건강한 식습관을 지키면서, 건전한 다이어트 하기를 권한다. 수잔 앨버스는 "다이어트만이 해답이 아니다"라고 했다. 감정을 알아차려 말로 표현하고, 지금 내 심정과 감정을 받아들이고, 음식 이외의 긍정적인 대안으로 전환하는 EAT 3단계 방법도 활용하면서, 식사 감정, 혹은 감정 식사라고 하는 잇큐 Eat.Q를 연습해 보면 좋겠다. 쿰마슈펙, '슬픔의 베이컨'이라고 했던 '근심살'은 버리고, 건강함을 살찌우는 계절이기를 바란다.

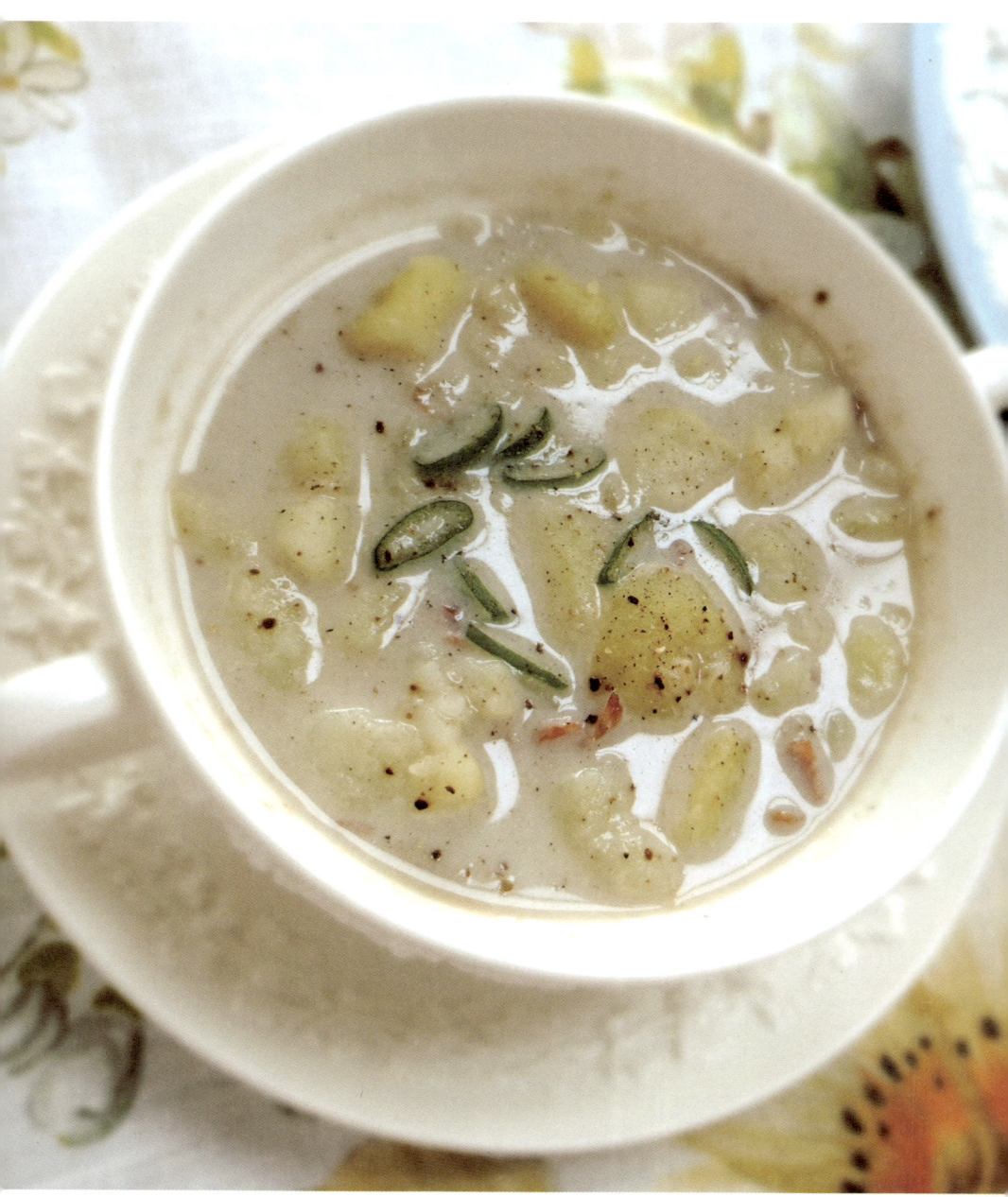

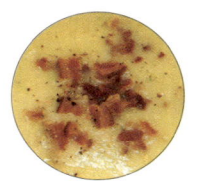

감자베이컨 스프

재료

감자, 베이컨, 샐러리, 양파,
마늘, 치킨스톡 혹은 육수,
버터, 밀가루, 소금과 후추

방법

1. 베이컨을 바삭하게 굽고 키친타월에 기름을 빼고 다져놓는다.
2. 베이컨을 구웠던 팬에 다진 샐러리와 다진 양파를 넣어 반투명하고 부드러워질 때까지 볶다 마늘을 넣어 함께 볶는다.
3. 깍두기 크기로 썬 감자를 넣어 함께 볶다가 육수를 넣어 끓인다.
4. 끓는 동안 프라이팬에 버터를 녹이고, 버터와 1:1 혹은 1:2 가량의 밀가루를 넣고 휘저어 루roux를 만든 후 3과 잘 혼합한다.
5. 혼합물의 반 정도는 블렌더로 갈아 부드럽게 만들어 함께 담는다. 잘게 썬 베이컨으로 가니시한다.

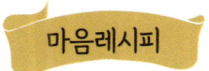

'슬픔의 베이컨'을 극복하고 '잇큐'Eat.Q 지능 끌어올리기

1. 오늘 자신의 식습관을 점검해 보자.
2. 오늘 표현하지 못한 나의 감정은 무엇인가.
3. 감정을 언어로, 말로 표현하는 연습을 통해 근심살은 버리고 건강함을 살찌우자.

6. 미소 토마토 스프

뒤센스마일, 웃음과 자폐 스펙트럼 장애, 차이와 다름의 이해

밥을 '짓다'와 동일한 한글 표기가 표정 '짓다'라는 표현에도 사용된다. 보슬보슬한 밥을 지을 때 쌀을 씻고 적당량의 물을 맞추고 불을 조절하는 여러 과정을 거치듯, 표정 '짓기'에도 다양한 과정과 작용이 있다. 뇌의 다양한 부위가 관여함은 물론 연관 근육들의 동작과 움직임이 많다. 얼굴 근육 가운데는 우리가 의도하여 지을 수 있는 표정도 있지만, 그렇지 않은 것도 있다. 2022년 ENA 채널에서 성황리에 방영되었던 「이상한 변호사 우영우」라는 드라마는 한국을 비롯한 이웃 나라들에서 자폐스펙트럼 장애에 관한 관심과 이해를 고조시켰다. 이 드라마에서는 주인공이 사람들의 표정과 감정 읽기, 그리고 공감하기를 어려워하는 장면이 자주 등장한다. 그리고 자폐가 정말 그럴까, 왜 그럴까, 어떻게 그럴까, 하는 의문과 관심을 불러일으켰다.

진단의 측면에서 일단 자폐스펙트럼 장애는 『정신질환 진단 및 통계 편람』(DSM-5)에 명시된 4가지 증상을 모두 충족시킬 때 진단이 가능하다. 그 가운데 첫 번째 진단 기준은 "다양한 분야에 걸쳐 나타나는 사회적 의사소통 및 사회적 상호작용의 지속적인 결함"이라고 되어 있다. 이 글에서는 이 첫 번째 항목에 집중해 보려고 한다. 자폐스펙트럼 장애는 사회성과 소통에 '결함'이 있는, 다시 말해 '결핍'되어 있는 사회적 의사소통의 장애이면서 사회 인지력이 '저하'되어 있다고 명시되어 있다. 그런데 이 '결핍'이나 '저하'라는 다소 어둡고 부정적인 함의를 '다름'과 '차이'라는 새로운 차원에서 해석할 여지를 마련해준 연구가 있어 소개한다.

영국 리버풀의 에지 힐 대학 심리학과의 그레이 애서턴(Gray Atherton) 박사와 리암 크로스(Liam Cross) 박사는 자폐스펙트럼 장애 환자 196명과 일반인을 대상으로 "눈으로 마음 읽기"(Reading Mind in the Eyes) 테스트를 진행하여, 2022년에 그 결과를 발표했다.[42,43] 대상자들에게 만화 캐릭터의 다양한 표정을 보여주고 그 심정을 헤아려 보도록 한 것인데, 결과는 놀라웠다. 자폐스펙트럼 장애로 진단받은 환자군이 일반 대조군보다 만화 캐릭터의 표정과 감정을 더 잘 알아차리고, 심지어 더 정확하게 읽어낸 것이었다.

자폐스펙트럼 장애로 진단받은 이들이 의인화된 사물이나 동물, 인형, 만화 캐릭터 등에서 인간의 감정 표현을 더 잘 알아차린다는 것은, 이들의 사회 인지력이 '결핍'되었다거나 특정 기능이 '저하'되어 있다는 측면으로만 이해하기에는 부족한, 신경학적 다양성neurodiversity의 관점에서 생각해 볼 여지가 있음을 시사한다. 자폐스펙트럼 장애 환자군의 특성 가운데 일반적인 사람들과는 '다른' 인지 작용으로 이해해봄직 하다는 것이다. 그렇다면 만화 캐릭터의 표정에서 더 나아가, 인간 대 인간의 사회적 소통 방식과 상호작용을 증진하기 위해 만화 캐릭터를 활용하는 새로운 중재 방법도 모색이 가능하리라는 도전적인 메시지를 주기도 한다.

'장애'라고 여기는 어떤 '상태'가 '다름'으로도 해석되는 것은 장애학의

"시민권 모형"에서 잘 드러난다. 컬럼비아 대학 의과대학의 리타 샤론 등은 "장애학이 '환자 모형' 대신 체화된 차이의 '시민권 모형'을 보건의료인문학에 제시한다."고 보았다. 그의 글을 인용해 본다.

> 토머스 코저(G. Thomas Couser)와 같은 장애 연구자가 쓴 것처럼, 장애의 사회적 모형은 모든 인간 존재가 다른 능력을 갖추고 있다고 가정한다. 신체적·경제적·사회문화적 접근이 공평하게 이루어지지 않았을 때 장애가 발생한다. 이 모형은 의료 기득권층이나 건강의 규범적 속박 바깥에서 체화된 차이, 심리적 차이를 이해하려 한다. 이 모형은 정체성과 규정의 권력을 의료인이나 진단 분류 대신 개인에게 부여하려 한다. 타인이 질환이나 장애로 여기지만 당사자는 꼭 그렇게 느끼지 않는 경우, 장애의 사회적 모형은 여지를 허락한다. (중략) 자신을 '아프다고' (또는 장애가 있다고) 여기지 않는 사람의 경험을 존중하기 위해 우리 분야에 공간을 만들 방법이 있을까?[44]

장애 환자를 진단하고 치료가 필요한 증상은 치료하되, "모든 인간 존재가 다른 능력을 갖추고 있다"는 사실을 기억하고 각 경험과 능력을 존중한다면 장애인-비장애인의 괴리와 소외의 문제를 넘어 좀 더 허용적인 어울림이 가능하지 않을까 싶다.

자폐스펙트럼 장애 환자들의 공감 조절 체계가 일반인과 '다름'을 보여준 연구는 기존의 해석 방식과 상이한 이해와 가능성을 보여주는 것이라 흥미롭다. 그러면서도, '일반인'이라고 지칭하는 대조군이 만화 캐릭터의 표정 읽기가 왜 어려웠는지도 아울러 궁금해진다. 사실, 우리도 가끔은 타인의 표정 읽기가 어려운 때가 있다. 분명 그 사람은 나를 보며 웃고 있는데 섬뜩한 느낌이 들 때가 있고, 계속 웃고 있는데 가만히 보면 슬퍼 보이기도 하는 복합적인 표정이 읽히기도 한다. 그렇게 이해하면, 자폐스펙트럼 장애 증상이 그들의 마음 독해력과 공감의 '결핍'이나 '부족', 혹은 '저하' 때문만은 아니라, 그들에게 표정을 지어 보이는 사람들의 복합적인 감정 표현과 불명확한 얼굴 표정 때문에라도 그런 '차이'는 발생할 수도 있겠다는 사실을 환기하게 된다.

타인의 얼굴을 보면서 감정을 읽어내는 단서는 아시아인과 서구인이 서로 다른 것으로 나타났다. 아이오와대학 의과대학에서 신경과 교수를 지낸 안토니오 다마지오(Antomio Damasio) 교수와 연구진은 서양 사람들이 주로 타인의 입을 보면서 그의 감정을 읽는 반면, 동양 사람들은 입을 오래 보진 않고 주로 눈을 보면서 그 사람의 감정을 읽는 차이가 있음을 밝혔다. 이것을 뇌과학자 정재승 교수가 정리하는 바로는 "눈과 입이 자신의 감정을 싣거나 남의 감정을 읽는 데 굉장히 중요한 부위인 건 맞는데, 중요한 정도가 동서양 사람들에게 서로 다르다"는 것이다.[45] 우리 같은 아시아인들에게는 눈의 형상이, 그리고 서구인들에서는 입이 상대적으로 더 중요하다는 것이 일반적인 견해이다.

"얼굴 표정으로 감정 읽기"의 대가라면 심리학자 폴 에크먼(Paul Ekman)을 빼놓고는 이야기할 수 없을 것이다. 폴 에크먼 박사는 비언어적 커뮤니케이션 분야의 세계적인 전문가로서, 사람의 표정 즉 눈과 입, 그리고 안면 근육의 움직임으로 웃음의 진위를 구별하는 방법을 체계화했다. 그는 인간이 감정을 드러내는 "보편적인 얼굴 표정"과 1초미만 짧은 순간에 나타났다가 금세 사라지는 "미세표정"micro-expressions을 구분했고, 수많은 얼굴 근육을 분석해서 "얼굴 지도"라는, 얼굴 움직임을 부호화하는 시스템도 만들었다. 에크먼은 『얼굴의 심리학』[46]에서, 웃음의 표정도 종류가 많다고 소개하고 있다. 얼굴 근육 42개를 조합해서 19개의 미소를 지을 수 있다면, 그 가운데 하나만이 '진짜 웃음'이고 나머지는 '가짜 웃음'이라고도 했다.

여기서 '가짜 웃음'과 '진짜 웃음'을 이야기하는 부분이 주목할 만하다. 세상의 많이 '우영우'들이 사람의 표정 읽기에 실패해 온 이유를 설명해 주는 듯하다. 눈썹과 눈, 입과 얼굴 근육들의 표정과 모습이 일치하지 않는 경우, 즉 입은 웃고 있지만 눈에는 적개심이 가득하다거나, 입은 웃고 있지만 눈빛은 한없이 슬프다든지 하는 웃음의 복합적인 특성도 표정 읽기의 난해함에 한몫 하지 않았을까.

생각해 볼 만하고 반성도 하게 되는 내용이다. '진짜 웃음'과 '가짜 웃음'을 좀 더 기술하면 이렇다. 원래 웃음을 지을 때는 광대뼈와 입술 가장자리를 연결하는 협골근과 입술을 둘러싼 구륜근을 사용한다. 그런데 '진짜 웃음'을 의미하는 '뒤셴 미소'Duchenne smile를 지을 때는 입꼬리를 올릴 때 사용하는 접합 근육과 뺨을 들어 올리고 눈을 찡긋할 때 사용되는 안륜근도 작용한다. 이들 근육의 자발적, 비자발적 수축을 모두 포함하지만, 뒤셴은 안륜근이 자발적으로 경험된 즐거움으로 생기는 미소라고 지적하였다. 환한 미소, 진짜 웃음에 어떤 근육이 사용되어 지어지는지를 밝힌 것은 19세기의 신경심리학자 기욤 뒤셴(Guillaume Duchenne de Boulogne: 1806~1875)이었다. 폴 에크먼이 그의 이름을 따서 '진짜 웃음'에 '뒤셴 미소'라는 이름을 붙여, 이것이 대인관계에서 공감을 이끌고 사회적 유쾌함을 제공한다고 언급했다.

폴 에크만의 제자인 하커(LeeAnne Harker)와 캘트너(Dacher Keltner)가 30년간 진행했던 연구가 있다. 이들은 1958년과 1960년에 캘리포니아 오클랜드에 있는 밀즈 칼리지 졸업생 141명을 대상으로 졸업앨범에 나타난 표정을 연구했다. 졸업생들이 27세, 43세, 52세가 되는 해에 각각 인터뷰하여, 이들 삶의 다각적인 측면을 조사했는데, 뒤셴 미소, 즉 환한 진짜 웃음을 지었던 사람들이 인위적인 미소를 지었던 사람들보다 결혼생활이나 건강의 측면, 평균소득 등의 면에서 훨씬 만족도가 높았고, 병원에 간 횟수는 적고, 생존률은 더 높았다고 한다.

그러니 많이 웃으면서 뇌를 긍정적으로 재부팅해야겠다. 억지웃음을 짓더라도 뇌의 착각으로 즐거운 감정을 유발하는 신경계가 작용하고, 즐거움과 행복감을 주는 신경 전달 물질들이 분비된다고 하니 잘 활용해 보자. 뒤셴 미소를 제대로 연습하면, 일상에서 자연스럽게 그 미소가 지어져, 분노를 줄이고, 우울감과 스트레스 반응을 낮추는 효과도 있다.

뒤셴 미소의 반대말이라고 할 수 있을 '가짜 웃음'은 다른 표현으로 '팬암 미소'Pan Am라고도 한다. 이것은 팬아메리칸 월드 항공(Pan American World Airways, Pan American Airways)의 약칭으로 팬암 항공 승무원들이 짓던 인위적인 웃음에서 유래한 말이다. 사실 뒤셴 미소 같은 감정 관련 웃음의 근육은 뇌의 감정 중추인 변연계에 의해 조절되고, 팬암 미소, 혹은 우리가 카메라 앞에서 "치-즈"를 외치며 짓는 가장된 미소는 대뇌 운동 피질에 의해 조절된다고 알려져 있다. 진짜건 가짜건 웃을 일이 많으면 좋겠지만, 되도록 가짜 웃음보다는 자연스럽고 진정한 즐거움을 표현하는, 그래서 눈도 웃고 입도 웃고, 우리 얼굴 근육 전체가 해처럼 밝게 웃는 일상이 회복되면 좋겠다. 뒤셴 미소로 언젠가는 우리도, 또 세상의 많은 '우영우'들도 표정 짓기와 표정 읽기에 어려움이 없고, 서로의 웃음에서 투명하고 진정한 기쁨을 발견하고 번져가기를 기대한다.

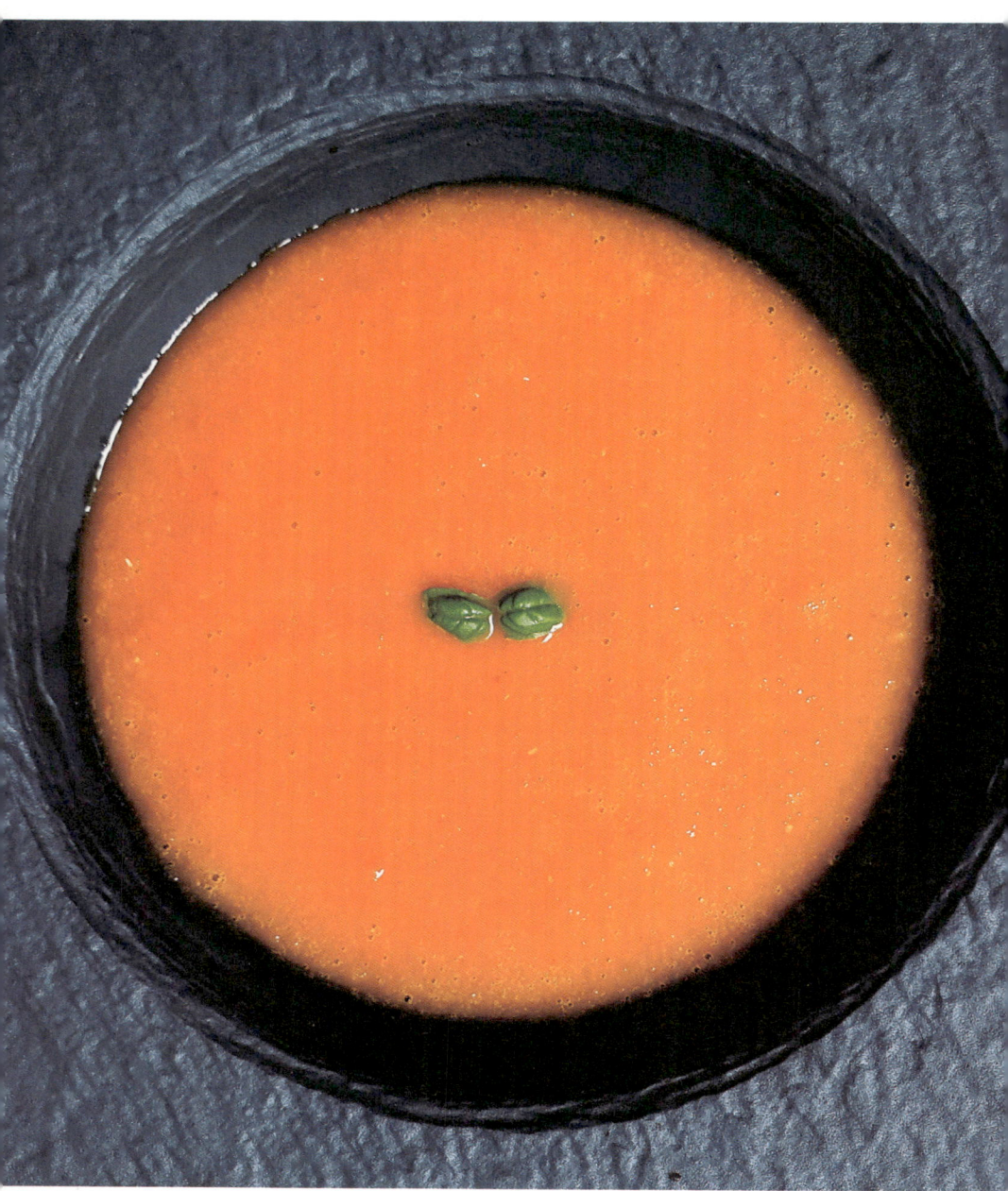

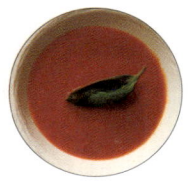

미소 토마토 스프

'미소'와 같은 발음인 일본식 된장 '미소'를 활용하여 스프를 만들어 보자.
미소 토마토 스프가 그것인데, 은은하게 짭짤한 간을 맞춰주는 미소로
우리 모두 진정한 웃음을 맛볼 수 있기를 희망한다.

재료

마늘 2쪽, 미소(혹은 된장) 1큰술, 올리브유 1/2큰술, 토마토 페이스트 2큰술,
토마토 1-2개(취향껏), 채수 2컵, 버터 약간, 후추, 바질(가니시용)

방법

1. 중불에 올리브유를 두르고 가열되면 마늘을 볶는다.
2. 마늘향이 올라오면 미소와 토마토 페이스트를 넣어 3분 가량 볶다 소금과 후추를 곁들이고, 마늘이 노릇노릇해질 때까지 볶는다.
3. 2에 채수와 토마토를 함께 넣고 저어가며 끓인다. 끓으면 중불로 낮춰 15분가량 푹 끓여준다.
4. 블렌더로 3을 갈아준다. 원하는 정도의 부드러움으로 취향껏 간다.
5. 따뜻한 스프를 그릇에 옮겨 담아 후추를 약간 뿌리고 바질을 살짝 얹어 장식한다.

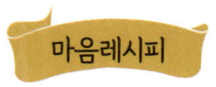

웃음짓기

1. 거울을 마주보고 씽긋 웃어보자.
2. 오늘 하루의 삶에서 나를 웃게 했던 사람이나 일화를 떠올려 보자.
3. 잦은 웃음과 진정한 웃음, 뒤셴미소가 분노를 줄이고, 우울감과 스트레스 반응을 낮추어 줄 것이다.

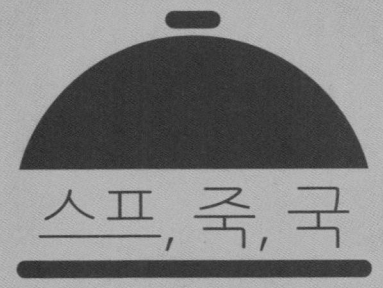

스프, 죽, 국

1. 야채 샐러드
샐러드 볼 vs. 멜팅 팟, 분리개별화, 다양성과 공존

화창한 봄날, 따사로운 햇살 아래 앉아 아름다운 경치를 바라보고 있노라면, 푸르게 펼쳐진 봄밭을 주방으로 옮겨오고픈 충동을 느낀다. 그리하여 식탁 위에서는 종종 초 신선한 봄 샐러드 무도회가 열린다. "토끼는 춤추고 여우는 바이올린"이라도 켜야 하겠지만, 음악은 생략하고 각종 봄채소를 한 그릇에 담아보기로 한다. 다양한 출신의 먹거리들을 볼bowl(그릇)에 담고 보니 무도회ball(파티)가 더욱 화려해진다.

음식마다 나름의 특징이 있는데, 가령 수프는 버터와 밀가루, 우유, 채소 등의 다양한 재료가 만나 모양도 맛도 조금씩 '변형'되고 어우러지는 물리적·화학적 '변화'를 겪는다. 이와 달리 오곡밥이나 샐러드는 다양한 재료의 '섞임'을 특징으로 한다. 오곡밥은 지역에 따른 차이는 있지만, 대개 찹쌀, 검은콩, 팥, 찰수수, 차조 이렇게 다섯 가지 곡식을 섞고 익혀 '오곡밥'이라는 이름으로 한 그릇에 담긴다. 신선한 샐러드에는 종류에 따라 어울리는 드레싱을 곁들이는데, 오곡밥이나 샐러드가 우리 삶의 태도를 점검하기에 적절한 의미를 내포하고 있다.

미국 같은 다문화 사회를 설명하는 두 가지의 대표적인 이론이 있다. 용광로라는 의미의 "멜팅 팟"melting pot(용광로)이론과 "샐러드 볼"salad bowl 이론이다. 전자는 여러 민족의 고유한 문화가, 지배적인 문화 안에서 변화하고 서로 영향을 주어 새로운 문화를 만들어 나가는 것이다. 후자인 "샐러드 볼" 이론은 우리 식으로 표현하자면 오곡밥이나 비빔밥 정도가 되겠다. 국가를 큰 샐러드 볼, 즉 샐러드를 담는 우묵한 그릇이라고 가정할 때, 다양한 문화의 사회 구성원들이 각자의 문화적 정체성은 유지하면서 사회 내에서 조화로운 통합을 이루어 가도록 하는 것이다. 가장 작은 사회인 가정에 샐러드 볼의 개념을 가져와도 의미는 통한다.

가정이라는 울타리에 형성된 가족 간에도 샐러드 볼, 비빔밥 혹은 오곡밥 같은 정체성 유지와 독립, 그리고 어우러짐이 필요하다. 정신건강의학과 내원객들을 보면 부모-자녀의 갈등이 용광로 같은 가정에서 더 흔한 경우가 많다. 자녀를 독립적인 존재로 인정하고 존중해야 하지만, 아직 어리니까, 아직 보호가 필요하니까, 내 손이 가야 하니까 등의 이유로 부모가 지나치게 간섭하고 통제한다든가, 일거수일투족을 공유하고자 해서, 자녀의 독립적인 성장과 발달을 저해하는 것이다. 이는 하나의 인격체로서 갖는 고유한 특성과 성격, 또 기질을 존중하지 않고, 그저 한 '가정'이라는 '용광로'에 넣고 휘저어 녹이고 섞는 격이다. 그래서 자녀나 배우자가 그들 고유의 맛을 내려고 하면 억누르고 비난하고 죄책감과 불안을 느끼도록 만든다. 경직된 가정의 경직된 부모는 너무나 엄격한 잣대를 들이대고 자신도 그의 자녀도 그 잣대로만 평가한다. 그러나 사실상 부모-자녀 관계는 평가하는 관계가 아니다. 그보다는 부모가 자녀에게 충분한 사랑을 주고 편안함과 안전감을 가르치고 함께 배우고 경험하며 성장하는 관계에 가깝다. 그래서 그 자녀들이 타인과의 관계에서도 그런 사랑의 힘으로 안전과 안정을 번질 수 있는 인격체로 자라도록 도와 서로 간의 존중이 바탕이 되는 것이 이상적이다.

　용광로 같은 가정, 혹은 가정만이 아니라 어떤 사회나 공동체도 용광로의 부정적인 측면에만 치중하다 보면 고른 발전이 어렵다. 그런 면에서는 샐러드 볼, 혹은 오곡밥 같은 가정 경영과 사회 경영이 바람직하다. 사실 어느 쪽이건 장단점이 있지만, 지나친 통제와 지휘가 오히려 인격적인 성장이나 창조적인 발전을 저해할 수 있다는 사실을 명심하자. 샐러드 볼에 당근도, 오이도, 샐러리도 고유의 색과 맛과 식감을 간직한 채로 담기듯, 또 오곡밥에 여러 곡식이 어우러져 한 그릇 밥을 완성하듯, 한 가정의 부모-자녀도 각 모양대로 가치관대로 가치 있는 존재들이라 그 고유성을 간직하면서 '가정'이라는 '그릇'에 함께 담겨야 하지 않겠는가.

　언제나처럼 말은 쉽지만 역시 실제 삶의 장면에서는 매 순간이 도전이다. 그래도 우리가 인격체로 성장해 나가면서 어떤 심리적 성장 과정을 거치는지를 한번 짚어보면서, 첫 자녀가 태어났을 때의 마음가짐, 혹은 각자 성장하면서 첫 결심을 했던 뭉클한 순간을 다시 떠올려 보면 좋겠다. 마가렛 S. 말러(Margaret Schönberger Mahler: 1897~1985)라는 소아 정신분석가가 있었다. 그녀의 이론을 아주 간략하게 요약해 본다.[47] 유아는 출생 후 약 2개월까지 '자폐기'를 겪는데, 이 시기는 외부 자극에 비교적 무관심하고 무반응한 단계이다. 이후 생후 9개월 무렵까지 '공생기'라고 하여, 양육자와 정서적인 애착을 형성한다. 말러는 '공생기'에 유아가 자신과 남을 거의 구별하지 못한다고 보았는데, 아기가 엄마를 쳐다보고 웃지만, 실은 엄마라는 대상을 알아차려서가 아니라, 엄마의 눈에 비친 자기 모습을 보는 것일 뿐, 나와 남이 다른 존재라는 사실을 인식하지 못한다는 것이다. 그러나 사실, 이 두 단계의 이론은 이후 연구에서 수정되었다. 즉, 영아도 외부 세계와 접촉하고, 자기와 대상을 구분할 능력이 있다는 것이다. 자폐기와 공생기에 대한 신뢰는 다소 감소하였지만, 이후 분리-개별화의 단계는 여전히 유효한 발달 이론으로 여겨지고 있다.

'분리-개별화'라는 것은 아기와 엄마가 공생적인 단일체에서 서서히 벗어나, 말 그대로 엄마(대상)와 자기가 '분리'되어 자기와 대상을 '개별' 존재로 인식해 가는 과정이다. 말러는 엄마와 심리적으로 분리함으로써 아동이 자아정체감을 형성하는 과정을 이 분리-개별화 개념으로 설명하였다. 생후 10개월 이전, 아이는 엄마가 보이지 않으면 심하게 불안해하고 울고 떼를 쓴다. 그러다 엄마가 눈에 보이면 방긋방긋 웃으며 안정을 찾는다. 아기가 점차 자라면서 잠시 엄마가 눈에 보이지 않고 떨어져 있더라도 고개만 살짝 돌리면 '아, 엄마가 저기 있구나', '나와 함께 있구나', '안전하구나'를 확인하는, 즉 '안전기지'를 확인하고 다시 편안히 놀이를 지속한다. 생후 24개월에서 30개월 사이 아동은 엄마가 눈에 보이지 않더라도 엄마가 있다고 여긴다. 엄마에 대한 일정한 이미지를 유지하는 능력을 확립해 나가는 시기이다. 잠깐 좌절하거나 실망하더라도 대상에 대한 긍정적인 감정을 유지할 수 있다. 개별화는 이런 식으로 자기와 대상을 구별하여 자신만의 특징을 발견하는 자율성 확립의 단계이며 독립적인 고유의 존재로 우뚝 서게 하는 심리적인 탄생의 과정이기도 하다.

이것은 비단 유아나 아동기에만 해당하는 이야기는 아니다. 상술한 일련의 과정들은 성인에게도 적용된다. 유아기 각 시기에 적절한 안전감을 획득하여 안정된 애착 관계를 형성하지 못했다면, 다시 말해 '분리-개별화'

가 적절히 이루어지지 않았다면, 향후 분리불안을 겪기도 하고 대인관계에 문제가 생기기도 한다. 또한 자녀가 부모에게서 경험하는 불안만이 아니라 역으로 부모가 자녀에게 혹은 배우자가 서로에게 불안과 의심을 투사하기도 한다.

앞서 언급한 '안전기지'는 영국의 정신분석가이자 정신과 의사였던 존 보울비(Edward John Mostyn Bowlby: 1907~1990)가 애착이론을 설명하며 제시한 이론으로 자신이 신뢰하고 의지할 수 있어서 함께 있을 때 마음이 편안해지는 대상을 일컫는다.[48] 양육자가 충분한 안전기지가 되어 주면 유아는 생후 1년 동안 애착 형성의 중요한 경험을 하게 된다. 이런 경험이 없다면 (타고난 기질에 따라 반응은 상이할 수 있지만) 이후 생에서 맺는 수많은 대인관계에 영향을 받을 수 있다. 가령, 성장 과정에서 부모의 방임과 학대를 겪거나, 유기당한 경험이 있다면 성인이 되어 안전하고 신뢰하는 대인관계 형성이 어려울 수 있다. 다시 유기되거나 방임될 수 있다는 기저의 불안 심리가 작동할 수 있어서다. 또 대상을 '전체'로서 파악하고 받아들이기가 쉽지 않다. 어떤 이에게 실망하고 분노하면 그 대상에 대한 긍정적인 마음을 유지하기 어렵고, 그래서 좋은 감정을 가졌던 사람에게서도 부정적인 정서 경험을 할 수 있다는 사실을 받아들이기가 불편하다. 다시 말해 한 사람에게 좋은 점과 나쁜 점이 공존한다는 사실을 인정하지 못하여 불안정한 대상항상성을 보인다. 어떤 대상을 이상화하여 쫓아가다가도 부정적인 경험에 실망하여 떠나게 되는 식의 경계선 병리를 보이기도 한다.

성인의 '분리-개별화'가 완수되지 않은 경우, 배우자가 시야에서 벗어나면 지나치게 불안해하고 의심해서 다투기도 하고, 자녀가 눈에 보이지 않으면 어디서 누구와 무엇을 하고 있는지 의심하며 불안해하고 극도로 흥분해서 다그치는 불안정한 상태를 겪는다. 간혹 이런 의심과 확신이 부정과 위험이란 실제로 드러나기도 하지만, 대개는 부모의 불안, 혹은 배우자의 불안 심리가 일으키는 허상이기도 하고, 망상으로 확대 및 공고화되기도 한다. 아이가 엄마에게서 뒤돌아서 나름의 놀이를 하며 즐겁게 놀 수 있는 것은, 엄마가 자신의 곁에 함께 있고, 그래서 지켜준다는 믿음이 있기 때문이다.

그러나 점검할 것이 있다. 달리 말하자면, 배우자의 불안과 의심, 혹은 자녀에 대한 부모의 불안과 걱정은 그들 자신의 성장 과정에서 겪은 다양한 애착 경험과 사건들, 성격과 기질 등의 영향이기도 하지만, 곁에 있는 사람들이 제공한 안전감과 편안함, 믿음의 경험치를 나타내는 것이기도 하다. 제대로 분리-개별화가 되고, 자녀들의 독립적인 성장을 인정한다면 아이들도 각자의 개성을 갖추고, 나름의 맛과 멋을 간직하면서, 전체적으로는 '우리 가정'이라는 공동의 가치관을 형성해 나갈 수 있도록 서로 조력해야 하지 않겠는가.

결국 부모도 아이와 함께 배우고 함께 성장한다는 말처럼, 부모의 안정되고 일관된 양육, 그리고 부모의 자립과 독립심이 결국 자녀의 성장과 자율성, 그리고 독립적인 성장 발달에 긍정적으로 작용한다. 부모는 자녀가 열등감이나 애정 부족으로 상실감을 느끼지 않도록 돕고, 긍정적인 대인관계를 유지해 나가는 본이 되면 충분하다. 자녀의 생존과 안전 유지를 보장하면서 일상의 관계에서 아이가 '사랑받고 있다'라고 느끼는 경험을 많이 하도록 해야 한다. 아이가 무엇을 '해서'가 아니라 그 아이의 '존재 자체'를 소중히 여기는 마음이 중요한 것이다.

간혹 미성숙한 부모는 자신의 부족함이나 열등감 때문에 아이에게 주문한다. "너는 누구, 누구네 애들보다 더 잘 돼야 해!" "그 애보다는 공부를 잘해야지!" "성공해야지!" 자녀가 부모의 안타까운 실패와 결핍을 충족하고 보란 듯이 복수라도 할 요량으로 매사에 열심을 내어 소위 성공을 이룬다면 그것도 가능한 이야기일 수는 있겠지만, 아이는 부모의 아바타가 아니다. 자녀는 부모의 못다 이룬 꿈을 이루는 대상이 아니다. 부모의 복수를 대신할 수단도 아니며 부모를 대신해 경쟁 도구로 사용될 수 없는, 자녀 고유의 인생과 독립적인 삶이 있는 고귀한 존재이다. 아이들 자신의 고유함으로 바로 설 수 있도록 지지하는 마음이 절실하다.

모두 각자의 자리에서 의식적으로든 무의식적으로든 사랑받고 인정받고 싶은 욕구는 있지만, 그것이 희생이나 정신 건강을 해치는 것이어서는 안 된다. 자녀를 비교하고 평가해서 점수를 매기기보다는 아이의 요구에 즉각적으로, 또 민감하게 반응해 주는 부모의 역할을 회복하자. 그런 부모의 적절한 반응에 아이는 안전과 안정을 느낀다. 자신이 안전하게 보호받고 있고, 그런 대접을 받을 만한 가치 있는 존재라고 느끼는 아이에게 자연스레 자존감이 강화되고, 언제이건 욕구가 좌절되는 상황에서도 자신에 대한 신념과 가치를 잊지 않고 자존감을 유지하여 다시 일어설 힘을 얻는다.

각자 정체성을 유지한 채로 제대로 분리-개별화된 독립적인 존재들이 가정이라는 그릇에 함께 담겨 가치로운 존재로 성장해 가듯, 공동체의 각 사람도 고유의 맛과 멋을 간직하면서 맛의 어우러짐과 멋진 삶의 어울림을 발휘할 수 있다면 얼마나 좋을까. 그래서 가정과 사회, 혹은 어떤 목적을 위해 모인 공동체와 집단에서도, 한 그릇에 담긴 이들이 샐러드드레싱과 같은 어떤 공동의 목적으로 버무려질 수 있는 맛의 어우러짐, 실력의 공존과 그 너머의 시너지 효과가 개인과 가정, 그리고 사회 모두를 발전시키는 원동력이 될 것이다.

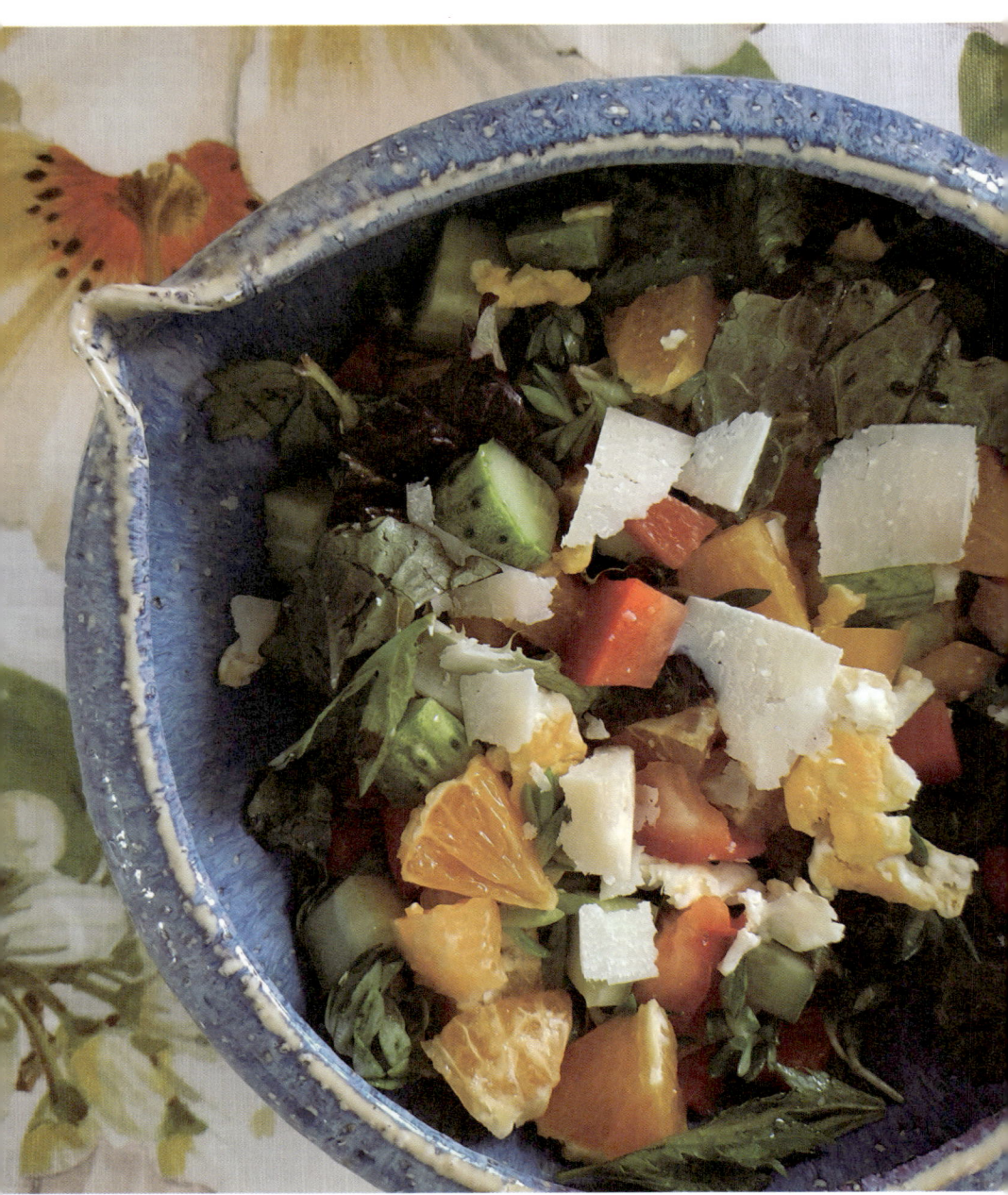

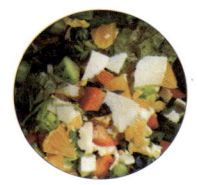

봄 야채샐러드

재료

각종 야채와 과일, 단백질거리
꽃나물, 오이, 파프리카, 돌나물, 오렌지, 달걀,
그라나 파다노 치즈, 발사믹, 올리브유, 소금,후추

방법

1. 재료를 잘 세척하여 물기를 제거한다.
2. 먹기 좋은 크기로 썰어 큰 볼에 담는다.
3. 발사믹과 올리브유, 다진 양파와 파인애플, 소금과 후추를 섞어 갈아준다.
4. 3에서 만든 간단 드레싱을 2의 야채에 입힌다.
5. 달걀을 부쳐 넣어도 좋다. 잘 버무리고 그라나 파다노 치즈로 마무리한다.

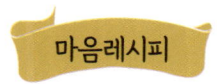
마음레시피

다양성과 공존

1. 각 사람 고유의 맛과 멋을 존중하여 다양성을 인정하는 마음을 갖자.
2. 비록 유년시절에 적절한 안전감과 안정감, 안전기지를 경험하지 못했다 할지라도, 배우자, 가족, 친구, 직업, 취미, 반려동물 등이 그 안전기지의 역할을 대신할 수 있음을 명심하자.
3. 가정이나 직장에서 서로 다른 '우리'가 만나 추구하는 공동의 목적을 점검해 보자.

2. 콩-당근 Peas and Carrots 샐러드

포레스트 검프와 제니, 대동소이, 다름을 극복, 뉴로빅

    1994년에 개봉했던 영화 「포레스트 검프」[49]로 유명해진 영어 표현이 있다. 영화 제목이자 주인공인 포레스트 검프의 대사인데, 그는 사랑했던 제니와 자신의 관계를 "완두콩과 당근," 즉 "Peas and Carrots"라고 표현하였다. 완두콩과 당근은 스테이크에 함께 서빙되고 주로 서구 요리에서 흔하게 접하는 곁들임 요리 side dish(사이드 디쉬)다. 이 두 가지 채소는 각각 연두색과 주황색으로 색상도 보색에 가깝고, 하나는 둥글고 다른 하나는 길쭉한 모양이어서 맛도, 모양도, 식감도 각기 다르다. 이토록 다른 두 채소를 하나의 어구로 묶어 "peas and carrots"라고 하면 이것은 "아주 친한 사이"라는 의미도 된다. 포레스트가 제니를 향한 사랑과 절친한 우정을 표현하고자 자기 식습관에서 착안한 표현이다.

    대인관계에는 이 '다름'이 넘쳐난다. 성격도 생김새도 하나도 같은 사람이 없다. 심지어 똑같아 보이는 일란성 쌍둥이조차도 말투와 성격이 다른, 각각 독립된 인격체이다. 다르다는 것은 사실상 큰 힘이지만, 갈등의 씨앗이 되기도 하고, 근심의 근원이자 이해 충돌과 관계 문제의 기폭제가 되기도 한다. 다름이 틀림은 아님에도 불구하고, 우리 인식 체계에서는 나와 맞지 않으면 틀렸다고 생각하기가 쉽다. 심지어 우리말에서 '다르다'와 '틀리다'를 혼용하는 일이 빈번하지 않은가. 그 다름의 고민에서 좀 더 자유롭고

편안해지기 위해서는 생각과 관점을 변화시키는 것이 그 한 가지 방법이다. 여기서는 이 '다름'의 문제를 새로운 개념인 '뉴로빅'neurobics의 관점에서 설명하려고 한다.[50] 뉴로빅이란 뇌신경세포를 의미하는 뉴런neuron과 유산소운동을 일컫는 에어로빅aerobic의 합성어로, 미국 듀크 대학의 로렌스 카츠 박사와 매닝 루빈이 제안했다.[51] 뉴로빅은 뇌신경을 자극하는 활동이자 뇌 건강을 유지하기 위한 활동과 정신 작용을 의미하는데, 쉽게 풀이하면 일상의 생활 습관을 평상시와는 다르게 바꾸어 뇌를 자극하는 것이다. 이들은 뇌 훈련 프로그램, "뇌를 일깨우는 에어로빅"을 위해 무려 83가지의 뉴로빅 운동법을 소개하고 있다.

시간이 갈수록 우리의 겉모습은 비록 노화되고 있지만, 마음을 젊게 가꾸고 특히 뇌의 건강을 유지하는 방법이 있다. 우선 기본이 되는 것은 아무리 강조해도 지나치지 않은 건강한 생활 습관이다. 즉 신체 운동을 하고 고른 영양을 섭취하는 것, 스트레스에 적절히 대처하고 해소하는 것, 충분히 잠자는 것 등이 신체 건강은 물론 정신 건강 향상을 위해서도 기본이다. 여기에 더해서, 신경가소성을 활용하는 것이 바로 뉴로빅이다. 신경가소성이란 우리가 경험하는 것, 또 우리의 습관과 경험에 따라서 뇌신경세포가 재생되고, 연결되고, 성장하고, 활성화되는 능력이 있음을 일컫는다. 인지력이나 기억력, 주의·집중력, 의사결정능력이 향상되고 행동의 수행 능력도 향상되는 것이다.

인간이 가진 다섯 개의 감각, 즉 시각, 청각, 후각, 미각, 촉각 같은 오감을 사용해서 새로운 경험을 쌓고, 평상시와 다른 관점을 취하는 것도 뇌의 활성화와 뇌 신경세포의 에어로빅 활동이다. 쉽게 말해서 안 하던 방식을 시도해 보는 것이다. 우리가 '루틴'routine이라고 일컫는 일상의 익숙한 활동들은 습관적으로, 자동적으로, 그래서 무의식적으로 행하는 경우가 대부분이다. 인터넷에 '뉴로빅'이라는 열쇠 말로 검색하면 다양한 방법이 제시되어 있다. 평소에 즐겨듣던 음악 장르 이외의 음악을 듣거나 새로운 음식을 맛보는 시도, 맨발로 걸으며 느끼는 신선한 자극, 외국어 학습, 새로운 악기에 도전하는 것, 컴퓨터나 휴대폰 대신 종이에다 연필로 직접 글을 쓰는 활동, 오른손잡이는 왼손으로, 왼손잡이는 오른손으로 글을 쓰거나 이를 닦는 행동 등이다. 또 매일의 감사 노트와 일기 쓰기 활동, 나와 다른 정치 관점을 취해본다거나, 마음에 들지 않는 사람의 처지에서 생각해 보는 것, 우리가 공감이라고 일컫는 마음의 태도와 행동 또한 뉴로빅의 관점으로 이해할 수 있다. 이런 활동은 익숙하지 않은 '변화'이자 '새로운 경험'이라서 뇌를 멈칫하게 한다. 새롭고 즐거운 활동 경험이 뇌를 자극하고, 뇌의 신경 점화를 촉발한다. 그러면 점화되는 뉴런 즉 뇌신경세포 간에 새로운 연결망이 형성되고 기존의 연결은 강화되어 젊은 뇌를 가꾸고 유지하기에 이롭다.

뇌 신경세포는 두뇌활동이 왕성한 청소년기뿐만이 아니라 평생에 걸쳐서 변화한다고 알려져 있다. 시카고 러쉬 대학병원 로버트 윌슨 박사[52]의 연구에 따르면 특히 독서나 글쓰기 같은 적극적인 지적·정신적 활동은 과거의 경험으로든 현재 진행 중인 경험이든 모두 인지력 향상에 도움이 된다. 인지 활동에 노출 시기가 빠르면 빠를수록 좋겠지만, 늦게라도 인지적인 노력과 활동을 시작한다면, 뉴로빅의 신경가소성 효과로 뇌를 젊게 가꾸고 노화를 늦출 수 있다. 현대 과학과 의학의 발전으로 우리는 레이저 시술 같은 피부 관리로 얼굴에 잡힌 주름을 지운다. 얼굴 주름을 지우더라도 뇌의 주름은 지으며 살아가자. 비록 우리의 '겉사람'은 낡아져도 우리의 '속사람'

은 뇌 신경세포의 새로운 연결을 만드는 생각과 행동으로 날마다 새로움을 경험하도록 해야 하겠다.

앞서 "완두콩과 당근"이 "아주 친한 사이"를 의미한다고 하였다. '보색'이라는 반대 색상, 가령 청색과 적색, 노랑과 파랑 등은 색상환에서 서로 마주 보고 있어 반대라는 이미지가 강하지만, 한자[補色]나 영어 [complementary color] 표기로 보색은 '상호 보완, 보충'을 의미하기도 한다. 반대 색상, 곧 다른 성격과 취향의 사람들로 인해서 우리 삶이 좀 더 풍성해지고 보완되는 것과 같은 이치이다. 보색 관계의 두 색상을 같이 놓으면, 서로의 영향으로 더 또렷하게 보이는 보색 대비(補色對比) 현상이나, 어떤 색상을 응시하다가 다른 곳으로 시선을 옮겼을 때, 좀 전까지 보았던 색상의 보색이 나타나는 보색 잔상(補色殘像)이라는 현상이 이 '다름'의 다양한 효과와 다채로운 의미를 설명해 준다.

자신과 다른 관점은 편협한 사고에 벗어나도록 돕는 선물이다. 나와 다른 관점을 통해서 더 많은 것을 보고 이해하는 역량이 생긴다는 것이다. 남한테는 무조건 이겨야 하고, 내가 반드시 결론내야 하고, 내가 주목받지 못하면 못 견디고, 모든 사람과 모두를 비교하는 것은 얼마나 애처로운 삶인가. 같은 사람은 하나도 없다. 지나치게 엇나가지 않는 건전하고 자연스럽고 건강한 범위에서 다름을 추구하고 뉴로빅을 연습하고 수용하면서 젊음을 가꾸어 가야겠다. 매일 새로움, 그 경험을 위해 "브라보 유어 라이프(Bravo, your life)!" 당신의 청춘을 응원한다.

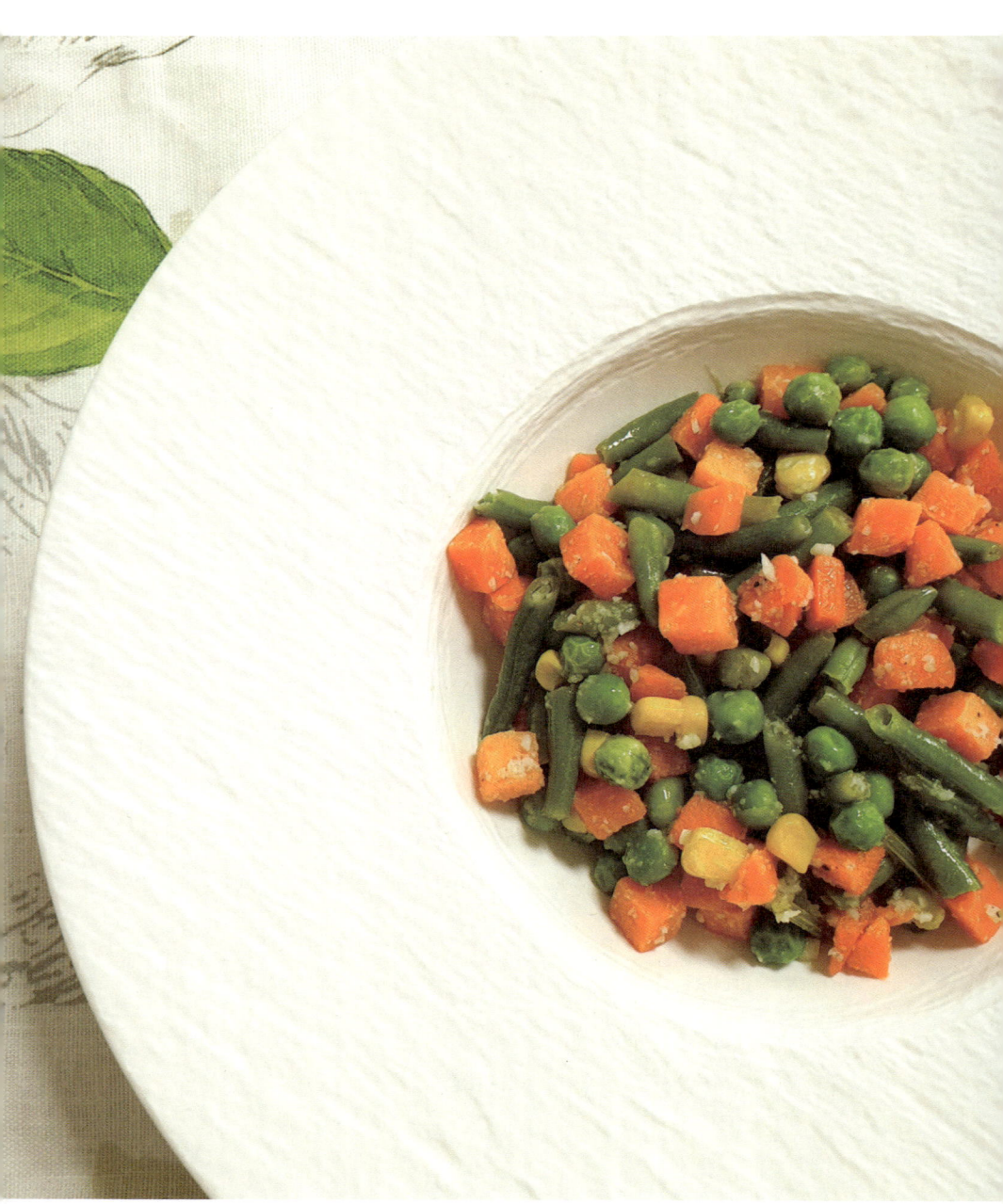

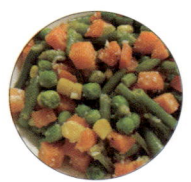

콩&당근 샐러드 Peas and carrots salad

재료

완두콩, 당근(이면 충분하지만 콩줄기, 옥수수도 곁들여보았다),
올리브유, 버터, 다진 마늘,
소금, 후추, 레몬즙

방법

1. 물을 끓여 소금을 약간 첨가하고 당근과 완두콩을 약 2분간 데친다.
2. 물기를 빼고 야채를 옮겨 담는다.
3. 팬에 올리브유를 두르고 다진 마늘을 볶는다.
4. 2에 버터, 레몬즙을 곁들여 볶는다.
5. 소금과 후추로 간하여 담아낸다.

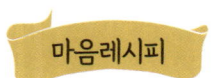

뉴로빅 레시피

1. 아주 친한 사이에서 서로 다른 관점을 수용하는 연습을 하자.
2. 친밀하지 않은 사람의 입장이 되어서도 한번 생각해 보자.
3. 오른손잡이는 왼손으로, 왼손잡이는 오른손으로 양치질하고 감사 노트를 작성해 보자.

3. 과일 마시멜로 샐러드

기다림의 미학, 만족지연능력

매년 어버이날을 지내면서 드는 생각이 있다. 부모는 자녀의 성장을 위해 어떤 '기다림'을 겪고, 어떤 '기다림'으로 양육해야 할까, 하는 것이다. 이 '기다림'이라는 것에 얽혀진 생각이 많다. 매일의 삶에, 평생에, 어느 곳이든 기다림이 존재한다. 아일랜드 출신의 극작가 새뮤엘 베케트의 『고도를 기다리며』(*Waiting for Godot*)에서 블라디미르와 에스트라공은 작품 제목대로 '고도'를 기다린다. 그가 누구인지 어떻게 생긴 사람인지 무엇을 원하는지도 모르고, 심지어 실존 인물인지, 신인지 아무것도 모르는 상태로 그저 기다린다. 그러나 결국 고도는 오지 않고 아무 일도 일어나지 않는다. 이들은 내일 또 와서 기다리자고 하지만 정작 그 자리를 떠나지 않는다. 고도를 '신'으로 해석하는 사람들은 오지도 않을 신의 재림을 기다리는 어리석은 인간을 폭로하고 조롱하는 부조리극으로 이 작품을 읽기도 한다. 부조리극은 제2차 세계대전 이후 유럽의 극작가들에 의해 시도된 장르로, 인간 존재가 아무런 의미도 목적도 없고, 모든 소통이 붕괴할 때 일어나는 모습을 표현한다. 안타깝고 처연하면서도 헛웃음을 짓게 되는 그런 작풍이다.

굳이 부조리극을 끌어오지 않더라도 우리는 많은 시간을 기다림에 할애한다. 영국의 한 통계 자료에 따르면 영국인들은 평생 47일을 줄 서서 기다리는 시간에 소비한다고 하고,[53] 또 다른 연구에서는 생애의 11퍼센트 정도를 빈둥거리고 기다리는데 허비한다고 지적했다.[54] 우리는 기다리고 기다린다. 물론 좋은 기다림도 있다. 미용실에서는 새로운 스타일을 기대하며 기다리고, 요리할 때는 음식이 맛있게 익어가기를 기다린다. 그때의 기다림은 기대와 향기와 식욕이 자라는 시간이다. 동계올림픽 컬링 종목을 통해 "기다려!"라는 말은 이제 온 국민이 알 정도로 유명해졌다. 중계방송해설자도 이것은 "좋은 기다림"이라고 표현하지 않았던가.

삶에서 기다림의 상황과 기회, 그런 시간은 셀 수 없이 많다. 세상 많은 것이 기다림의 연속인 듯 그렇다. 좋은 기다림도 있지만 조바심 나는 기다림도 있고, 블라디미르와 에스트라공처럼 다소 무의미해 보이는 기다림도 있다. 그렇다면 심리적으로 혹은 정신의학적으로는 어떤 기다림을 생각해 볼 수 있을까?

정신과 영역에서 중요하게 다루는 개념 중의 하나는 "지연효과" 혹은 "만족 지연 능력"이라고 불리는 기다림이다. 우리가 드물지 않게 직접 경험해보았던 기다림이다. "마시멜로 실험"[55]이라는 익숙한 개념이 있는데, 1970년대 스탠퍼드 대학 심리학과 교수 월터 미셸(Walter Mischel) 교수팀이 설계한 실험이었다. 4세 아이들을 각각 방에 두고 마시멜로를 하나씩 나눠주면서, 15분 동안 그 마시멜로를 먹지 않고 참고 기다리면 한 개를 더 주겠다고 하였다. 눈앞에 향긋한 마시멜로가 '아는 맛'으로, 시각·후각·미각적으로 동시에 자극하다 보니 네 살배기 아이에게 이 상황과 유혹은 여간 인내하기 어려운 일이 아니다. 잠시도 못 참고 하나만이라도 좋으니 빨리 먹자고 달려들 것 같은데, 실험 결과는 예상을 뒤엎었다. 30퍼센트나 되는 아이들이 15분을 잘 참아내어 마시멜로를 두 개씩 획득해 낸 것이었다. 이 실험은 대규모의 참가자들로 14년 이후까지 장기간 추적 관찰한 후향적 연구였고, (그러고 보면 장장 14년을 쏟아 부은 이 실험 자체가 '기다림'을 실천한 연구이기도 하다!) 연구 결과로 나타난 이 아이들의 미래는 놀라웠다. 마시멜로를 두 개 획득한 '참을성 갑'인 아이들은 그렇지 않았던 이들과 비교하여 학업 점수가 월등히 높았고 문제 행동도 덜했다. 마시멜로의 유혹을 참아내지 못한 아이들은 문제 행동을 보이는 빈도와 확률이 더 높은 것으로 나타났다. 이로써 이 실험은 욕구를 자제할 수 있는 능력, 다시 말해 만족을 지연시킬 줄 아는 능력이 향후 아이의 성장과 발달에 중요하게 작용한다는 사실을 입증하는 것으로 이해되었다. 워낙 유명한 실험이라 이후 인내심 테스트는 물론이고 인내심 향상을 위해서, 그리고 이후 학업 능력과 수행력을 끌어올리려고, 아이가 순간의 유혹을 참아내도록 일부러 훈련하기도 하는 웃지 못할 장면도 펼쳐졌다.

사실, '만족 지연 능력'이라는 개념은 중독을 다룰 때 자주 등장하는 '시점 간 선택'이라는 개념과 상통한다. 즉각적으로 주어지는 현재의 작은 보상, 그리고 시간은 지연되더라도 더 큰 보상이 있다고 가정할 때, 이 사이에서 어느 것을 선택할 것인가에 대한 의사결정을 '시점 간 선택'이라고 한다. 여기서는 '행복 호르몬'으로 알려진 도파민이 중요하게 작용한다. 도파민은 인간이 행동하고 인식하는 것, 동기부여하고, 보상을 얻고 쾌락을 느끼는 일에 관여하는 신경전달물질이다. 즉각 보상과 지연 보상에 작용하는 도파민은 각각 그 분비 양상도, 분비되는 뇌 부위도 다르다. 더 작은 보상이더라도 즉각적인 보상을 원하는 경우는, 도파민이 빠르게 일시적으로 분비되지만, 지연 보상, 즉 시간이 좀 걸리더라도 더 큰 보상을 받는 경우처럼 인내심과 자제력이 요구되는 상황에서는 도파민도 천천히 지속적이고 완만하게 분비된다.

　이런 확연한 시간차는 우리의 소비생활이나 학습, 그리고 집중력 같은 일상생활 기능에 큰 영향을 미친다. 현대인들은 소비 생활에서도 즉각적인 반응과 보상에 더 길들여져 있다. 가령, 인터넷을 뒤적이다가 마음에 쏙 드는 옷과 가방을 발견했다고 하자. 지금 백화점에 가면 당장 그 옷을 살 수 있는데 그러자니 가격 때문에 망설여지고, 인터넷으로 구매하면 가격은 좀 더 저렴하나 며칠 기다려야 한다. 이런 상황에서 우리는 고민하게 된다. 대개 즉각적인 만족을 원할 때, 과시적인 소비 풍조도 한 몫 하다 보니, 가치 평가에 민감한 뇌 영역이 지나치게 활성화되어 즉각 보상에 점차 더 민감해지는 악순환을 반복한다. 그래서 인지 조절을 담당하는 뇌 영역은 상대적으로 활성이 덜 되고 지연된 보상이나 기다림에 점차 더 약해지는 것이다. 알코올 의존 상태나 지나친 쇼핑, 쇼핑 중독의 경우가 여기에 해당한다. 그래서 가치 판단이나 즉각 반응에 능숙한 두뇌는 잠시 진정시키고, 인지적인 사고 능력과 판단에 영향을 주는 활동과 훈련이 필요하다. 여러 뇌 영역을 자극하여 활성화하는 효과도 있고, 또 기다림이 가져다주는 긍정적인 영향과 보람도 만끽하기 위해서이다.

　성공의 기준은 각자 다르지만, 만족스러운 삶을 살아가고 소위 '성공하는 사람들'에게서 나타나는 특징 중의 하나가 바로 만족 지연 능력이었다고 한다. 내 만족을 지연시킬 수 있는 역량이라고 할 수 있을 텐데, 행복과 성공의 기준이 외적인 것에만 존재하기보다는, 내면의 충동과 다양한 욕구를 통제할 수 있는 능력에 있다는 가르침일 것이다. 그렇다고 미래에 더 큰 보상을 위해 무조건 참고 견디라는 말은 아니다. 다시 오지 않을 여기-지금

here and now의 삶도 충분히 누리면서 인내심과 자제력도 발휘하는 능력을 키워야 할 것이다.

랭스턴 휴즈(Langston Hughes: 1902~1967)라는 미국 시인이 있었다. 아프리카계 미국 시인이었는데, "연기된 꿈"Deferred dream 혹은 "지연된 꿈"이라고도 하는 시에서, 흑인이라는 이유로 백인에게 천대받고 자신의 꿈을 제대로 펼쳐보지도 못하고 계속 지연시키기만 했던 흑인들에 관해 이야기했다. 그 지연된 꿈은 "햇볕에 말라비틀어진 건포도"가 되기도 하고, 그렇게 참기만 하다 보니 "곪은 상처"와 "썩은 고기"로도 표현되었다. 그 같은 과거 경험과 현실이 이 시에서는 결국 두 가지 결과로 나타났다. 꿈을 펼치지 못하고 약해질 대로 약해진 고통이 "무거운 짐"이 되어 쳐지거나, 아니면 "폭발"하는 것이다. 여기서 "폭발"은 흑인 공동체를 향한 사회의 천대와 무시에 저항하는 것이었다.

기다림의 아픈 결과가 그러하다면, 만족지연능력은 기다림의 긍정적인 효과를 이야기한다. 만족지연능력을 연습하고 훈련하는 사람들이 장기적으로 보면, 감정적 동요나 행동 문제, 행동적 동요나 중독 성향이 적은 것으로 알려져 있다. 오늘을 살아가면서 어떤 모양의 기다림이든 그 상황이 되면 만족지연능력을 떠올리며 긍정적으로 활용해 보면 좋겠다. 요리에서도 인내야말로 훌륭한 음식의 비결이라 하지 않던가.[56]

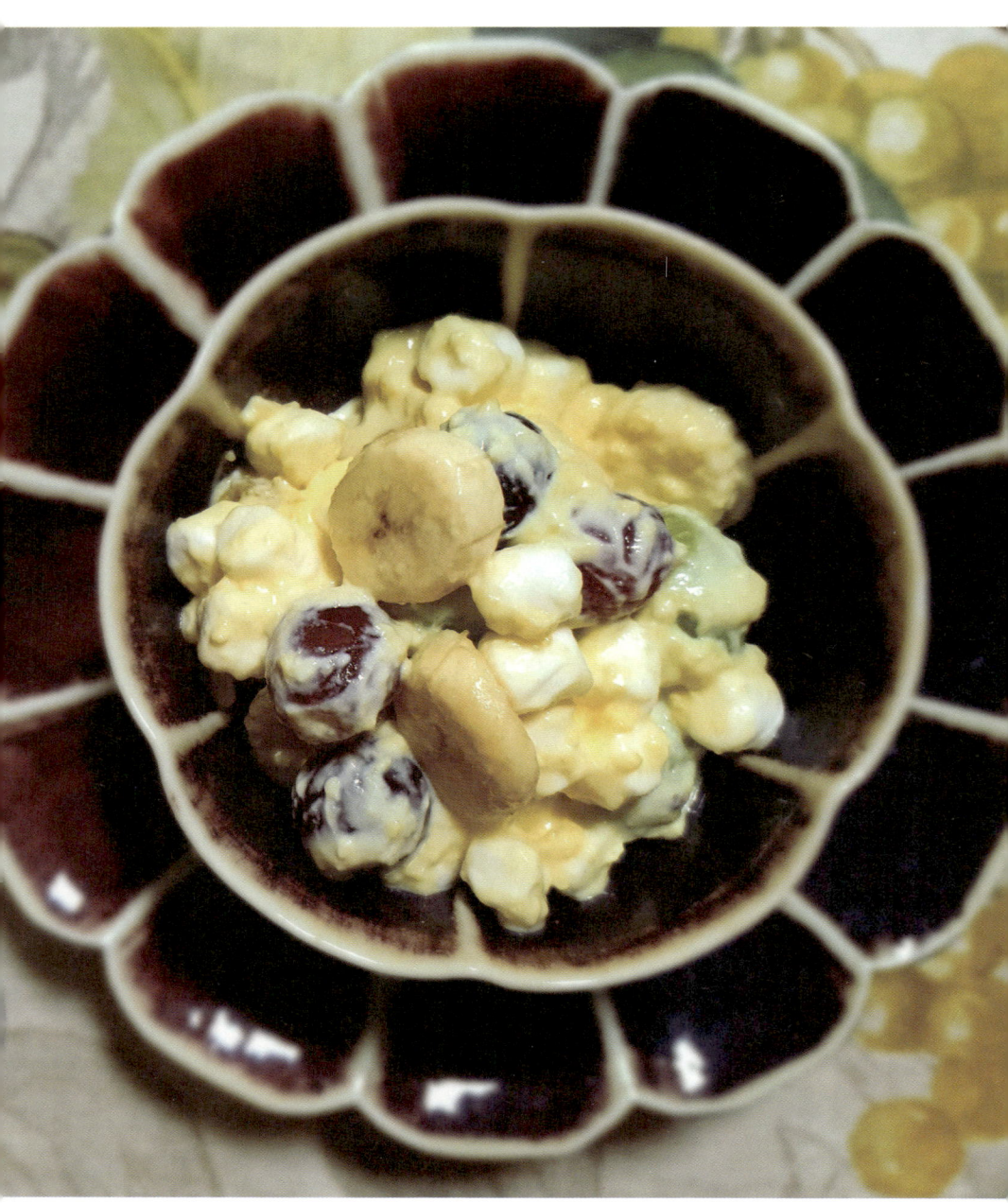

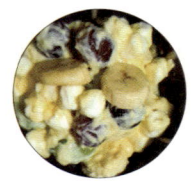

과일 & 마시멜로 샐러드[57]

재료

달걀 2개, 설탕 1/2컵, 소금 약간, 녹말가루 1큰술, 파인애플과 쥬스 약간,
(원한다면 휘핑크림도 약간), 포도 알 2컵, 미니 마시멜로 3/4컵, 바나나 2개

방법

1. 중간 사이즈 그릇에 달걀, 설탕, 소금을 부드러워질 때까지 휘젓는다.
2. 다른 그릇에 파인애플 주스 1큰술을 준비해 옥수수 전분을 풀고 1을 섞는다.
3. 2를 작은 냄비에 붓고 중불에서 커스터드를 만든다. 거품이 나기 시작할 때까지 휘젓고, 계란이 보글거리기 시작하면 팬을 불에서 내려 식히면서 빠르게 휘젓는다.
4. 약불에서 커스타드를 5분쯤, 걸쭉해지지 않을 때까지 저어 완전히 식힌다.
5. 4에 물기 뺀 파인애플과 과일을 넣고, 마시멜로와 포도를 섞어 2시간가량, 혹은 최대 하룻밤 냉장 보관한다. 서빙 직전에 바나나를 썰어 얹어낸다.

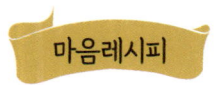

기다림의 시간

1. 오늘 보냈던 기분 좋은 기다림의 시간을 떠올리자.
2. 좀 더 나은 내일을 위해 오늘 내가 자제할, 만족을 지연시킬 부분은 무엇일까.
3. 술, 담배, 지나친 쇼핑, 인터넷, 게임 등에 의존성은 줄이고, 긍정적인 결심을 성취한 자신을 마음껏 칭찬하자.

4. 퀴노아 호두 샐러드
걸림돌과 디딤돌, 블록 깨기, 전화위복, 위기와 기회

한해의 두 번째 시작, 후반전인 7월을 맞아 우리의 내부 혹은 외부에 쌓인 '담'을 점검해 보자. 블록을 하나둘 쌓다 보면 담이나 벽이 되고, 더 쌓으면 산처럼 높아진다. 그런 쌓임이 없었던 원래 상태로 돌아가려면 있던 담을 허물거나 건강한 담쌓기 곧 일종의 안전한 경계로 수정해야 할 텐데 그런 쌓음과 허묾에 대해 살펴보고자 한다.

자신의 내부에 담을 쌓는 경우가 있다. '나'는 자신을 존중하고 '내' 판단과 행동을 믿어주는 가장 든든한 친구가 되어야 함에도, 마음과 생각, 그리고 행동이 통합되지 못하는 경우, 과거와 현재가 제대로 정리되지 않아 과거에 얽매인 채 현재에도 과거를 살아가는 경우가 있다. 과거와 현재의 기억을 건강하게 분리하지 못하거나, 마음에 철저히 담을 쌓아 잘못을 인정하지 않고 회피하는 식으로 방어하는 경우이다. 또, 나의 장단점 모두 '나'의 존재를 이루는 특성임에도 불구하고 단점을 부정하거나, 스스로 돌아보고 반성하려는 시도조차 하지 않는 것도 마찬가지이다. 담이 쌓이면, 일단 스스로 자기 편이 아니라 적이 되는 격이다. 자신을 신뢰하지 못하니 자신감도 자존감도 저하되고, 우울감과 의욕 저하, 무력감까지 겪기도 한다.

멘탈 블로킹mental blocking이라는 용어가 있다. 멘탈 블록mental block이라고도 하는데, '정신 폐색', '정신적 장벽' 등으로 번역되지만 일관되게는, 생각의 흐름이 막히는 현상이다. 극심한 스트레스와 불신으로, '그런 생각 하지 마', '그런 일은 가당치도 않아'라는 식으로 자신을 의심해서 스스로 만들게 되는 정신적 장벽이다. 이것은 고통스러운 생각의 억압으로 나타난다.

어떤 긍정적인 생각을 하면 그대로 이루어진다고 하는 것처럼 부정적인 생각도 그런 결과에 이르는 것과 비슷하다. 부정적인 학습이 계속 부정적인 결과를 낳을 수 있다는 게 신기할 정도이다. 인간이 그만한 '능력'을 갖추었다는 것 아니겠는가. 다시 말하면, 인간의 뇌는 사용하기에 따라서 긍정의 연속이나 부정의 연속, 각 훈련의 결과가 나타날 수 있다는 이야기다. 그렇다면 스스로 할 수 없다, 못한다, 벽을 쌓아 가능성을 차단해 버리지 말고, 오히려 긍정성을 활용할 수 있는 능력을 드날리자. 우리는 부정적인 정신적 장벽을 깨뜨리는 멘탈 '블록-버스터'가 되어야 한다. 흔히 사용하는 '블록버스터'blockbuster라는 단어는 크게 성공한 책이나 영화를 일컫는, 소위 '대박 영화'를 의미하지만, 여기서는 어떤 막힘이라는 블록을 '깨뜨리는 자'라는 의미에서 '-buster'를 활용해 보는 것이다. 전화위복(轉禍爲福)이라지 않던가. 더 친숙하게는 '위기'가 '위'험을 '기'회로 삼는 순간이라고 하듯, 어떤 '고비'를 넘기고 나면 그것은 더 이상 고비가 아닌 '성공체험'이라고 일컬어진다. 한때의 걸림돌이 거시적인 관점에서는 결국 새로움과 더 나음으로 한 걸음 내딛게 하는 디딤돌이 되는 것과 같은 이치이다.

그렇다면 부정적인 생각에 글도 잘 써지지 않고 사고가 차단되는 정신적 장벽, 마음의 벽, 응어리 같은 것을 풀 수 있는, 즉 벽을 허무는 방법은 어떤 것이 있을까? 우리에게 이미 갖춰진 신체 기관에서 해답을 찾는다면 바로 뇌를 적극 활용하는 것이다. 부정적인 사고방식이 부정적 결과를 낳는다면, 긍정적인 암시와 기대는 긍정적인 결과를 낳을 것이다. "피그말리온 효과"에 관해 다룬 적이 있었다. ('스프' 메뉴의 제1장 '굴 떡국' 편에서 다루었다.) "피그말리온 효과"란 간절히 바라는 게 실제로 이루어지는 방향으로 가는 현상이다. 더불어 이번 장에서는 "긍정적인 자기 설득의 화술"이라고 일컬어지는 어퍼메이션affirmation을 연습해 보기를 권한다. 어퍼메이션은 '긍정'을 일컫는 영어 단어로서 내가 소망하고 꿈꾸어 왔던 미래가 이미 완성되었다고 여기고, 그 모습을 현재진행형이나 현재 완료의 시제로 표현해 보는 활동이다. 평소에 번번이 실패한다, 성공 경험이 없다, 전에도 늘 떨어졌으니, 이번에도 역시나—같은 마음의 벽에 가로막혀 있으면, 무의식중에도 실패로 이끄는 행동이나 생활 습관을 몸과 마음에 들이게 된다. 멘탈 블록 상태가 되는 것이다. 마음속 장벽을 깨부수려면, 비록 과거의 실패로 위축되고 주눅 들어 의기소침하고 우울하더라도 의식적으로 이것을 디딤돌 삼아 일어서야 한다. 쉽지는 않더라도 못할 일은 아니다.

 누구나 즐거운 상상을 하곤 한다. 가령, '고액의 복권이나 로또에 당첨되었다'라고 완료형으로 생각하면 괜히 즐거워진다. 미국에서 발행되는 복권 중에 파워볼과 메가밀리언 소식이 종종 뉴스 기사에 등장하는데, 어느 날은 1등 당첨 금액이 한화로 3천억 원이 넘는다고 하였다. 이 책을 편집할 당시인 2023년 8월에는 역대 최고액인 2조 원을 갱신하였다. 이런 기사를 보고, 혹시 내가 1등이 되면 그 많은 돈으로 무엇을 할까, 상상하거나 이야기를 나눠보면 잠시 신이 난다. 코로나가 한창일 때도, 코로나가 끝났고 여행을 준비하고 있다, 어디를 가볼까, 무얼 먹을까를 생각하면서, 삭막한 가운데도 미소가 지어졌다. 그런 잠시간의 즐거운 상상이 뇌를 환기한다.

나도 모르게 어떤 말을 내뱉는지 점검하는 것도 '멘탈 블록-버스터'로서 갖출 자세라 하겠다. 무의식적으로 어떤 상황에서 혹은 말끝마다 "아, 미치겠다," "죽겠네, 정말!" "에잇!" "제길!" 같은 말들을 내뱉다 보면 세포 하나하나에 부정적 인식이 스며들지 않겠는가. 뇌가 바뀌고 성격이 거칠어질 것이다. 미국의 심리학자 샤드 헬름슈테터(Shad Helmstetter)는 인간의 자기 담화self-talk 방식에서 부정적인 말이 더 흔하다는 사실을 발견했다.[58] 연구에 따르면 인간의 마음에는 하루 5만에서 7만 가지의 생각이 떠다니는데, 그 생각 가운데 95%가 매일 반복 및 순환되고, 그중에서도 80%는 부정적이고 비관적인 내용이었다. 그러니 굳이 의식적으로까지 부정의 말을 보탤 필요는 없을 것이다. 자신과 가족, 그리고 자신과 마주하는 이들에게는 긍정의 암시, 긍정의 격려를 해주는 것이 낫겠다. 뇌과학적인 지식이 전무했던 시절부터 전해 내려오는 우리 속담, "말이 씨가 된다"라는 말에서 선조들의 지혜가 비친다. 19세기 후반 프랑스 소설가 모파상(Guy de Maupassant: 1850~1893)도 『여자의 일생』을 통해 "인간이 말하는 단어들은 하나의 영혼을 지니고 있다"고 하였다. 말에 얼이 담겨 있다면 무심코 내뱉는 말조차 신중할 수밖에 없다. 그리고 좋은 말의 씨앗을 심고 싶어진다.

현재진행형이나 현재완료형으로 즐거운 상상의 나래를 펼쳐보고 말로 표현하는 첫 도전은 낯설고 다소 불편할 수 있지만, 그 일을 실현하고 성공했을 때의 모습을 상상하면서, 완료형으로, "ㅇㅇ이 되었다" 소리 내서 선언하면 큰 힘이 된다. 생각만 하는 것과 소리 내어 말하는 것은 뇌의 작용이 다르다. 말은 생각해서 말하는 것에 더해, 그 말소리를 직접 귀로도 듣게 되는 청각 자극이기도 해서, 말로 선언하고 글로 적는 효과가 크다. 어퍼메이션은 무조건 "우쭈쭈"하고 지지하는 것은 아니다. 오히려 긍정의 회복력을 갖는 것, 긍정적인 마인드셋, 즉 사고방식의 전환에 가깝다. 말로 선언하면, 매일 내가 되기를 원하는 사람, 이루고 싶은 목표에 초점을 맞추어 집중하게 된다. 그런 방식으로 우리 마음과 생각을 재편성reprogram한다. '나는 일을 잘해', '나는 창의적이야', '난 여기에 있을 자격이 충분해' 같은 말을, 멘탈 블록으로 자존감이 꺾일 때마다 반복하는 것이다. 진화생물학자 마크 페겔(Mark Pagel)도 인간은 언어를 통해서 우리 생각을 다른 이들의 마음에 직접 심어줄 수 있다고 하였다.[59] 그 언어를 통해 인류가 변화와 발전을 거듭해왔다. 그러니 이제 언어를 자신과 타인을 다시 일으켜 세우는 힘으로 활용해 보자.

일본인 경영 컨설턴트 나카이 다카요시는 『잠자기 전 5분』[60]이라는 책에서 성공한 CEO(최고경영자)들은 잠자기 전에 하루를 돌아보면서 자신을 살피고, 그 5분 동안 긍정의 자기 설득 화술, 즉 긍정의 선언을 하는 습관이 있었다고 하였다. 스스로 벽에 갇혀 주눅 들지 않고, 매일 자기 전, 혹은 하루를 시작하기 전, 거울 속 나를 바라보며 응원하는 것도 한 해의 시작이나 2학기, 후반기를 시작하기에 도움이 될 것이다. 사실 벽은 어떻게 인식하느냐에 따라 답답한 막힘이 될 수도, 새로운 가능성을 향한 문이 될 수도 있다. 아프리카계 미국 인권운동가 안젤라 데이비스는 "옆으로 돌린 벽은 다리가 된다"[61]고 하였다. 즉, 벽을 눕히면 다리로 활용할 수 있다는 것이다. 모두가 벽이라서 안 된다고 할지라도, 그 벽을 넘어뜨려 눕히면, 그건 새로운 길을 열어주거나 두 공간을 이어주는 다리가 된다. 오늘 우리는 내 앞의 어려움을 담으로 여기고 있는지, 혹은 디딤돌로 혹은 다리로 활용하고 있는지 점검해 보았으면 한다.

"10%의 신화"라는 말이 있다. 인간의 뇌가 원래 10% 정도만 사용되는데, 100%를 전부 발휘했을 때 어떤 일이 가능할지는 미지수라고 하는 유사 과학 분야에서 비롯된 말이다. 영화 「루시」[62]에는 약물로 뇌를 100% 사용할 수 있게 된 주인공이 거의 신적인 존재로 그려진다. 상상을 바탕으로 한 흥미로운 작품이었는데, 사실 해석에 따라 뇌의 사용 정도는 다양하게 표현되고 있다. 일본의 해마 연구가인 이케가야 유지가 이토이 시게사토와 함께 2002년에 집필한 『해마』에서는 사람들이 두뇌 기능의 2퍼센트만 사용하고 있다고 기록하였고,[63] 현대 뇌과학에서는 인간이 생각하고 말하고 행동하는데 뇌의 거의 전 부분을 100% 사용한다고 이야기하기도 한다. 그래서 10%의 "신화"라는 표현을 사용했을 것이다.

벽 쌓기, 벽 허물기, 그리고 자기 긍정과 자기 암시, 어퍼메이션을 이야기하면서 말의 중요성을 다시금 확인하게 된다. 내가 어떻게 하나, 난 가진 게 아무것도 없는데, 이런 부정적인 암시로 계속 암흑을 걷고 있다면 이제는 새로운 방식으로 생각해 보기를 권한다. 우리 모두는 공통되게 뇌를 하나씩 갖고 있다. 어느 부분이 얼마나 더 활성화되고 더 사용되는가는 이제 우리에게 달렸다. 더 많이 사용하고 긍정적으로 훈련할수록 "뇌 부자"가 될 수 있다. 자꾸 걸림돌에 치여 낙담하기보다는 긍정의 선언을 함으로써 걸림돌을 디딤돌로 활용해 보기를 추천하며 응원한다.

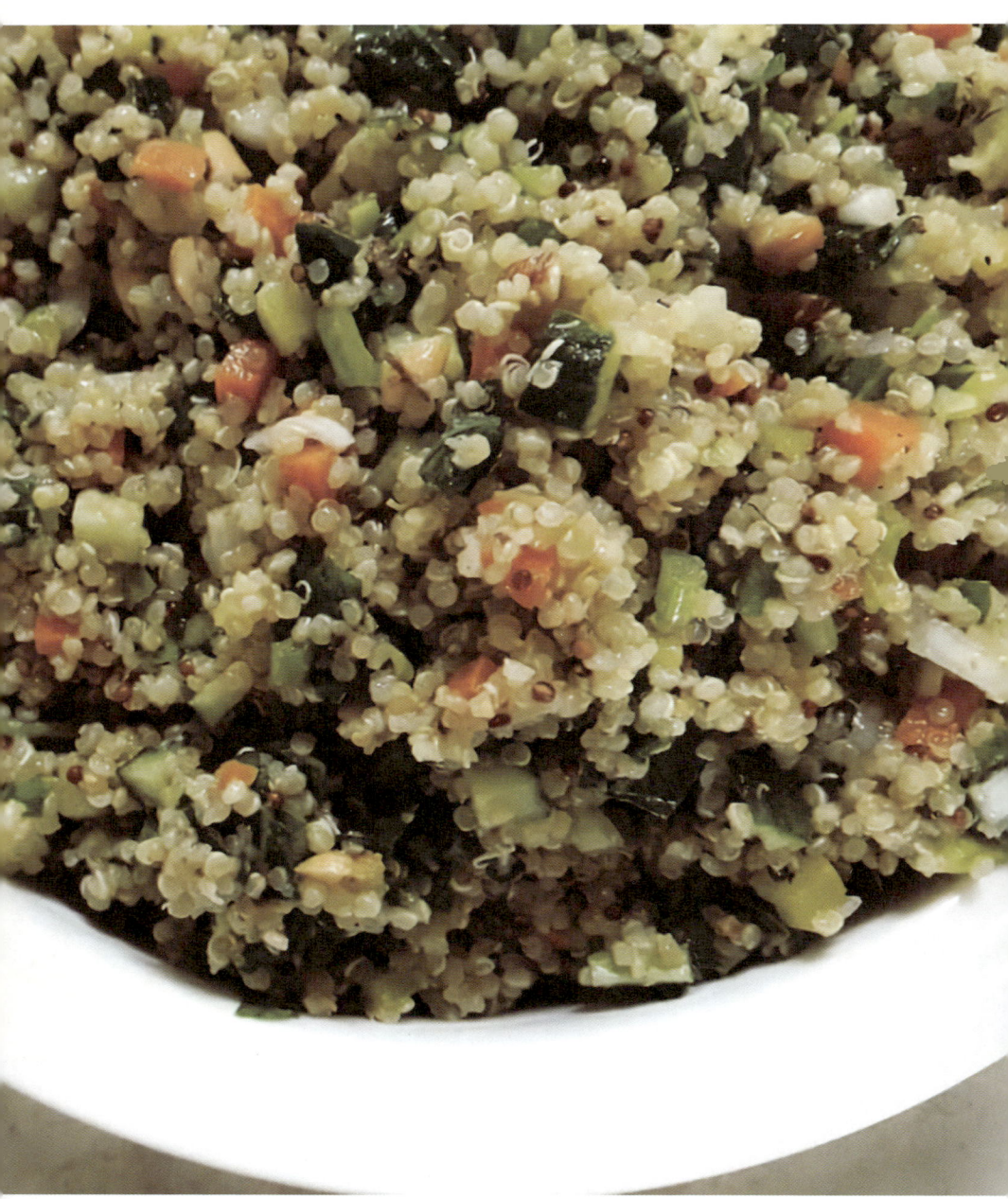

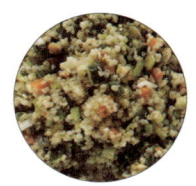

케일 퀴노아 샐러드

마인드 식단MIND Diet이란 것이 있다.
"고혈압을 낮추기 위한 식단과 뇌 건강에 좋은 식단을 합친 것"으로
지중해식 식단과 비교해 더 엄격하고, 뇌 건강에 집중하는 식단이다.64
지중해성 식단은 신경 퇴행성 진행은 늦추고 뇌 기능을 향상한다고 알려져 있는데,
이 둘을 함께 맛볼 수 있는 케일 퀴노아 샐러드를 만들어 보자.
특히 '부럼 깨기'의 주인공 견과류를 곁들이자. 퀴노아 같은 통곡물과 저칼로리 드레싱을
살짝 얹은 샐러드, 그리고 각종 야채와 견과류를 함께 버무리는
케일 퀴노아 샐러드로 뇌건강, 마음건강, 벽허물기를 시도해 보자.

재료

케일, 퀴노아를 포함한 각종 채소(오이, 당근, 콩, 양파, 브로콜리, 파프리카 등),
견과류(여기서는 아몬드와 캐슈넛을 활용했다), 레몬, 올리브유, 소금, 후추

방법

1. 퀴노아를 소량 씻어 밥을 짓는다.
2. 1에 소금과 후추로 간을 하고 큰 볼에 담아 식힌다.
3. 잘 씻은 케일은 물기를 제거하고 다져 올리브유와 소금으로 버무린다.
4. 케일과 각종 채소, 양파, 얇게 썬 아몬드를 잘 버무리고 2에 마련된 퀴노아를 섞는다.
5. 올리브유와 레몬즙을 적당량 두르고 섞는다. 단맛을 원한다면 설탕이나 꿀, 메이플 시럽을 곁들인다. (원하는 대로) 따뜻하게 혹은 차게 낸다.

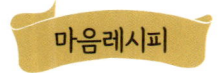

담장고치기, 걸림돌을 디딤돌로

1. 긍정의 화술 즉 어퍼메이션으로 자신에 대한 긍정 선언을 해보자.
2. 오늘 나의 삶에는 어떤 말의 씨앗이 어떻게 싹트고 어떤 열매 맺기를 원하는가.
3. 새로운 경험과 긍정 훈련으로 뇌에 신선한 충격을 가해보자. 당신은 머지않아 튼실한 "뇌부자"가 되어 있을 것이다.

5. 호박 리본 샐러드

경직과 혼돈, 중심을 주행하는 삶

어느 날 여성 K가 병원을 찾았다. 주 호소는 화가 치밀어 오르고 우울한 마음이었는데, 증상을 탐색하던 중 그 마음이 부모-자녀의 관계 문제에서 비롯되었음을 알게 되었다. K는 어려서부터 집에서 행복한 기억은 하나도 없다고 하였다. 오히려 불안과 공포가 주된 기억이었다. 그의 아버지는 귀가할 때마다 술에 취해 다짜고짜 욕을 하고 심지어 가족을 때리고 위협하기 일쑤였다. 그 시간만 견디면 되는 게 아니었다. 폭행과 공포의 시간이 지나가면 아버지는 졸린 자녀를 앉혀놓고 밤새 훈계를 했다. 어린 K는 너무 두렵고 졸리고 그 상황이 싫었지만, 아버지 눈 밖에 나서 행여나 화를 더 부추길까 말 한마디 못하고 늘 노심초사했다. 혹시라도 남들이 알면 안 된다는 판단에 자신의 사정과 심정을 꼭꼭 숨겨왔다. 그러다 보니 자연스레 말수가 줄고 되도록 모임이나 행사 참여는 피하게 되었다. K는 학창 시절에도 취업 후 직장에서도 부당한 대우에 반항조차 하지 못했고, 그게 늘 불만이었다. 화를 속으로 삭이다 보니 기분은 대체로 우울하고, 잠은 설치고, 의욕이 없고, 괜스레 여기저기 아프기까지 했다.

K는 집에서조차 마음 터놓을 사람이 없었다. 어머니도 상처가 많아서인지 안식처가 되지는 못했다. 워킹맘이라 너무나 바빴던 탓에 자녀를 따뜻이 돌보고 정서적인 안정감을 충분히 공급할 여력이 없었다. 그래서 K에게

집은 일찌감치 편안과 안전 같은 수사(修辭)와는 거리가 먼 공간이었다. 오히려 불안의 도가니였다. 아버지의 음주, 가정폭력, 부모님의 다툼 외에도 계속 불편하게 느끼는 막연한 뭔가에 둘러싸인 느낌이었다. 그러다 친구들과 어울리면서 어느 순간 우리 집은 뭔가 다르다, 뭔가 잘못되었다는 사실을 알아차렸고, 슬프고 억울했다. 부끄러움과 분노의 마음 이면에 한편으로는 '우리 집도 좀 따뜻했으면'하는 바람이 일었다. 수십 년에 걸쳐 펼쳐진 심적 변화를 단 몇 단어로 이루어진 몇 개의 문장만으로 요약하기엔 턱없이 부족했지만, K의 복잡한 마음은 다행히 회복을 위한 '간절한 바람'이 되어 그를 병원으로 이끌었다.

가장 친밀하다고 할 수 있는 가족이 문제의 근원이 되는 경우라니 안타까운 일이지만 가장 가까워서 문제도 많이 생기는 관계가 가족이기도 하다. 성격과 심리 증상의 상당 부분이 양육 환경과 가족과의 관계에서 비롯된다. 정신분석·정신치료에서는 우리가 5세에서 7세 정도까지 어떻게 양육되었는가가 그 사람의 평생을 좌우한다고 할 만큼, 7세 무렵은 인성의 기초가 형성되고 자존감과 성격이 형성되는 중요한 시기이다. 충분히 사랑받아야 할 시기에 우울과 불안을 과도하게 경험했다면 혼란할 수밖에 없다. 뇌가 분화, 형성, 발달, 성장하는 기간에 불안과 긴장의 상태가 산소처럼, 영양분으로, 수분처럼 공급되었다면 몸과 마음, 그리고 생각이 초긴장 상태이지 않겠는가. K가 진료실을 떠난 이후에도 그의 말이 계속 마음에 맴돌았다. "선생님, 제 마음을 아세요? 저는 도무지 제 맘을 모르겠어요." 과연 우리는 자신의 마음을 얼마나 잘 알고 있을까.

인간은 자기 마음만 제대로 알아도 정서적으로나 관계적으로나 더 편안해질 수가 있다. 깨닫고 아는 것이 바로 치료의 시작이다. 내 마음 상태를 정확히 알고 있다면 사실 치료받을 일은 별로 없기도 할 것이다. K도 어떻게든 더 늦기 전에 집안 분위기를 바꿔보자는 심정으로 병원을 찾은 그 시도가 삶의 전환점이 되었다. 변화의 첫발을 내디뎠다는 사실이 중요한 출발이었다. 부모의 관심과 사랑도 아예 없었던 것은 아니었다. 그들 또한 세파에 시달리다 보니 그 사랑이 변형되어 그들 나름의 방식으로 표현한 부분이 있었다. 부모도 당신의 부모에게서 물려받은 대로 가족을 대했을 터였다. 이렇듯 양육 환경이나 성격, 그리고 적응 방식은 "대물림"된다. 『독이 되는 부모가 되지 마라』라는 책에서 그런 "독성 대물림"을 끊고, 어릴 적 상처를 치유하고 극복하는 방법을 이야기한다.[65] 우리가 어릴 때는 스스로 어찌하거나 극복할 수 없었대도, 성인이 된 이후에 삶과 관계를 열고 이어 나가는 것은 각자의 역할이고 책임이다. 따라서 삶의 방식과 건강한 관계를 확립해 나가는 것이 중요하다.

부모가 가진 여러 결함과 상처가 자녀에게 대물림되고 또 그 자녀에게까지 이어지는 상황을 흔히 본다. 또 다른 날 내원했던 중년 남성 L은 K의 부모 입장이겠다 싶은 환우였다. 우울감과 외로움을 많이 타면서도 욱하는 성격에 화가 많은 L도 가족 관계에 고민이 많았다. 두 환우는 전혀 무관한 사람들인데, 어찌 보면 공통된 고민을 하고 있었다. 자녀의 관점에서는 부모에 대한 불만과 고민이 있고, 그럼에도 불구하고 화목하고 사랑받는 가정이면 좋겠다는 소망이 있지만 다가가는 방법을 모르거나 서툴러 고민한다. 부모의 입장에서는 외롭고 뭔지 모를 불편함이 있는데, 어찌해야 자녀를 만족시키고 자신도 편할지 그 소통 방법을 몰라 고민하다 보니 밤잠을 설치고 편두통이 생기고 소화가 안 되는 식으로 몸이 말하기 시작한다. 그래서 두 사람 모두 (시차를 두고) 진료실을 찾아왔다.

사실, 어느 가정이건 문제는 있게 마련이다. 인간이 원래 완벽하지 않은 존재이다 보니, 그런 인간으로 구성된 가정 또한 완벽할 수는 없을 테다. 완벽하다는 것이 오히려 더 이상하지 않겠는가. 그래도 "독이 되는 부모"라는 역기능적 가정의 대물림을 끊고 진정한 부모-자녀의 관계, 그리고 가족의 기능을 회복하는 일이 시급하다. 그러기 위해서는 내 마음을 제대로 알고 평온과 균형을 찾아야 할 것이다. 모든 관계와 소통은 자신을 이해하는 것에서부터 시작하기 때문이다.

자신과 친밀해지고 자기를 더 잘 알기 위해 쉽게 해볼 수 있는 것은 마인드사이트mindsight와 마인드풀니스mindfulness 곧 마음챙김이다.[66] 마인드사이트는 마인드mind(마음)-사이트sight(봄,시력), 심안(心眼), 즉 마음의 시력을 키우는 방법으로서 캘리포니아 대학교 로스엔젤레스UCLA의 정신과 교수를 역임한 대니얼 시겔(Daniel Siegel)이 제안했다. 시겔은 우리가 배를 타고 "마음의 강" 곧 "웰빙의 강"을 건너고 있다고 가정한다. 이때 감정의 양극단으로 경직rigidity과 혼돈chaos의 강둑을 상정하여, 전자는 좌뇌 활동에 지나치게 기운 경우, 후자는 우뇌에 지나치게 치중하는 경우로 보았다. 운전 상황을 생각하면 이 양 강둑을 양쪽 차선으로 바꾸어 생각해 볼 수 있을 것이다. 좌측 차선을 '경직'의 차선, 우측 차선을 '혼돈'의 차선이라고 하고, 어느 한쪽 차선에 치우치지 않고 양 차선의 중앙으로 안정되게 주행하는 게 우리의 목표이다.

여기서 '경직'의 차선에 치우치거나 그 선을 밟는 것은 일종의 '정서적인 사막' 상태이다. 말 그대로 생각과 말과 행동이 너무 경직되어 융통성이 없고, 엄격한 기준으로 자신과 타인을 평가하는 것이다. 부모로 치면 지나치게 이성적이고 차가워 오히려 공감하지 못하고 조건도 제약도 많은 엄한 부모이다. '이것도 안 돼, 저것도 안 돼', '이래라, 저래라'며 신처럼 군림하는 부모의 아이는 자존감이 상처받고, 상대적으로 자녀는 부모를 무의식적으로 신격화 혹은 적대시하는 악순환을 거듭한다. 이런 경우 자녀가 독립된 인격체로 성장하는 것을 방해하는 셈이다.

경직의 상태가 지나치면 병이 될 수 있다. 가령, 강박증 증상 중에 청결과 확인에 대한 강박이 있다. 손을 너무 자주 씻거나, 오랜 시간 청소하는 일, 혹은 지나치게 자주 확인해서 일상생활에 지장이 있는 경우이다. 어떤 행동을 나이만큼, 생년만큼 하는 환자 P도 있었다. 가스 밸브를 잠갔는지 29번씩 확인하고, 외출 때는 문이 잠겼는지 29번씩, 그리고 길을 걸을 때는 시야에 들어오는 각종 간판과 자동차 번호판을 29번씩 세다 보니, 외출해서 한 발짝씩 떼기가 여간 어려운 일이 아니었다. 영화 「이보다 더 좋을 순 없다」에서도 경직의 상태가 잘 그려지고 있다. 주인공은 길을 걸으면서 절대 금을 밟지 않고, 지나치게 위생을 중시하다 보니 식당에도 자기가 쓸 나이프와 포크를 직접 갖고 다닌다. 스스로 정한 기준이나 규칙이 엄격하고 경직돼 있어 긴장된다. 또 스스로 뿌듯하고 칭찬받을 만한데도, '아직은 아니야. 더 해야지'라는 불안 때문에 현실에서 충분히 행복감과 성취감을 느끼지 못하고, 항상 '더, 더, 더'를 추구하기도 한다. 나와 남에게 들이대는 잣대가 너무나 엄격하고 경직되어 불만과 불평이 늘고 갈등이 잦다.

오른쪽 강둑 혹은 '혼돈'의 차선에 치우치는 것은 일종의 '정서적 홍수'

상태이다. 논리나 이성적인 사고와는 거리가 멀고 지나치게 감정에 치우치는 것이다. 감정과 행동이 변덕스럽고 예측 불가능한 상태, 즉 불같이 화내고, 물질에 취한 혼란한 상태, 극도로 예민하고 불안정한 상태 등이다. '혼돈'의 차선을 밟으면 스스로 마음을 인지하지 못하고 혼란해한다. 남들이 자꾸 자신을 무시한다고 하지만, 정작 스스로 감정을 속이거나 외면하고, 혹은 낮은 자존감이나 피해사고 때문이기도 하다. 남에게 대접받고자 하는 것과 자신을 대(접)하는 태도가 일치하지 않다 보니 정서적으로 불안정하고 혼란해지기 일쑤다.

가정에서 부모의 혼란한 상태가 활성화되면 자녀가 하는 똑같은 행동을 놓고도 어떤 때는 칭찬을 하고 어떤 때는 꾸짖는 혼돈의 양육 방식으로 나타난다. 아이는 부모를 만족시키고 칭찬받으면서 성취와 보람을 익혀간다. 부모를 기쁘게 하려는 의식적, 무의식적 의도에서 예전에 엄마를 웃게 했던 행동을 다시 했는데, 이번에는 화를 낸다면 아이가 얼마나 혼란스럽겠는가. '어? 전에는 엄마가 웃었는데 내가 기억을 잘못했나?' '엄마를 웃게 하고 싶었는데 화나게 해버렸어!'라는 생각에 (유아가 이렇게 구체적으로 생각하지는 못한다더라도 무의식중에라도 이런 마음이 남아) 자존감이 낮아지고 자신감이 떨어져 소심함이 강화될 수 있다. 성인이 되어서도 남의 눈치를 살피고 매사에 자신 없고 의욕이 저하되는 불안정한 상태가 될 것이다.

우리가 미처 방어할 수 없었던 어린 시절의 일을 돌이키거나 책임질 수는 없다. 그렇지만, 그 잘못된 과거가 현재까지도 이어지고 있다면 무언가 조치하고 변경할 의무와 책임은 있다. 부모가 뿌린 감정 씨앗이 부정적인 정서의 형태, 가령 공포와 불안, 비난, 죄책감, 수치심 등으로 뿌려지면, 그 씨앗이 자라서 우리 자녀와 또 그들의 자녀에게도 악영향을 미친다.[67] 그 씨앗에서 자존감과 만족감, 공감어린 대인관계, 직업 활동 등이 싹트더라도 불안정하고 공허하여 쭉정이 같은 흉작을 거둘 우려가 있다.

자녀를 지나치게 간섭하는 부모도 마찬가지로 혼돈의 상태가 아닌지 점검이 필요하다. 혼돈 상태의 부모는 부모와 자녀의 관계를 건전하게 형성하여 유지하지 못하고 자녀를 '경쟁자'로 보기도 하고 사랑과 보살핌이라는 미명으로 '조종'하기도 한다. 가정 분위기 자체가, 아이가 부모의 사랑을 못 받고 있다고 느끼도록 하는 일종의 가스라이팅으로 치달아, 자녀가 어떻게 해서든 사랑받고 싶게 만든다. 혼돈 차선을 밟으면, 평생 심리적인 탯줄이 끊어지지 않고 정상적인 감정을 토대로 한 인격적인 성장과 발전의 기회를 박탈당한다. 부모의 정신 불건강 상태가 "독"으로 남아 자녀에게 대물림되고 또 그 자녀의 자녀에게 대물림된다.[68]

부모가 자신과 그 삶에 만족하면 경직이나 혼돈에 치우치거나 자녀를 조종하지 않는다. 스스로 만족이나 자신감이 없고 자녀들에게까지 무시당할까 두려워하는 마음이 모두에게 독이 된다. 자신과 자녀, 그리고 대인관계를 맺는 타인에게 그렇다. 이런 대물림을 끊으려면 나부터라도 내 마음이 경직이나 혼돈, 어느 한쪽으로 치우치지 않았는지 살피는 것이 도움이 된다. 경직과 혼돈의 차선에 치우치지 않고 양 차선의 중앙을 주행하며 안정된 마음 상태를 유지할 수 있으려면 내 마음의 위치를 평소에 잘 파악하고 있어야 한다. 너무 논리와 형식, 수학적인 계산에만 치중했다면, 좀 더 우뇌적인 활동을 곁들여, '상대방의 심정은 어땠을까?' 생각해보고, 너무 혼란한 상태에 치닫는 경우는 잠시 멈추어 불만 사항을 순서대로 적어 내려가며 목록화 하는 식으로 좌뇌를 일깨우는 활동을 하면 도움이 된다. 그러면 현실에서 불만도 불안도 줄고, 좀 더 편안하고 평온한 자유로운 주행을 해 나갈 수 있을 것이다.

마음이 요동치거나 경직된 상태에서는 본인에게도 주위 사람에게도 불편을 끼치고 상처를 입힌다. 현재를 살아가고 있지만 과거에 독이 되었던 관계 패턴을 끊임없이 반복하고 재현한다. 과거를 바꿀 수는 없다 하여도 이제 우리의 선택에 따라 지금부터는 달라질 수가 있다. 내 마음을 알아차리는 것에서 변화가 시작된다. 두뇌는 경험에 따라 변화되는 특성과 능력이 있다. 뇌의 회복력, 즉 신경가소성이 있어서다. 또한 실패나 부정적인 상황을 극복해서 본연의 심리적 안정 상태를 되찾으려는 회복탄력성도 발휘해 봄직하다. 오늘부터 한 가지씩이라도 긍정적인 경험을 쌓으면 나도, 가정도, 대인관계도 좀 더 밝아질 수 있을 것이다.

K와 L은 여전히 가족 관계 회복을 위해 정진하고 있다. L은 자녀의 마음에 깊이 다가가지는 못하고 있지만 적어도 그 자신과는 상당히 친밀해졌고 노력하고 있노라고 고백한다. P는 이제 50대가 되었으리라. 힘들었던 강박에서 벗어나 어디선가 균형 잡히고 자유로운 삶을 잘 살아내고 있기를 기대하고 응원한다. 이제 우리는 사랑과 존경, 안정과 지지, 독립심의 형태로 돌봄의 씨앗을 뿌려보자. 그리고 뇌의 회복력을 믿고 즐겁고 새로운 경험을 만들어 가면 좋겠다. 오늘 우리의 마음이 경직과 혼돈의 차선을 밟고 있지는 않은지 살피면서 편안하고 안전한 인생을 주행하길 바란다.

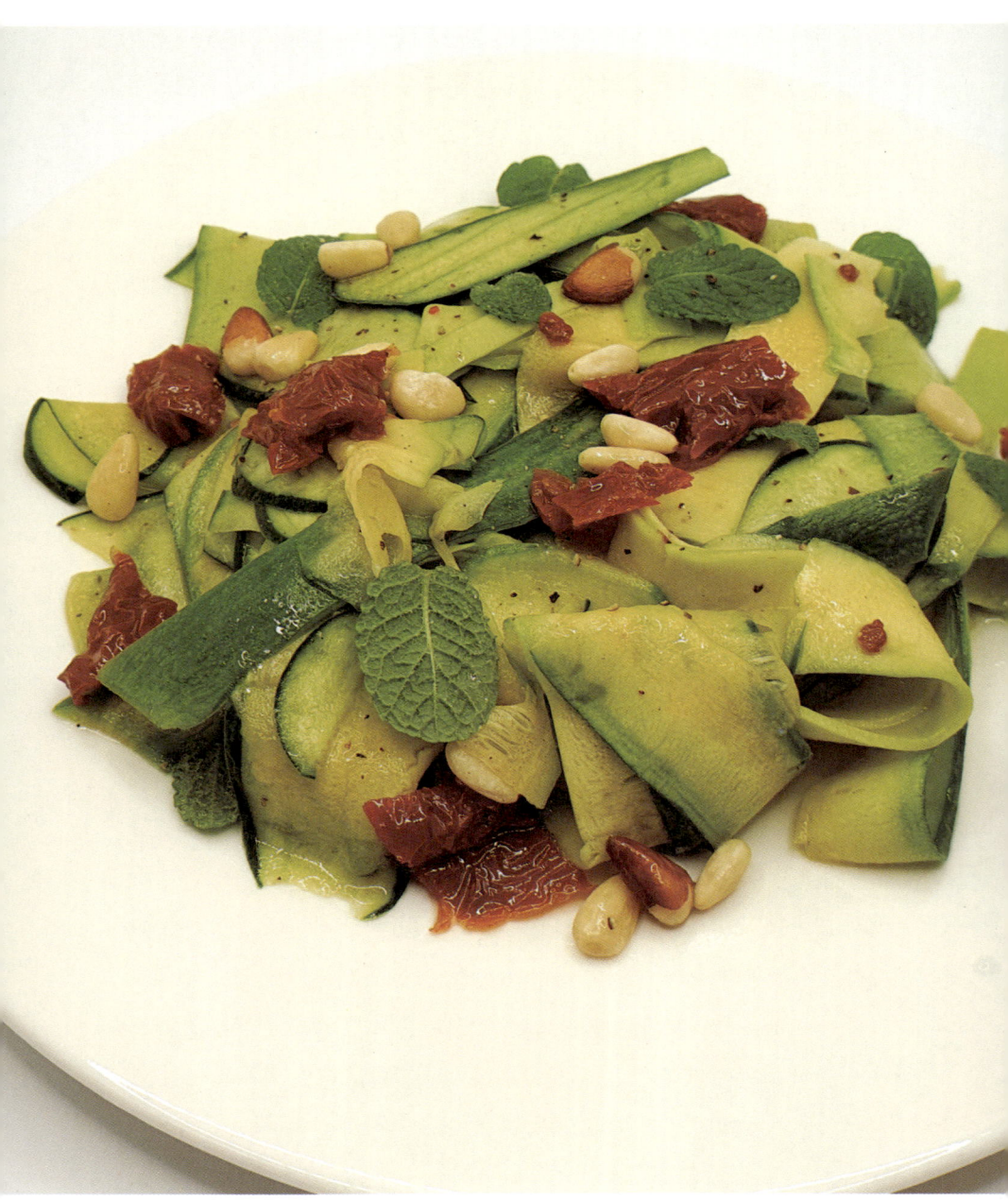

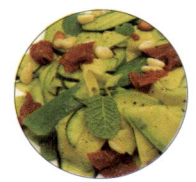

유연함의 식탁, 호박 리본 샐러드

재료

애호박 2개, 허브(민트, 바질), 마늘 반쪽, 잣, 방울토마토,
치즈, 올리브유, 레몬, 소금, 후추

방법

1. 재료를 깨끗이 세척하고 물기를 제거한다.
2. 애호박은 야채 필러로 얇게 (녹색 테두리가 있는) 하얀 리본처럼 자른다.
3. 자른 호박과 각종 야채를 볼에 담고 올리브유와 레몬즙, 소금으로 버무린다.
4. 수분이 빠져나가고 호박이 부드러운 리본처럼 되면 건져내어 접시에 담는다.
5. 각종 재료를 한데 넣고 레몬즙, 올리브유, 후추를 뿌린다. 잣과 치즈, 허브를 얹는다.

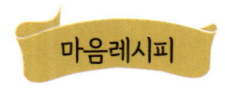

치우침 없는 마음 상태를 위해

1. 내 마음이 너무 엄격한 기준을 따라 경직의 차선을 밟고 있지는 않은지 살피자.
2. 내 마음이 중심과 기준이 없는 혼돈의 차선에 닿고 있지는 않은가.
3. 치우침 없이 안정되고 유연하게 유영하며 사랑과 존경, 안정과 지지, 독립심의 씨앗을 뿌리자.

6. 참외샐러드
이름 불러주기, 존재감, 병 전 상태 그리고 새로운 상태로의 회복

필자가 근무하는 병원에서는 입원 치료 중인 알코올 의존 환자들을 대상으로 알코올 교육을 한다. 진료과장들이 각각 10주씩 맡아 교육 과정을 진행한다. 내가 맡은 교육 시간 제1주차는 항상 자기소개로 시작하는데, 자신의 이름을 소재로 글을 쓰고 그 이야기를 참가자들과 나눈다. 글의 장르나 표현 방식은 자유롭다. 어떤 이는 자신의 이름으로 삼행시를 짓고, 어떤 이는 이름의 한자 뜻풀이를 한다. 이름에 얽힌 가정사를 서술형으로 풀어내는 환우도 있고, 이름과 관련된 흥미로운 일에 관해 이야기하기도 한다. 하얀 종이에 한글로 이름 석 자만 적어두고 한참을 이야기로 들려주는 이도 있고, 이름에 대한 불만과 그 때문에 겪었던 아픔과 곤경을 잔뜩 적어 투덜대며 읽기도 한다.

이름으로 글을 쓰고 읽으며 이야기 나누는 것은 서사의학Narrative Medicine 워크숍의 첫 조별 모임에서 하는 활동이다. 서사의학은 미국 컬럼비아 대학교 의과대학의 리타 샤론 교수가 정초하였고, 우리가 문학 작품을 읽으면서 겪는 경험과 변화들이 의료인과 환자의 만남에 적용될 수 있고, 그래서 의료인의 서사적·공감적 자질 함양에 도움이 될 것이라는 믿음과 실천으로 근 30년을 이끌어 온 학문이다. 나는 리타 샤론 교수와 서사의학을 2003년 무렵 영문학 대학원 과정에서 문학의 치유 효과에 지대한 관심이

있던 때 처음 접했다. 그래서 의과대학에 진학한 이후 1개월 선택실습 기간은 컬럼비아 대학교 의과대학에서 보내며 서사의학에 대한 관심과 열정을 이어나갔고, 자세히 읽기close reading와 지시문을 통한 창의적 글쓰기prompt writing라는 기본 방법론을 다양하게 적용해왔다.

서사의학의 기조와 학문적 실천에 마음이 가고, 정신의학과의 접점을 찾고 싶어 정신건강의학과 전문의가 된 이후에는 휴가 기간을 활용하여 서사의학 워크숍에 참석했다. 미국 여러 지역과 유럽으로 확산되어, 특히 활발한 활동을 펼치고 있는 독일 마인츠 대학교, 즉 요하네스-구텐베르크 대학에서 열린 2016년 서사의학 워크숍에서는 다양한 분과 전문의, 간호사, 교수, 작가, 음악가, 기자, 간병인, 주부, 시인, 의과대학생, 간호대생 등 수많은 이들을 만나 활동하며 유럽에서의 서사의학을 접할 수 있었다. 2018년 뉴욕 컬럼비아 대학병원에서 열린 워크숍에서는 서사의학에 대한 학문적 열정을 가진 이들과 (재)연결되어 주의집중하고 표현하고 연합하는 기법들을 활용한 서사의학의 실제를 경험하는 기회가 되었다. 이후 매달 열리는 서사의학 세미나에 (시차를 견디는 때마다) 줌zoom으로 함께하고 있다. 서사의학에 대한 오랜 애정과 관심, 그리고 실천의 마음이 모여, 국내에서도 그 학문적 가치와 관심이 싹트게 되었다. 그래서 2023년 6월과 10월 대한의료커뮤니케이션학회 춘계와 추계학회에서는, 학계에서 활발한 활동을 펼치고 있는 연세대학교 치과대학 치의학교육학교실의 김준혁 교수님과 국내 최초로 서사의학 워크숍을 개최하여 퍼실리테이터[69]로 참여하였다. 이로써, "답을 밝히는 것이 아니라 생각의 그릇을 만들기 위한"[70] 모임을 이끌며, 함께 글쓰고 나누는 꿈에 한 걸음 다가갔다.

미국과 유럽에서 며칠 동안 진행되는 서사의학 워크숍 첫 시간에 각 조원들은 이름에 관한 글을 쓰고 이야기를 나눈다. 글의 장르나 표현법, 이름에 얽힌 이야기는 각기 다르지만, 어떻든 간에 거의 모두의 이름에 소중한 자녀를 향한 부모의 소망과 험한 세상에서 강건하고 행복하게 살아내기를 바라는 마음, 가정의 전통을 잇는 소중한 이야기 담겨 있고, 좋은 사람들에게 충분히 사랑받고 곱게 자라기를 기대하는 이들의 축복과 염원이 읽힌다. 가정의 경제 수준, 교육 정도, 사회적 위치 등과 무관하게 모든 이름은 '처음', 그 생의 '첫 순간'과 '시작'의 뭉클함과 축복된 시간의 농축, 그리고 장래에 '꽃길' 걷기를 위한 바람이다. 그래서 필자도 알코올 교육의 첫 시간에 이름으로 글쓰기와 이름 부르기 활동을 한다.

대구광역시의 남북을 관통하는 신천대로를 달리다 보면 유난히 큰 간판으로 눈에 띄는 건물이 하나 있다. "누가 이름을 함부로 짓는가"라는 문구가 마치 지나는 이들에게 질문을 하듯, 운전하다 말고 대답이라도 해야 하나 싶어 움찔하게 만든다. 이름을 함부로 짓는 이는 거의 없을 것이다. 아이를 향한 부모의 염원과 소망을 담아 부르는 것이 이름이다. 일찍이 부모를 여의고 고아원에서 자란 환자 S는 수녀님이 불러 주던 이름으로 불리기를 원하고, 부모도 형제자녀도 없이 자란 또 다른 환자 K는 사고력이라는 것이 싹트는 순간 자신에게 스스로 이름을 붙였다 한다. 그 또한 이후의 삶이 무탈하고 행복하기를 바라는 심정을 그 이름에 담았다.

병원에서는 환자를 진료하고 주치의로 치료의 여정을 함께 한다. 병원에 오지 않았더라면 어쩌면 진단받지 않았을 혹은 진단받지 못했을 환자가 진료 상황에서 진단의 순간을 맞는다. 어떤 환자는 정신과 질환명, 곧 그의 정서 상태에 대한 진단명을 마치 사형선고처럼 받아들인다. 또 어떤 환자는 진단명을 들으니, 속이 다 후련하단다. 그간 자기 마음을 몰라 스스로 답답하게 옭아매던 수많은 증상에 대한 해석이 내려져 차라리 기쁘다고도 한다. 또 다른 이는 화를 낸다. 2주 입원하면 다 낫게 할 수 있느냐고 따지기도 하고, 주치의의 능력을 테스트하기도 한다. 평생에 걸쳐 형성된 성격, 생각과 행동 패턴, 기분과 사고와 행동 증상이 어찌 2주 만에 완벽히 나을 수가 있겠는가. 완벽과 치유는 순간의 변화보다는 오히려 오랜 과정에 가깝다. 마치 프란츠 카프카의 『변신』에서 주인공 잠자가 벌레로 변신한 순간을 거쳐 그 이후의 오랜 변화의 과정들이 작품 전체에서 그려지듯이 말이다.

초진 환자를 진료하는 시간은 그래서 마음에 다소 짐스러운 게 있다. 오늘 이 순간의 진단으로 그의 삶의 시간과 경로가 바뀌게 되는, 그 여정의 스타트를 끊어야 하는 부담감이다. 그래서 더 신중하게 된다. 그러면서도 동시에 오늘 이 진단과 진료를 통해 그가 새로운 삶, 지금보다 더 나아지고 질서 잡히고 기쁨을 회복하는 삶 살기를 함께 격려하게 된다. 그를 처음 이름 짓고 그 이름을 부르던 부모의 마음에 티끌만치라도 다가가겠느냐마는 그래도 염원한다. 그렇게 환자의 이름을 부른다.

다시 알코올 교육 장면으로 돌아가 본다. 환자들은 자신의 이름이 얼마나 소중하고, 그 이름이 지어지고 불리던 오랜 시간이 어떤 기대와 사랑으로 충만했는지를 잊고 사는 경우가 많다. 너무 어린 시절은 기억하지 못하다 보니, 고작 기억하는 건 두 발로 걷고 뛰던 시절, 그때는 이미 아버지가 술에 취해 화내고 폭력을 일삼던 시기이기도 하고, 무엇이 좋은 건지 나쁜 건지도 모르게 이래도 화내고 저래도 화내는 어머니로 인해 늘 외롭고 마음 시리던 시절이기도 하다. 태어나던 순간, 그리고 이름이 지어지고 불리던 그때 부모의 애정 어린 눈빛과 웃음을 기억하는 이는 없다. 그리고 기억할 수도 없다. 그래서 알코올 교육을 하면서 일부러 그 시절을 의식적으로 불러온다. 기억할 수는 없지만 그 당시 긍정적인 상황을 재현하고 각자의 이름이 간직한 역사를 생각해 보도록 한다.

중요한 것은 이들의 이름은 정신과 질환을 진단받기 전, 마음이 아프기 전, 그리고 술에 대한 통제력을 잃기 전 이미 지어졌고, 이미 고귀하고 소중히 다루어졌다는 점이다. 이것을 기억하거나 상상하고 재발견하여 다시 그 이름이 지어진 순간, 병 전 상태로, 그러나 이제 병을 겪어 내고 회복을 시도하는 자로서 더 힘찬 발걸음을 내딛도록 응원하는 마음에서이다.

참외로 유명한 고장에서 정신과 봉직의로 근무한 적이 있었다. 병원에서 먹는 간식이나 환자와 보호자의 선물들에는 지역별 특성이 드러나기도 하는데, 성주는 참외의 본고장답게 참외 선물을 많이 받았다. 참외 농장에서 아르바이트를 했던 환자 G는 외래에 올 때마다 참외를 두어 개씩 봉지에 넣어 맛보라고 건네주었다. 환우들은 삼복더위에도 시원하게 마음을 녹여주는 따뜻한 재주를 지녔다.

어느 날 퇴근 짐을 챙기는데 밖이 시끌벅적하더니, "과장님, 바람이 너무 세게 불어요. 조심해서 가세요!" 응원해 주는 이가 있다. 배려와 관심의 인사가 종일의 피로와 아픔을 달래주었다. 이제 집에 가야 하는데, 승용차 아래 그늘져 어둑한 공간에 들어가서 단잠을 자는 임산부 고양이가 있었다. 산책 중이던 개방병동 환우에 따르면 그 고양이의 이름은 '나비'이고 새끼를 4마리나 배고 있다고 한다. 상황 파악을 못 하고, 고양이 이름이 왜 나비인지 골똘히 생각하다, 그건 내가 '예니'인 것과 많이 다르지는 않은 이유겠다 싶어 더 묻지는 않았다. 아무리 차체를 툭툭 치고, 문을 열었다 잠갔다, 차키로 소리를 내고, "고양이! 저리가!" 외쳐도 '나비'는 미동도 않았다. 그러더니 P가 "나비야! 나비야! 과장님 가시게 이리 나와!" 조곤조곤 하는 말이 끝나기가 무섭게 '나비'는 펄쩍 뛰어 딴 곳으로 갔다. 의사소통 능력을 재발견한 순간이었다. 역시 이름을 부르는 것만으로도 변화가 일어났다.

그러고 나서 이틀 후, '나비'는 환우들의 예상을 뒤엎고 새끼를 다섯 마리나 낳았다 한다. 주차장 옆 공사 중인 건물 한 켠에 새끼 고양이들이 모여 오물조물 입을 다신다. 손바닥 만한 새끼 고양이가 벌써 잘 걷고 폴짝 뛰기도 하고, 환우들과 방문객의 관심을 듬뿍 받았다. 저녁으로 나왔던 생선 반찬을 조금 나눠줬다며 아빠 미소를 짓는 환우도 있고, 십시일반으로 모은 3천 원으로 고양이 사료를 조금 사서 넣어줬다는 이들도 있다. 내 눈에는 안 보이는 '나비'는 저기 안에서 쉬고 있다며, 새끼들을 애정어린 눈빛으로 지켜보는 환우들 모습에 나는 어느덧 산후조리원에 문안차 와 있는 느낌이었다.

성주 참외는 역시 달콤하니 맛있었다. 그때도 지금도 여전히 환우들에게서 배우는 또 다른 인생의 맛도 매일 기대 그 이상이다. 덕분에 감사와 웃음과 기대가 더 커졌다. 2016년에 열린 48차 국제 식품 규격 위원회KODEX 농약잔류분과에서는 국내산 참외가 멜론 류로 분류되어 코리안 멜론Korean melon이라는 명칭으로 채택되었다 한다. 그 무렵 뉴스에서는 성주 참외를 해외로 수출하게 되었다고 축하를 했었다. "누가 이름을 함부로 짓는가" 하였는데, 그냥 '참외' 발음 그대로 즉 'Chamoe'라고 표기했어도 좋았을 것을,

못내 아쉽다.

　'이름 불러주기', '처음을 기억하기'가 중요한 이유는 김춘수 시인의 "꽃"이 좋은 답변이 된다. 아무것도 아니던 존재가 "내가 그의 이름을 불러 주었을 때/ 그는 나에게로 와서/ 꽃이 되었다." "하나의 몸짓"에 지나지 않았던 이가 향기를 품은 꽃이 되었다니 엄청난 변화이지 않은가. 이름을 부른다는 것은 화자나 청자 모두에게 그 사람에 대한 마음의 공간을 형성하는 행위이다. 그 안에 기억과 경험, 정서적 반응, 감각, 경험 등이 담긴다. 그 공간이 따뜻한 미소를 부르는 기억으로 충만하기를 바란다. 이름을 부르고 듣는 순간 뇌신경세포들에 점화가 일어나면서 뇌의 작용이 활발해지고 우리는 처음의 그 소중히 여겨졌던 사랑과 돌봄의 시간, 지지하고 공감했던 관계, 고귀한 생명에 대한 희망과 열정을 다시금 품게 된다. 그렇게 과거와 현재가 연결되고, 사람들이 연결된다. 이름을 회복하는 하루가 되기를 바란다.

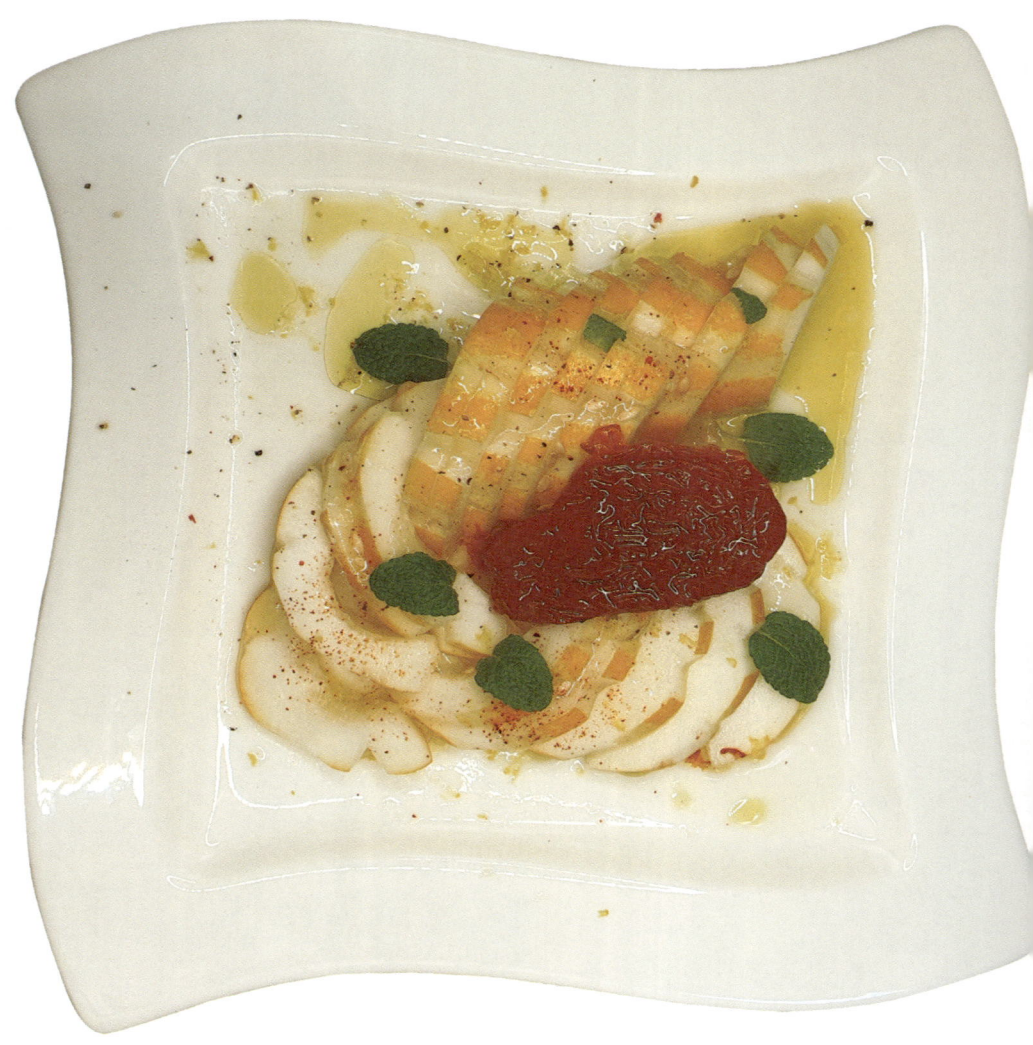

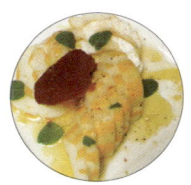

참외샐러드

재료

참외 1개, 레몬 1/2개, 소금 1/2 작은술, 후추, 올리브유 4-5큰 술,
선드라이 토마토, 애플민트

방법

1. 참외와 레몬을 꼼꼼히 세척한다.
2. 참외를 반으로 갈라 씨앗 부분을 제거하고 껍질은 일부 남기고 벗겨 얇게 썬다.
3. 참외 씨앗 부분을 체에 걸러 즙을 내고 레몬즙과 레몬 제스트, 올리브유를 섞는다.
4. 오목한 접시에 참외를 펼치듯 올리고 3을 붓는다.
5. 선드라이 토마토와 허브로 장식하고 소금, 후추를 뿌려 먹는다.

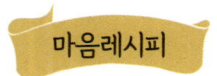

이름 부르기

1. 자기 이름의 의미를 되새겨보자.
2. 사랑하는 자녀와 배우자의 이름을 부르며 첫 마음을 기억하고 축복하자.
3. 친구와 이름에 얽힌 이야기를 서로 나누어 보며 따뜻한 미소를 지어보자.

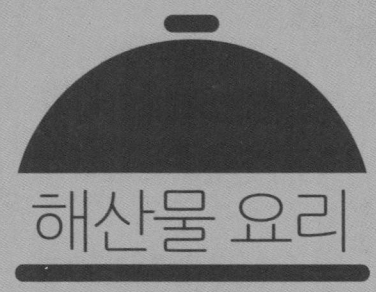

해산물 요리

1. 명란구이

발효의 미학, 오만 증후군(휴브리스 증후군)

주방에서 명란은 위급한 상황마다 나타나 어려움을 척척 해결해 주는 친구 같다. 찬거리가 넉넉잖거나 급히 무언가를 준비해 내놓아야 할 때, 냉동실 한쪽에서 동면중이던 명란은 정말 그 알알이 들어찬 수만큼 든든한 천군만마(千軍萬馬)가 된다. 적시 적소에서 위기와 허기를 채워주는 명란의 변신은 카멜레온의 변장술을 능가해, 명란 삼매경에 빠지기에 손색이 없다.

위기의 해결사이자 세상 수월한 요리의 대명사, 그리고 누구에게나 인기 있을 만한 저염 명란은 명태알을 염장한 것이다. 염장이란 소금에 절여 저장하는 방식이다. 염장의 공간에서는 여러 효소와 미생물이 번식하면서 아미노산과 젖산이 숙성, 즉 발효된다. 발효는 부패와는 구분되는 개념으로, 발효와 부패 둘 다 '변화'라는 것을 겪지만 그 결과는 판이하다. 발효는 건강에 이로운 긍정의 변질인 반면, 부패는 해로움이라는 부정성을 내포한다. 발효 음식은 속을 편안하게 해주어 우리를 쾌변으로 이끌어주지만, 부패 음식은 속 시끄럽게 하다 결국 복통과 설사를 일으킨다.

'발효의 미학'이라 함은 그래서 여러모로 신비함을 지닌 표현이다. 조상의 지혜가 담긴 염장과 발효의 미학을 이야기하면서, 긍정과 부정의 의미를 되새기게 된다. 곰팡이에도 이로운 것과 해로운 것이 있듯 일상적으로 입체적인 시각을 장착하고 발휘하자 다짐하게 된다. 인간의 눈으로 다 볼 수도 없고 알아차리지도 못하는 사이, 화학적인 변화를 겪고 숙성되어 맛과 향과 건강을 다 챙기는 것이 바로 발효이다. 이 발효와 부패의 원리는 인간의 성격적인 측면과도 연관된다. 다시 말해, 성격 장애 혹은 인격 장애에서 겪는 부정적인 성격 변질을 생각할 수 있다.

휴브리스 증후군Hubris syndrome 혹은 오만 증후군이라고도 하는 성격 특질이 있다.[71] 정신건강의학과에서 환자를 진료하고 진단할 때 사용하는 일종의 기준이 되는 『정신장애의 진단 및 통계편람』(DSM-5)에 명시된 정신질환명은 아니지만, '이런 건 고려해 보아야 하지 않을까?' 하는 제안 진단으로 소개되었다. 휴브리스 증후군은 권력자라면 누구나 지양해야 할 일종의 직업병이자 '리더십 성격장애'이다.

휴브리스(ὕβρις)는 고대 그리스어로 '오만, 자기과신'을 의미하는데, 그러고 보면 예로부터 권력자가 되면 오만함이라는 특성이 발동했던 모양이다. 고대 그리스 비극에서 이 휴브리스는 '신들을 넘보는 자만이나 반항, 그로 인해서 결국 천벌을 면치 못하는 오만'을 가리켰다. 『그리스 신화』에 등장하는 이카루스가 그 오만을 보여주는 대표적인 인물이다. 그는 밀랍 날개를 달고 하늘을 날며 아버지의 경고를 잊어버린다. 이카루스는 인간의 한계를 뛰어넘고 신의 경지에 도달하고자 더 멀리 더 높이 태양을 향해 날아올랐고, 결국 밀랍 날개가 녹아 추락하고 만다. 우리가 '이카루스의 날개'라고 하면 결국에는 파멸하고 마는 권력자들의 권위와 능력을 의미하는데, 거기서 파생된 오만, 그 자기 과신이 바로 휴브리스이다. '권력 중독'에 해당하는 이 성격 특성을 굳이 '정신장애' 혹은 '정신질환'의 진단명으로 채택하지는 않았지만, 우리가 평소 염두에 두고 주의해야 할 내용인 듯하다.

휴브리스 증후군을 정신과 질환으로 진단하고 해석하고, 또 이해하려는 시도는 2009년에 처음 있었다. 신경정신과 의사이자 영국 외무부 장관을 지냈던 데이비드 오웬과 미국 듀크 대학교의 정신과 교수인 조나단 데이비슨은 1908년부터 2009년까지, 영미 정치 지도자들의 성격을 연구하여 "휴브리스 증후군: 후천적 성격장애인가?"라는 제목으로 논문을 발표했다.[72] 경영인이나 정치 지도자들, 즉 권력자들처럼 일정 기간 견제 없이 권력을 행사한 지도자에게서 유사한 성격 문제가 드러나더라는 것이다. 그들이 제시한 휴브리스 증후군의 증상들은 정신건강의학과의 진단 편람인 DSM-IV-TR, DSM-5나 ICD-10에 명시된 자기애적 인격 장애, 반사회적 인격 장애, 히스테리성 인격 장애에서 나타나는 몇몇 성격 특성과 유사한 양상을 보인다. 가령, 권력에 도취한다거나 자기 능력에 대한 과도하고 과장된 믿음으로 자아가 팽창하는 것이다. 부풀리고 아첨하는 자기평가에 현혹해 자신을 과대평가하고, 타인의 충고나 비판에는 과도하게 반응하며 오만한 태도로 경멸한다. 위험을 무시하고 독단적으로 행동한다든지, 충동적이고 성급하게 무모한 도전을 하는 것도 그 특성 중 하나로 제시되었다.

우리가 어떤 기업의 임원이나 대표가 아니더라도, 또 정치인이나 세상에 알려진 권력자가 아니라 하더라도 휴브리스, 곧 오만이라는 핵심어는 일반인도 눈여겨보고 마음에 새겨야 할 개념이다. 가령, 한 가정의 가장이라면 나를 따르는 가족이 있고, 직장에서도 후임이나 후배가 있고, 어떤 공동체에서 직책을 맡는 경우도 이런 성격의 변질이나 특성 변화를 주의해야 한다. 능력을 갖춘 상태에서 리더십을 충분히 발휘하고, 공감하고, 자신과 연결된 사람을 따뜻이 품어줄 수 있다면 그건 더할 나위 없는 축복일 테다. 그러나 미숙한 권력자나 미숙한 리더는 타인의 말에 귀 기울이려는 마음이 부족하고 유독 자기 경험과 판단에만 치중하는 경향이 있다. 캘리포니아 대학교 버클리 캠퍼스 심리학과에서 약 20년 동안 "권력자의 뇌"를 추적 연구해 온 대커 켈트너 박사는, 대상자들에게 권력을 부여했을 때 그들이 마치 '외상성 뇌손상'이라도 입은 듯이 충동적이고, 그 언행에는 공감과 이해력이 부족하다는 사실을 발견했다.[73] 타인의 마음을 읽는 능력이 감퇴하는 이런 태도와 행동의 변화는 오늘날 수많은 '갑질'을 설명해 주는 이론일 수도 있겠다. 이제 우리가 변질된 권력의 힘과 오만함, 또 그 위험을 미리 안다면 '갑질'이나 '권력 중독'에 빠지는 위험도 미연에 방지할 수 있지 않을까?

휴브리스 증후군은 권력이 사라짐과 동시에 그 증상도 약해지거나 사라진다고 알려져 있다. 이것이 모든 권력자에게 나타나는 특성은 물론 아니다. 겸손하고, 남의 비판과 조언을 경청하고, 유연한 사고와 뛰어난 유머 감각을 갖추어 남들의 비꼬는 말도 어느 정도 감당해 내는 사람들에게는 휴브리스 증후군의 발생률이 낮다. 특히 리더의 측근자가 아첨꾼이 아니라 유력한 조언자이고, 또 충심 어린 멘토여서 겸손과 공감이 퇴색되지 않도록 곁에서 이끌고 도와준다면 이 또한 보호막이 된다. 국가적으로는 몇 년마다 중대한 선거가 있고, 각자의 삶에서 개인적으로도 리더의 역할, 혹은 조언자의 역할을 하게 된다. 우리 삶의 자리에서 '발효의 미학'을 기억하여, 오만 증후군에 빠지지 않고 긍정적인 변화와 성장, 발전을 겪어나가기를 바란다. 우리의 성격도, 인격도, 그리고 우리가 맺는 관계 또한 발효의 효과를 발휘하여 좋은 변화로 무르익어 가기를 기대한다.

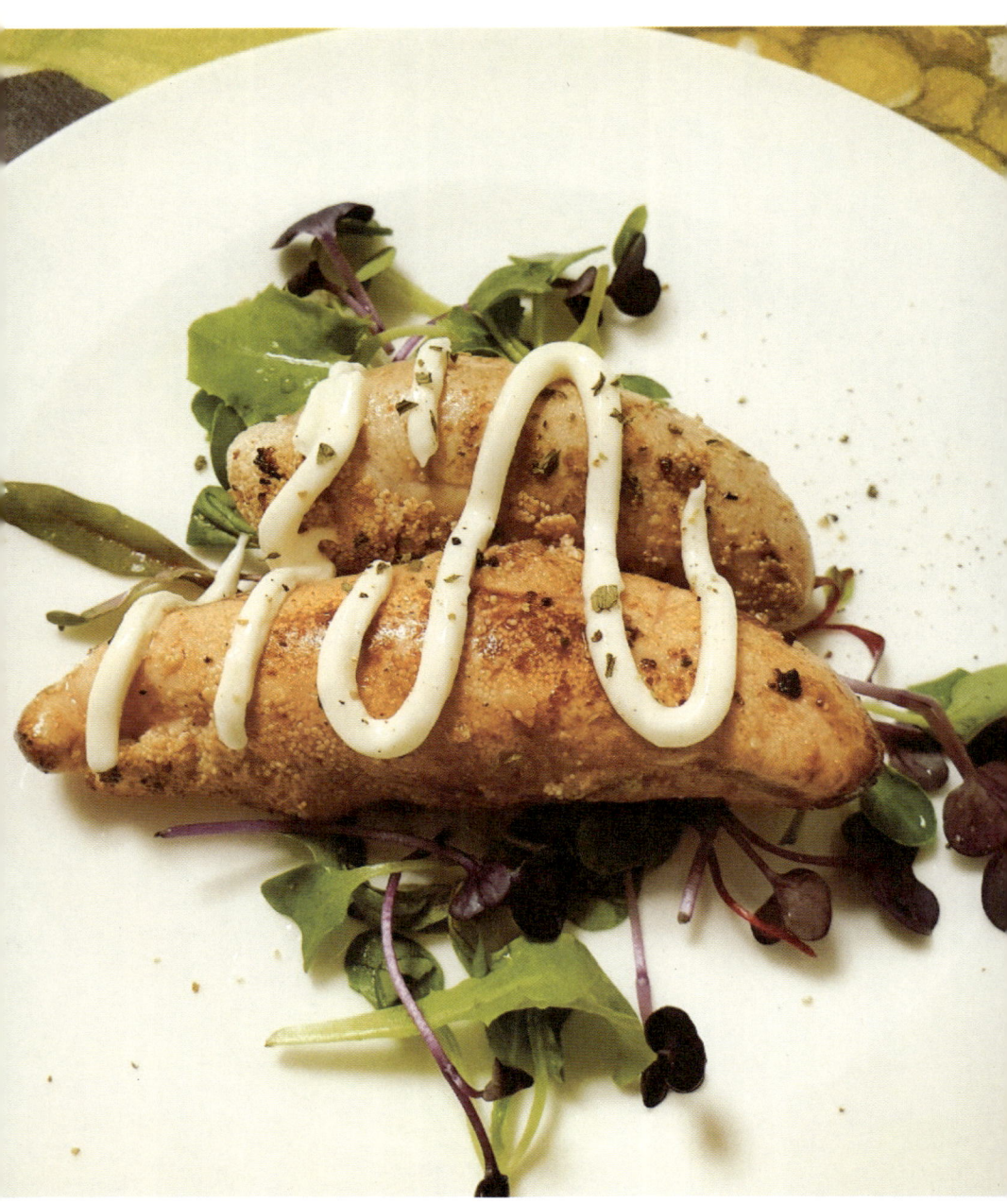

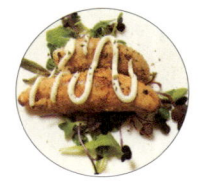

명란구이

재료

명란젓, 어린잎 채소, 식용유,
참기름, 후추, 마요네즈

방법

1. 채소는 깨끗이 세척하여 물을 빼둔다.
2. 팬에 기름을 두르고 저염식 명란을 잘 굽는다.
3. 어느 정도 구워지면 참기름을 소량 둘러 향을 입힌다.
4. 잘 익은 명란을 풀숲 어린 채소에 얹는다.
5. 고소한 마요네즈와 후추를 뿌려 마무리한다.

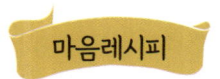

휴브리스 극복하기

1. '갑'이기고 하고 '을'이기도 했던 자신의 삶을 돌아보자.
2. 내 곁에서 비판과 조언을 해주는 사람은 누구였는지 떠올려 보자.
3. 충심 어린 멘토를 두고 겸손함과 자존감, 유연함과 유머 감각으로 장착하자.

2. 생선전
관계의 접착제, 공동지향성과 바라보기

식재료는 음식의 맛 그 이상을 낸다. 이 장을 맛보기에 앞서 다음 단어들에서 공통점을 찾아보자. 치즈, 밀가루, 달걀, 물. 이외에도 여러 단어를 열거할 수 있을 것이다. 공통점이 보이는가? 우선 이들은 요리에 흔히 사용되는 재료로서, 무엇보다도 음식을 만들 때 '접착제' 역할을 한다. 가령, 모짜렐라 치즈는 특유의 끈끈한 성질이 위아래 패티를 붙여주고, 부침 요리에서는 밀가루가 접착제로 사용되어 생선이나 채소에 달걀물이 잘 입게 해준다. 달걀은 말할 것도 없이 흰자나 노른자 모두 접착제가 된다. '주방의 화학자' 혹은 '요리의 과학자'로 일컬어지는 해롤드 맥기(Harold McGee)는 『음식과 요리』(On Food and Cooking)[74]라는 책에서 달걀 단백질을 과학적으로 분석하고 있다. 휘핑은 그 행위의 물리적 스트레스가 달걀 단백질을 풀고, 달걀흰자 속으로 공기를 끌어들이면서 단백질 구조가 풀리는 상태로 만든다. 그렇게 풀린 단백질은 서로 쉽게 달라붙는 성질이 있어, 단백질 그물 조직이 기포 벽 안으로 들어가 물과 공기를 그 자리에 고정시켜 탄탄하게 뭉치고, 이로써 순간접착제의 기능을 한다는 것이다. 달걀을 예로 들었지만, 이들 재료는 '관계의 접착제'에 대해 생각할 여지를 준다.

'관계의 접착제'는 사람 사이 관계를 끈끈하게 이어준다는 의미이다. 인간은 본래 공동지향성을 갖고, 집단 지향성을 가진 존재로 일컬어진다. 공동지향성은 다음 사례에서 잘 나타난다. 여행을 간다고 가정하자. 한 사람이 크고 무거운 여행 가방을 양손에 끌고 차를 향해서 걸어 나온다. 그러면 그가 굳이 트렁크를 열어 달라는 말을 하지 않더라도, 먼저 나와 있던 사람은 상대방이 갖고 있는 무거워 보이는 가방을 자연스레 받아 들거나, 트렁크를 열어주며 그다음 행동을 준비하여 진행한다. 공동지향성은 인간의 사고가 근본적으로 협력적임을 의미한다. 이런 상호주관적인 판단과 행동이 집단의 응집력을 강화하고, 끈끈한 관계를 유지하는 접착제가 된다. 이런 관계에서는 일단 두 사람의 투명한 자세가 전제되어야 할 것이다. 말하는 사람의 의도와 받아들이는 사람의 이해 간 격차가 작을수록 그 말의 내용과 심정이 잘 전달되고, 오해는 줄고, 서로 친밀하고 안전감을 느끼는 대화와 관계도 가능해진다. 투명한 관계를 지속하는 비법인 것이다.

투명성이라 함은 어찌 보면 가장 친밀하다고 할 수 있는 부부간에, 기억해야 할 특성이기도 하다. 이런 경우는 부부치료의 사례에서 잘 드러난다. 어떤 부부가 있었다. 남편은, 아내가 자꾸 자신을 거부하고 피하기에 멀어지는 느낌에 견디기 힘들고, 심지어 배우자가 예고 없이 수시로 버럭 화내는 게 늘 불만이었다. 아내 편에서도 나름의 불만이 있었다. 신체적으로, 심리적으로 준비가 되지 않았는데 남편이 자꾸만 잠자리를 요구하는 것도, 또 평소 아내의 표정과 감정을 읽거나 기분을 맞춰주지 못하는 태도도 싫었다. 그런데 몇 차례 부부 상담을 진행하면서 이들이 서로 알지 못했던 내용이 드러났다. 남편은 어릴 적부터 부모에게 적절한 보호와 인정을 받지 못했다. 집안 대대로 지적으로도 재력으로도 막강한데, 남편은 부모님이 극구 반대함에도 아랑곳없이 예술가의 길을 택했다. 그래서 무엇을 해도 인정은 커녕, 수시로 혼나고, 매번 '버림받은 느낌'이 들었다. 어떤 때는 아버지에게 벨트로 심하게 맞은 적도 있었다. 그렇다 보니 그는 어떤 일에도 만족하지 못하고, '아직도 부족하다. 아직 충분치 않다'는 생각에 사로잡히곤 했다. 아내가 자신을 피할 때마다 '거절당했다'고 느꼈고, 버림받음에 대한 두려움이 컸다. 그래서 이 부부는 각자 부모님과의 부정적인 관계, 독성 관계를 서로에게 재현하고 반복하면서 방어적인 태도를 고수해 온 것이었다.

남편에게 과거의 아픈 경험이 숨기어 있었듯 아내에게도 나름의 상처가 있었다. 아내는 어린 시절, 가까운 친척에게서 성적 수치심을 느낀 사건을 겪었고, 그래서 성인이 된 이후에도 성적인 기대나 만족감을 얻기 어려웠다. 남편이 다가와도 자신은 '준비되지 않았다'고 느끼기 일쑤였다. 과거 사건이 심적으로 미해결 상태이다 보니 남편의 신체 접근이나 손길이 오히려 과거의 상처와 기억을 깨우는 스위치이자 공격으로 받아들여졌다. 그런데 이런 이야기를 투명하게 드러내고 소통하면서 이 부부는 서로가 표면적으로 분출했던 화와 욕설, 그리고 분노의 이면에 오랜 아픔과 상처의 경험이 있었음을 깨닫게 되었고, 그래서 서로를 배우고 수용하기 시작했다.[75]

사람들 관계에는 '공감적 공명'이라고 하는, 서로를 엮어주는 일종의 추상적인 공간의 울림이 있고 여기에는 보이지 않는 끈이 형성된다. "사랑이 어떻게 변하니?"라는 영화 대사가 있다. 사랑이든 그 어떤 관계이든 사실 움직이는 것이다. 대상이 자꾸 바뀐다는 의미가 아니라 두 사람 간의 역동적인, 즉 다이내믹한 움직임이 존재한다는 의미이다. 우리가 흔히 '밀당'이라고 하는 연애의 스킬 혹은 습관인 'push-pull dynamic', 즉 '밀고-당기는 역동'이 작용한다. 대인관계에서 긍정의 감정을 공유하는 것을 '긍정 공명'이라고 한다. 사람들과 좋은 감정을 잘 나누고, 친밀함과 따뜻한 배려를 하면 '연결되어 있다'라는 느낌을 받는데, 결국 투명성과 긍정적인 공감과 공명의 관계가 두 사람 간에 접착제 역할을 하는 것이다.

관계의 접착제를 활용하고 연습하면 관계 개선에 도움이 된다. 부부치료 전문가인 존 가트먼은 내담자들에게 다음과 같은 숙제를 내준다고 한다. 가정에서 최소 주 2회씩, 부부가 혹은 부모-자녀가 의자에 마주 앉는다. 우선 5분 동안은 아무 말도 하지 않고, 마치 내가 '상대방의 눈을 그림으로 그려 본다'는 마음으로 서로의 눈을 응시하는 연습을 한다. "침묵 예능"으로 일컬어졌던 「아이콘택트」라는 TV 프로그램이 있었다. 침묵하는 가운데 상대의 눈을 바라보는 것인데, 그런 식으로 집중 관찰하는 것이다. 처음에는 어색하지만, 익숙해지면, 이것은 '배우자 사용 매뉴얼'이라고 할 만큼 상대를 파악하고, 이해하고, 안정 찾기에 도움이 된다.

'관계의 접착제' 역할은 나 자신으로부터 시작된다. 전술한 바와 같이 인간이 본디 공감하고 공동지향성을 갖춘 존재인데, 거기에 투명성과 긍정 공명, 공감적 공명을 갖춘다면 더욱 탄탄한 관계를 발전시켜 나갈 수 있을 것이다. 상대의 눈을 깊이 들여다보면, 내가 사랑하는, 혹은 한때 사랑했던 그 사람, 내게 안정감을 주는 그 사람이 나를 쳐다보고 있다는 느낌, 그래서 내가 '쳐다봐지고 있다'라는 느낌, 그리고 내 말이 그 사람에게 '들려지고 있다'라는 느낌, 그래서 내가 이 사람에게서 '느껴지고, 받아들여지고 있다'는, 헤아림 받는 편안함을 준다. 관계는 뇌를 다시 연결하는 힘이 있다. 두 사람을 다시금 이어주고, 관계의 울림이 생기는 공감적 공명을 회복시킨다. 너무 화가 들끓을 때는 잠시 "Time-out(잠시만)!"을 외치자. 휴식 시간을 가지면서, 잠시 걷거나 '무언의 아이 컨택' 연습으로 재충전하고, 관계를 긍정적으로 재정립해보기를 추천한다.

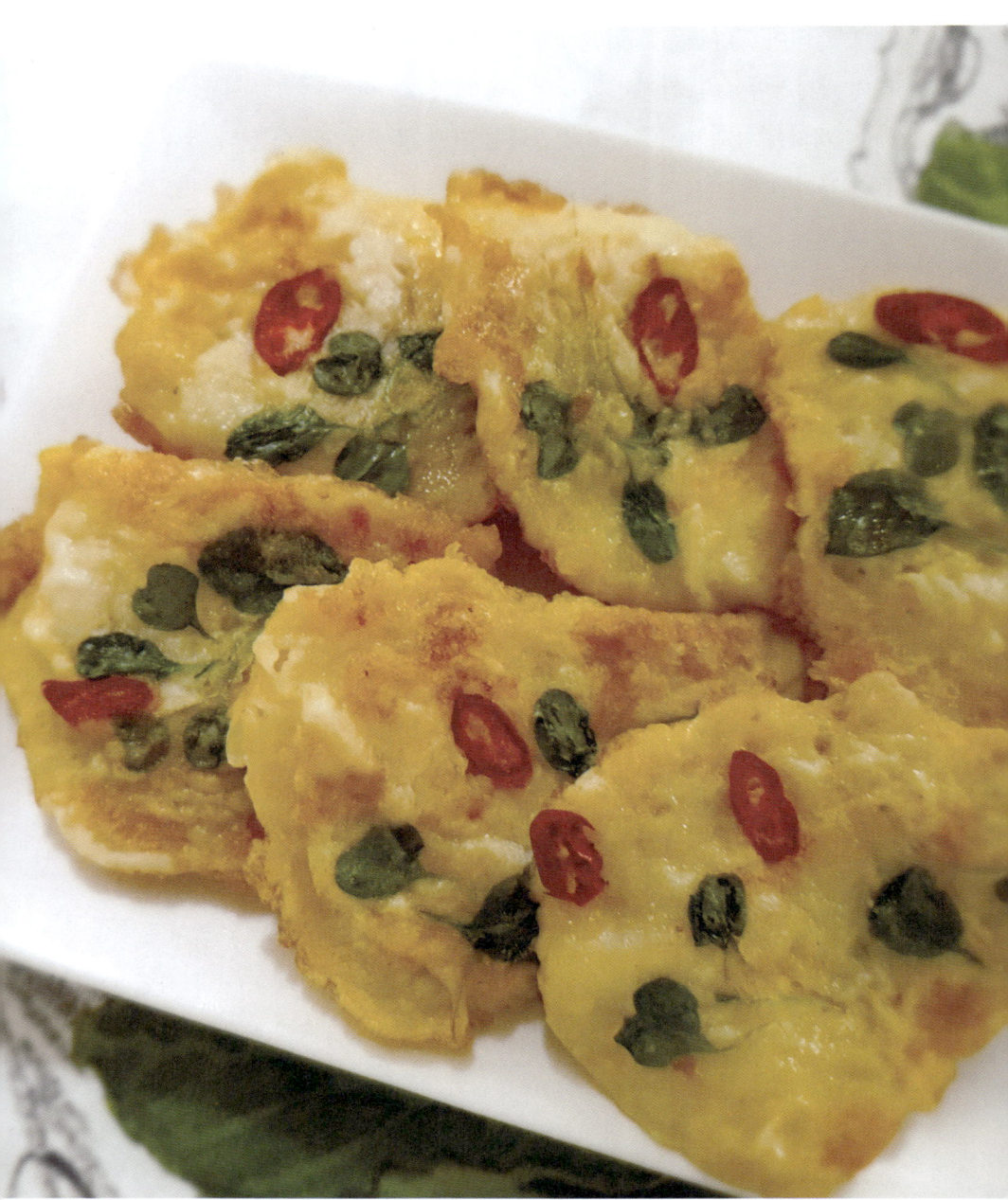

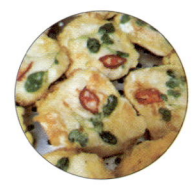

밀가루와 달걀이 접착제가 되는 생선전

재료

흰 살 생선, 달걀, 식용유, 밀가루,
소금, 추후, 홍고추,
장식용 채소

방법

1. 얇게 썬 흰 살 생선은 물기를 빼고 소금으로 밑간을 해둔다.
2. 달걀에 소금과 후추를 넣어 풀어주고, 위생 비닐에 밀가루를 충분히 담는다.
3. 프라이팬에 기름을 두르고 가열한다.
4. 생선포에 밀가루를 묻혀 털고, 달걀물에 담갔다 꺼내어 부친다.
5. 앞면을 익힌 뒤 뒷면에 홍고추와 녹색 채소로 장식하고 뒤집어 익혀 가지런히 내놓는다.

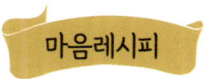

마음레시피

관계의 접착제, 무언의 아이 컨택 연습

1. 화가 날 때는 타임아웃을 외치고 잠시 휴식하자. 걷기가 화를 식히고 뇌를 환기한다.
2. 배우자나 자녀와 마주 앉아 5분간 침묵으로 서로의 눈을 응시한다. 내가 '느껴지고, 받아들여지고 있다'는 편안함을 느낄 것이다. 상대방도 그러한 마음으로 바라보자.
3. 투명성과 긍정적인 공감과 공명의 관계가 두 사람 사이 접착제가 되어 줄 것이다.

3. 문어 카르파초와 문어 구이

「나의 문어 선생님」, 관계와 변화

매년 6월 6일 현충일은 국가와 민족을 위해 목숨 바치고 헌신한 이들을 기억하고, 그 희생과 가르침을 기리는 날이다. 이런 날 마음에 떠오르는 다큐멘터리가 「나의 문어 선생님」(My Octopus Teacher)[76]이다. 이 작품은 2021년 아카데미 최우수 다큐멘터리 부문 수상작으로 문어를 통해서 관계와 사랑, 그리고 변화의 이야기를 전해준다. 해양학자인 크레이그 포스터(Craig Foster)가 바닷속에 직접 들어가 장시간 문어를 근거리 관찰하여 촬영했는데 그 기록이 인간의 삶과 면면이 닿아있다.

이 다큐멘터리는 책으로도 편찬되었다. 원제는 '바다의 변화'를 뜻하는 *Sea Change*이고, 국내에는 『바다의 숲』[77]으로 번역되었다. 먹거리로서 문어는 맛과 영양이 뛰어난 고급 식재료다. 생물 분류 체계로 구분하자면, (어릴 적 외웠던 '종-속-과-목-강-문-계'라는 체계를 기억하는가!) 문어라는 종은 문어속에 속하며 문어과, 문어목, 초형아강, 두족강, 연체동물문, 그리고 동물계에 속하는 생물이다. 문어과에 속하는 연체동물로서 문어는 각기 개성을 가지고 심지어 인간과 비슷한 감정까지 느낀다고 알려져 있다. 문어는 신경세포의 2/3 정도가 다리에 있다고 할 정도로 기본 동작이나 감각은 직접 머리에서 명령하지 않더라도 수행할 수 있고, 문어의 빨판에는 화학수용기가 달려 있어 이것을 통해 맛도 감지한다. 또한 물체를 도구로 사용할 정

도로 지능이 높아 한자 표기로 '글월 문(文)'과 '물고기 어(魚)'자를 쓸 정도이다.[78]

문어의 영어 단어 *octopus*는 고대 그리스어에 어원을 둔다. 곧, '여덟'을 의미하는 ὀκτώ (oktṓ, 'eight')와 '발'을 의미하는 πούς (poús, 'foot')의 합성어로 '다리가 여덟 개 달린 동물'을 나타내지만, 아시아에서 이 동물을 관찰하여 파악한 바는 좀 더 세밀했다. 과거에는 문어가 먹물을 만드는 특성을 두고, 마치 먹과 붓을 사용했던 선비들과 같다고 하여 '문인 물고기'라는 의미에서 '문어'라고 하였다는 설이 있었다. 서구의 문어 표기와 마찬가지로 문어의 겉모습이나 기능에 따라 작명한 경우는, '민둥산'이나 '민머리'처럼 '미끄럽다'라는 의미의 '민-'에서 문어의 '문'이 비롯되었다고 풀이한다. '조선 후기 학자 이규경이 쓴 백과사전 '오주연문장전산고(五洲衍文長箋散稿)' 가운데 어류 연구서인 '어(漁)'편의 번역서에 이같이 설명되어 있다.[79]

동물에게서 관계와 감정을 배우고자 한다면 그 교사로는 문어가 제격이다. 전통적으로 서구 과학에서는 성격이나 감정을 인간 고유의 속성으로 여겨서, 동물을 두고 그런 감정을 언급하기를 꺼렸다. 그러나 다윈이나 데카르트 같은 학자들과 현대 최고의 영장류 학자로 알려진 프란스 드 발이나 미국의 신경생물학자 야크 팬크세프의 경우, 포유류와 인간의 감정 구조가 뇌 신경학적으로 같고 동물도 감정이 있다고 주장하여, 그야말로 생물학에서 감정의 신대륙을 발견했다고 일컬어진다.[80]

다시 「나의 문어 선생님」으로 돌아가 문어가 어떻게 그리고 어떤 '선생님'의 역할을 하는지 살펴보자. 이 다큐멘터리는 남아프리카 바다의 해초 곧 다시마 숲을 잠수하던 감독 크레이그 포스터가 암컷 문어를 만나서 1년 동안 관찰하고 교류했던 결과물이다. 초기에 문어는 인간을 경계하고, 온갖 변장술로 몸을 숨기곤 했지만, 매일 찾아오는 같은 사람을 인지했던지 익숙해져 서서히 경계를 풀고, '교감' 즉 '연결감'을 형성한다. 영화 E.T.의 유명한 장면을 기억할 것이다. E.T. 손가락과 엘리엇의 손가락 끝이 닿으면 그 손끝에서 빛이 났는데, 이와 유사하게 문어도 발을 하나 뾰족 내밀어, 그 발끝으로 감독의 손가락에 맞닿는다. 이후 두 생명체가 우정을 나누고, 그 바다 세계의 다양한 모습이 컴퓨터 그래픽이 아닌 실제 바닷속의 환상적인 장면으로 펼쳐진다.

인간뿐 아니라 동물에게서도 이런 감정의 교류와 우정, 사랑, 그리고 교훈이 있다는 점이 주목할 만하다. 「나의 문어 선생님」은 앞서 언급한 대로 『바다의 숲』이라는 책으로 엮었다. 감독과 작가가 "바다 변화 프로젝트(Sea Change Project)"에 착수했는데, 사람들이 바다의 숲을 사랑하고 보존하도록, 그리고 바다 숲의 마법을 들려주리라는 기치를 내건 것이었다. 일단, 자연에 기회를 주면 그 자연이 회복하고, 그렇게 되면 멸종 위기에 내몰린 동물도 되살아날 기회가 생기리라는 확신에서, 책의 제목을 Sea Change, '바다의 변화'로 정했다고 밝히고 있다.

이 프로젝트의 기조는 진료 장면과도 닮아있다. 정신건강의학과에는 양육자의 돌봄을 충분히 받지 못했던 아픔과 주위 사람들에게 받은 상처를 치유하고자 내원하기도 한다. 돌봄을 받은 아기의 뇌가 지속적으로 자극받는 두 가지 주요 신경망이 있다. 첫째는 부모와 눈을 마주치고, 부드러운 목소리와 미소, 따스한 어루만짐의 촉감, 그리고 향기를 기억하여 꾸준한 양육자와 상호작용을 통해서 복잡한 지각을 인식하는 신경망이다. 두 번째는 이런 경험들이 '즐거움'으로 뇌에 등록되고, 보상시스템을 활성화하여 즐거움을 조절하고 스트레스를 해소하려는 신경망을 자극한다.[81]

여러 사정으로 인해 생의 주요 시기마다 적절한 애착 형성을 하지 못한 경우라도 희망이 없진 않다. 관계 연습이라고도 할 수 있을 관계 형성, 돌봄과 우정, 그리고 사랑 같은 요인이 동물과의 친밀한 관계를 통해 후천적으로 계발되기도 해서이다. 자연에 기회를 주면 회복되고 되살아날 기회를 얻을 수 있다는 '바다 변화 프로젝트'는 그래서 인간에게도 동일하게 적용된다. 누군가가 나를 믿어주고, 기회를 주고, 기대하고 지지한다는 긍정의 경험을 쌓아나가면 그 사람은 성장하고 변화하고 발전한다. '사람은 좀처럼 바뀌지 않는다.'지만, 어느 정도 인격과 성격을 다듬는 작업은 가능하다. 또, 바다의 깊은 비밀을 추적하는 것은 우리 마음과 정신의 숨겨진 부분, 곧 비밀을 탐구하는 것과도 일맥상통한다. 프로이트도 인간이 의식하는 부분은 '빙산의 일각'이고, 성격의 많은 부분은 자기가 알지 못하는 바닷속 더 큰 빙산 부분, 즉 '무의식'에 의해 결정된다고 하지 않았던가. 문어와 교감에서 증명되는 것은 생명체들의 바다를 존중하고, 삶의 공간을 소중히 대할 때, 바다 동물들도 자신을 드러낸다는 사실이었다.[82] 마찬가지로 우리 마음과 관계도 '함께함'의 마음으로 존중할 때 그 진가를 드러낸다.

「나의 문어선생님」의 '바다의 변화' 프로젝트는 사실, 셰익스피어의 희곡 작품 『폭풍우』(*Tempest*)에서 비롯된 말이다. 문학에서는, 간단한 용어일지라도 그 단어가 내포한 역사적, 문학적 의미가 상당히 크고 깊고 무게감 있는 경우가 많다. 특히 셰익스피어 이후에 많은 작가와 예술가들이 그의 표현을 차용했다. 『폭풍우』는 죽음에서 재생으로, 그리고 증오에서 사랑이라는 '변화'가 하나의 주제로 다루어지는데, 극 중 악인들이 바다를 접하면서 초자연적이고 마술적인 변화를 겪는다. 1막 2장에서 요정의 노래에 이 "바다-변화(sea-change)"라는 가사가 등장한다. 악인의 뼈가 산호로 '변하고,' 두 눈은 진주로 '변한다.' 이것은 엄청나고 현저한 변화로서, 바다의 조화를 거치고, 바닷속에서 변화를 겪은 후 새로운 공존과 화합으로 나아가게 된다.

'바다의 변화'라는 말의 영향력과 교훈의 파급효과는 시대와 장소를 뛰어넘는 것이었다. 이후에 시인 T.S. 엘리엇(Thomas Stearns Eliot: 1888~1965)은 "황무지"(The Waste Land)라는 시에서 요정의 노래를 인용했고, 더러는 "바다의 조화"라는 표현으로도 번역되었다. 좋은 관계로 회복된 감정이 타인에게도 전달되어 스미는 것과 닮은 이치일 것이다.

이 문어 이야기에서 감독의 '선생님'은 문어, 성게, 수달, 상어 같은 바다동물이었다. 크레이그 포스터는 매일 같이 이 동물들 곁에 머무르며 상호작용을 했고, 그로써 서로 수용하고 교감하는 놀라움을 경험했다. 작가는 이 거대한 바다의 숲 자체가 마음을 지니고 있고, 야생 자연 그리고 주변의 경이로운 사람들과 연결되는 어떤 "실"을 복구하도록 도와준 심오한 지능이라고 일컫는다.[83] 치유의 공간에서 연결이 회복되는 "야생의 황홀경"을 경험한 것이다..

바다 생물들은 변신의 귀재이다. 환경에 맞게, 자신을 숨기고자 혹은 드러내고자 변화하고 성장한다. 정신과 진단명 중에는 "적응장애"란 질환이 있다. "스트레스로 인한 정서적 또는 행동적 증상이 통상적으로 기대되는 정도보다 훨씬 심각하고, 사회적, 직업적 기능에 심각한 지장을 초래하는 경우"로 정의된다. 혹시 관계로 인한 스트레스나 상황의 어려움으로 기분도 행동도, 그리고 일상생활과 직업적인 기능 면에서 어려움을 겪고 있지는 않은가. 그렇다면 정서적으로 건강한 누군가와 교감하고, 이야기하고, 경청해 보자. 마치 바다가 좋은, 크고 근본적인 변화를 겪듯 당신의 고민도 아픔도 해결되어 긍정적인 변화와 조화에 다다를 것이다. 그런 경험들로 우리 모두도 다른 누군가에게는 '치료자' 혹은 '위로자'로 역할을 할 수 있을 것이다.

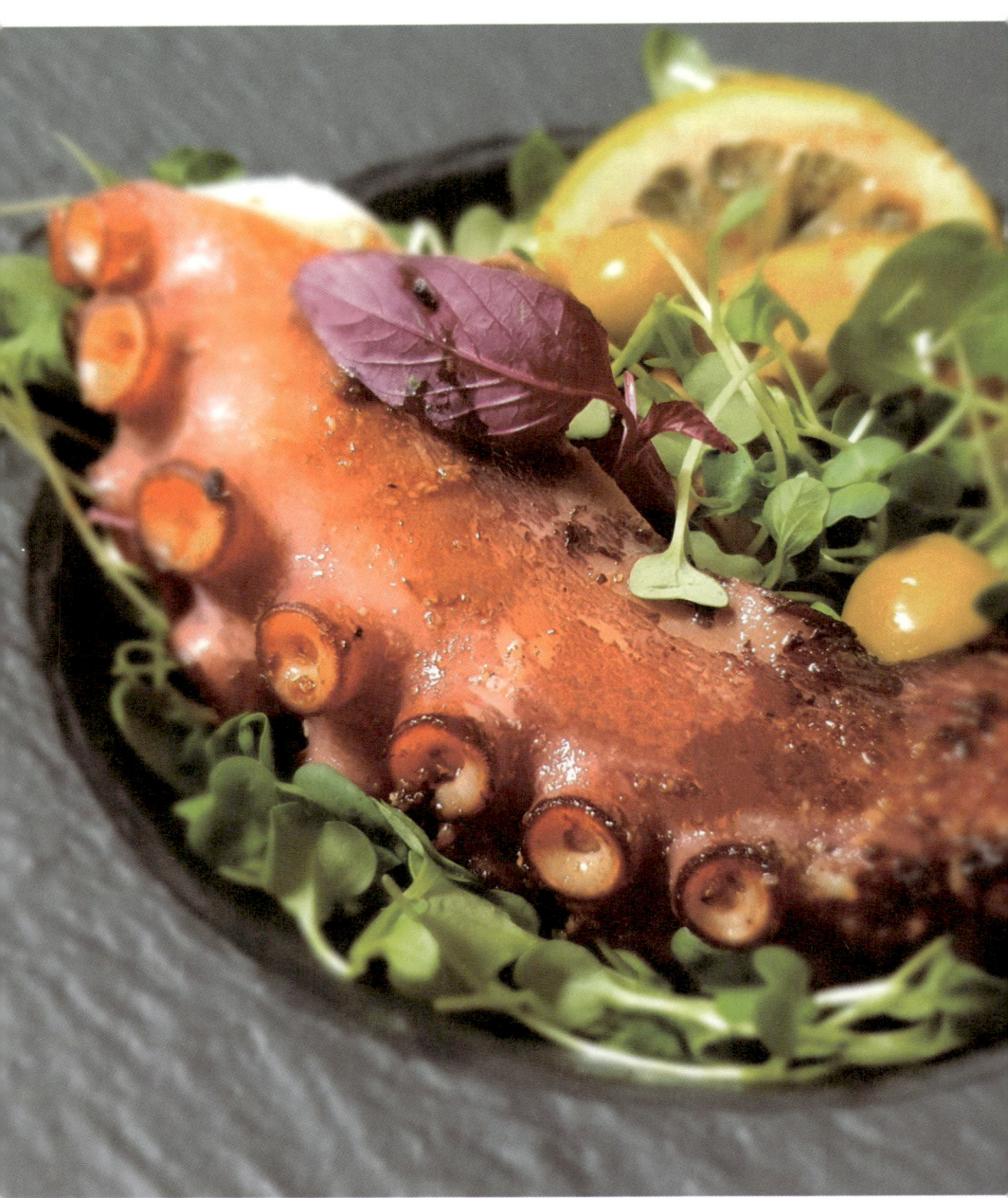

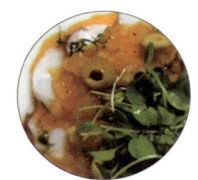

문어 카르파초와 문어 다리 구이

(카르파초는 본디 애피타이저 메뉴로 어울리지만, 이 책에서는 해산물 요리로 분류하였다.)

재료

*문어 카르파초 : 문어 다리, 엑스트라 버진 올리브 오일, 레몬즙, 바질가루, 녹색 채소, 올리브, 양파, 새싹, 딜 (토마토 소스, 딸기 식초)

*문어 다리 구이: 문어 다리, 올리브유, 마늘, 소금, 후추, 새싹채소, 딜, 레몬

방법

*문어 카르파초

1. 삶은 문어 다리를 얇게 썰어 접시에 펼친다.
2. 올리브유 3큰술, 다진 양파 1.5큰술, 레몬즙 2큰술, 바질가루를 섞어 소스를 만든다.
3. 토마토 소스나 딸기 식초 등을 소량 첨가해 색상을 입혀도 좋다.
4. 문어 위에 소스를 뿌리고 새싹과 딜, 올리브 등으로 장식한다.

*문어 다리 구이

1. 삶은 문어 다리에 올리브유와 다진 마늘을 묻히고 30분에서 1시간 둔다.
2. 그릴을 예열하여 문어를 굽는다. 한 면에 3-4분이면 충분하다.
3. 접시에 새싹 채소를 담고 그 위에 다 구워진 문어를 얹는다.
4. 소금과 후추로 간하고 올리브유와 레몬즙을 뿌려 내놓는다.

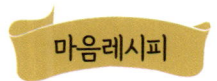

관계와 변화

1. 문어의 인사법을 따라, 가족 혹은 친구와 E.T.의 명장면을 연출해 보자.
2. 마주 서서 오른쪽 검지를 서로 맞대며 환한 미소를 지어보자.
3. 그때의 연결과 웃음, 그리고 편안함을 기억하고 오늘을 살아가자.

4. 부야베스
마음 뿌리, 핵심 감정 다스리기, 뿌리 깊은 나무, 흔들림 없는 굳건함

벨기에 브뤼셀에는 생캉트네르 공원Park du Cinquantenaire이라는 거대한 녹지대가 있다. 이 공원은 벨기에 독립 50주년을 기념하여 조성되었다고 하는데 공원 자체의 광활함도 굉장하지만, 먹구름 낀 밤에 찾는다면 그곳 활엽수의 웅대함과 압도적인 위압감에 공포스런 분위기까지 연출한다. 세상에서 크기로 밀리지 않는 나무로는 메타세콰이어 같은 침엽수림이 단연 순위권으로 꼽히겠지만, '하늘 높은 줄도 알고 땅이 넓은 줄도 알아' 평퍼짐한 활엽수는 또 다른 웅장함이 있다.

거대한 나무를 보면 그런 생각이 든다. 뿌리를 깊게 내려 땅에 단단히 붙어 있으면, 아무리 세찬 비바람에도 (좀 흔들리기는 하더라도) 뿌리 뽑히지 않고 굳건히 그 자리를 지킨다는 것이다. 『아낌없이 주는 나무』[84]처럼 땔감도 제공하고, 시원한 그늘도 되어 주고, 종이도 만들고, 둥치에는 누구든 앉아 쉴 곳이 되어 준다. 사람도 이와 유사한 면이 있다. 마음 뿌리를 제대로 내린 사람은 어떤 갈등이나 호된 상황이 와도 다시 성장의 발판으로 삼지만, 지반이 약한 곳에 마음 뿌리를 내리거나, 잘못 내리면 자신도 불안정하고 주변 사람들까지 위태롭게 만들기 일쑤다. 병적이지 않고 안정감 있는 마음의 뿌리를 내려 보고자 나무를 들여다본다.

그러고 보면 『용비어천가』[85] 구절도 익숙하게 떠오른다: "뿌리 깊은 나무는 바람에 아니 뮐쌔, 꽃 좋고 여름 하나니." 뿌리 깊은 나무는 바람에 흔들리지 않으니 꽃 좋고 열매가 많다는 의미이다. 조상들의 지혜가 담긴 구절이다. 그래서 '뿌리 깊은 나무가 되자'는 말을 많이 한다. 이 뿌리라는 것은 다양하게 풀이하고 적용해 볼 수 있다. 여기서는 우선 우리 성격과 생활 습관, 그리고 사고의 패턴을 형성하는 '핵심 감정'을 소개한다. 핵심 감정은 어려서 형성되어서 하루 24시간, 1년 365일, 평생에 걸쳐 영향을 미치는 감정이다. 도정신치료의 대가인 이동식 선생의 비유를 들어보겠다. 쌀가마니에 쌀이 가득 들어차 있어서 어디에 구멍을 내든 쌀알이 쏟아지듯, 핵심 감정은 한 사람의 일거수일투족에 다 배어 있어서, 어느 순간이든 그 말과 생각, 감정, 행동에 드러나고, 대인관계나 직업 선택, 배우자 선택 등 삶의 거의 모든 상황에 영향을 미친다.[86]

가령, 서운함이나 외로움이 핵심 감정인 사람은 과거에 자신이 알게 모르게 겪고 느꼈던 서운함이 싫어서 평생 남을 서운하게 하지 않으려고 애쓰고, 외로움을 느끼지 않으려고 모임에 과도하게 집착할 수 있다. 핵심 감정이 분노라면 평소 잔잔한 성품으로 무난하게 지내다가도 어느 특정 상황과 자극에 그 감정이 촉발되어 불같이 분노가 일기도 한다. 열등감이나 질투가 핵심 감정이면 학교나 직장에서는 얼마간은 적당히 가면을 쓰고 살 수 있겠지만, 가족끼리는 다 노출되기 마련이고 시간이 지나면 공적인 자리에서도 문제를 일으킬 수 있다. 이런 식으로, 과거에 경험했던 여러 사건에서 형성된 감정이 적절하게 해소되지 못하고 기억으로 굳어지면, 그런 과거 기억을 떠올리는 비슷한 상황마다 나도 모르게, 자동반사적으로 유사하고 익숙한 정서적 반응을 한다. 심지어는 꿈에도 나타난다. 습관이 된다.

현재 누구를 만나든, 자꾸만 과거 상황과 그 상처 속의 사람을 대하듯 해서, 현재가 아닌 과거를 반복하면서 살아간다. 그렇다 보니 정서적으로도 불안정하고 관계는 위태로워질 수밖에 없다.

핵심 감정은 본인이 깨닫기 전까지는 매 순간, 끊임없이 무의식에서 영향을 미친다. 내가 감정의 주인이 되지 못하고 감정의 회오리에 휘말린다. 그렇지만 내 핵심 감정이 이것이구나, 깨닫고 그때부터 다듬으며 제대로 감정 처리를 하게 되면, 이것을 본인에게 유리하게 이용하고 자신이 진정 원하는 방향으로 감정을 이끌어갈 수가 있다. 감정에 끌려다니지 않고, 내가 그 마음의 주인이 된다. 본인이 어떤 상황에 과민하게 반응하는지, 또 그때 어떤 느낌이 드는지 자각하는 것이 주체적인 삶의 첫걸음이다. 특정 감정이 과하게 생겨나거나, 너무 과민해지는 상황을 기록해 보고, 그중에도 가장 오래된 기억, 그리고 가장 어릴 적 기억까지 추적하면서, 그때 어떤 느낌이었는지, 어떤 감정이었는지를 생각해 보면 핵심 감정을 찾는 데 도움이 된다. 여러 기억과 당시 감정들에 어떤 공통된 요소가 있는지도 분석하고 파악해 보자. 그렇게 가닥을 잡아가다 보면 최초에 형성된 그 감정의 핵심을 발견하게 된다. 그렇다면 그 이후에는 유사한 상황에 부딪힐 때마다, 핵심 감정을 '미리 알아서' 다른 방식의 정서적, 행동적 대처를 준비할 수 있다. 그래서 단점을 오히려 장점으로 바꾸는 힘과 적응력을 키워보자. 단번에 되지는 않더라도, 매 순간 알아차리고 그때마다 다듬다 보면 어느새 안정적인 마음을 깊이 뿌리내릴 수 있을 것이다.

핵심 감정을 깨닫는 것은 자기 본연, 곧 뿌리를 찾는 방법이기도 하다. 핵심 감정이 무엇인지, 가령 불안, 고독, 우울 등의 감정이 어떤 상황에서 만들어졌는지 면밀하게 파악하고 나면, 이제 거기서 벗어나는 '핵심 감정 녹이기' 작업을 하게 된다. 과거에 나는 어렸고, 힘없고 나약했다. 나는 사랑받고 인정받고 싶은 욕구도 컸다. 하지만 내 곁의 양육자도 마찬가지로 부족한 존재였던 탓에 나의 어릴 적 바람은 충족되지 못하고 매번 좌절되었다. 그렇게 성인이 되었고, 여전히 마음속에는 불안과 불만, 외로움, 인정과 사랑에 대한 갈구 등의 감정이 찌꺼기로 남아서 자신의 감정에도, 또 대인관계에서 나타나는 감정과 행동에도 영향을 미친다. 결핍되고 좌절했던 불쌍한 나, 그런 과거의 나를 보듬고 달래주는 과정이 바로 '핵심 감정 녹이기' 작업이다. 일단 자신의 핵심 감정을 찾아 잘 들여다보고, 거기서 해방되려는 의식적으로 노력을 반복하는 것이다. 우리의 알아차림과 바라봄의 자세가 얼음을 녹이는 밝은 햇살로 기능한다. 과연 핵심 감정은 '녹는다.'

나무는 뿌리를 잘 내리고 있지만, 비바람과 눈과 태풍 같은 자연환경에 흔들리기 마련이다. 이때도 좀 수월하게 여러 갈등과 스트레스의 상황을 "이 또한 지나가리라"의 태도로 바람을 쐬듯 지내보는 것도 해법일 수 있다. 가톨릭 대학교 심리학과 명예교수를 지낸 장성숙 교수의 저서 『그때 그때 가볍게 산다』[87]는 우리가 세파에 흔들리지 않을 수는 없더라도 다시 회복하도록, 그리고 마음과 생각이 과거나 미래에 있지 않고 현재에서 충실히 살아가도록 응원하고 있다. 저자는 일단 주어진 상황을 받아들이는 능력을 키우라고 조언한다. 그러기 위해서 도망치지 말고, 지나치게 기대하지도 않는다. 현실과 동떨어진 지나친 기대는 실망을 가져오기 마련이다. 미운 사람이 떠오르면, 그 사람보다 행복해지려고 노력하라고 제안하는데, 사실 그 생각에 계속 집착하기보다는 오히려 자신이 즐겁고 행복한 활동을 하는 편이 나을 것이다. 최선을 다하되 마음을 내려놓고 기다릴 줄 아는 자세도 필요하다. 에너지가 소진될 정도로 너무 애쓰고, 마음을 돌보겠다고 몸을 혹사하는 것은 뭔가 균형이 안 맞다. 몸과 마음, 그리고 정신이 함께 간다는 점을 기억하고, 타인과 외부 상황이 행복과 안정을 만들어 주기보다는 내 마음이 행복을 만든다는 사실 또한 잊지 않았으면 한다.

영문학자인 김우창 교수는 삶이란 레퍼토리의 집적이라고 하였다.[88] 행복도 레퍼토리의 축적이다. 레퍼토리는 악기 연주자들이 연주할 수 있는 곡의 목록으로 행복 레퍼토리라면 자신이 좋아하고, 그래서 즐겨하는 목록을 뜻할 것이다. 닮고 싶은 삶의 모범적인 전례를 모으고 닮아가면서 행복을 체험하는 것도 마찬가지이다. 자신의 핵심 감정을 깨닫고, 매 순간 그 감정을 다듬어 가면서, 스스로 신뢰가 쌓여 충분히 '나'로 설 때 오는 그 안정되고 뿌리 깊은 행복이 나의 주변으로도 번져 가리라고 본다. 오늘 그 뿌리를 점검해 보고, 울창하고 튼튼한 나무의 삶 살기를 성원한다.

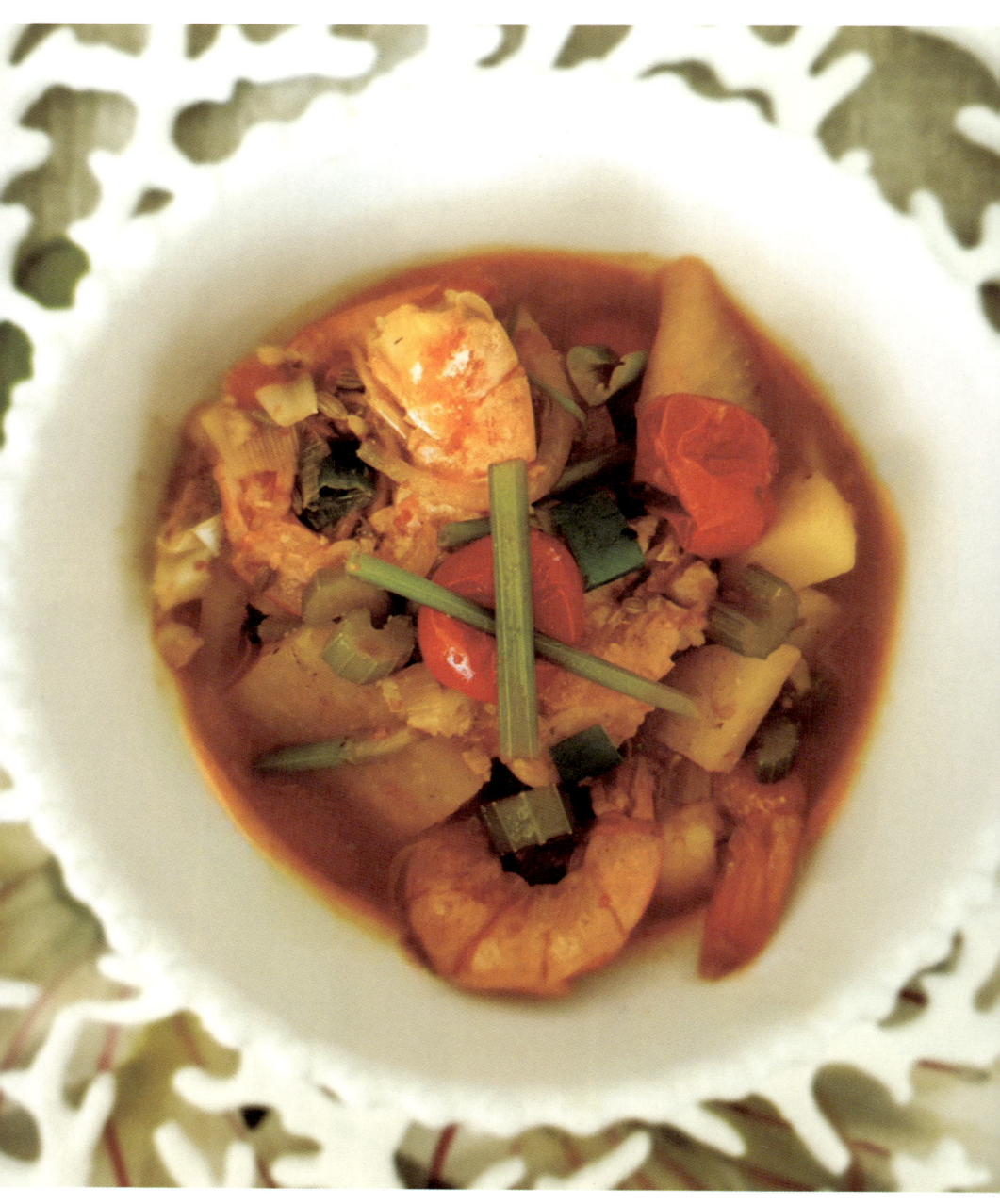

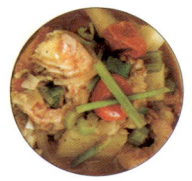

부야베스

뿌리채소 듬뿍 넣고 뭉근하게 '익혀' 만들어보자

재료

흰 살 생선, 해물(새우, 홍합, 바지락 등), 토마토소스 통조림,
양파, 마늘, 감자, 파, 파슬리, 올리브유, 페페론치노,
화이트와인, 소금, 후추

방법

1. 흰 살 생선 대구를 깨끗이 씻고, 해물은 해감하고 씻어둔다.
2. 냄비에 올리브유를 두르고 저민 마늘을 볶아 향을 내고, 양파와 파도 함께 볶는다.
3. 2에 해물 육수와 토마토소스 통조림, 화이트 와인을 소량 넣고 센 불에서 끓인다.
4. 중불로 줄여 끓이면서 생선과 조개, 새우 등 해물을 넣어 익힌다.
5. 소금, 후추로 간하고 그릇에 담아낸다. 매콤함을 원한다면 페페론치노를 넣어준다.

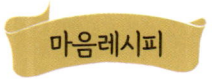

마음레시피

마음 뿌리 '익혀' 깨닫기

1. 나의 핵심감정은 무엇이며 언제, 어디에서 비롯되었을지 생각해 보자.
2. 자신을 보듬어 핵심감정을 녹여보자.
3. 뿌리 깊은 나무가 되자. 뿌리를 제대로 내린 사람은 어떤 갈등이나 호된 상황에도 이를 성장의 발판으로 삼고 다시 일어설 것이다.

5. 레몬 갈릭 쉬림프

높이뛰기, 인정과 자기수용, 모두가 나

    국가대표 높이뛰기의 대표 주자였던 우상혁 선수를 기억할 것이다. 2020년 도쿄 올림픽에서 무척 인상적이던 밝은 표정과 긍정적인 생각이 세계 곳곳에서 그를 지켜보던 이들까지 미소 짓게 했다. 그런데 이 '긍정맨'에게도 핸디캡, 곧 신체적 결함이 있었다고 스스로 당당하게 밝혔다. 우상혁 선수는 여덟 살 때 당한 사고로 오른발이 제대로 성장하지 못했고, 그래서 오른발이 왼발보다 1.5cm 작다고 한다. 1.5cm라고 하면 굉장히 근소한 차이 같지만, 이것을 밀리미터 단위로 환산한 15mm라는 길이는 좌우 균형이 중요한 육상 종목에서는 약점이 될 수 있는 큰 수치이다. 그래서 그는 부족함을 메우고자 중학교 시절 균형 잡기 훈련에 매진했다고 한다. 신체의 약점을 지니고 있음에도 각종 대회에서 우승하는 그를 보면서 감탄할 수밖에 없었던 것은, 이런 이야기를 하는 중에도, 구름발인 왼발을 다쳤더라면 높이뛰기를 하지 못했을 텐데 오른발이라 다행이라던 긍정적인 마음과 환한 웃음 때문이었다. "나는 높이뛰기에 최적화된 신체를 가지지 못했습니다."라던 그의 고백이 오늘 우리에게 위로와 교훈을 전한다.

    우상혁 선수의 밝은 표정과 힘차고 의욕적인 행동 같은 외양만으로는 알 수 없었던 내용이었다. 이 선수의 운동화 안에 놓인 그 발, 양발의 크기가 다르다는 사실은 그가 밝히지 않았다면 몰랐을 신체 비밀이었다. 그렇지만 그는 발을 운동화 속 어둠에 넣어두지 않고 세상에 꺼내어 빛을 보게 했다. 자신의 장점과 단점, 강점과 약점을 모두 '나'로 인정하고 개방함으로써 그의 약점은 오히려 그를 강인하게 만든 디딤돌로 부각되었다.

정신의학 용어 중에 자기수용self-acceptance과 자기일치self-congruence, 그리고 자기초월self-transcendence이라는 개념이 있다. 미국 워싱턴대학교 명예교수이자 정신과 의사인 C. R. 클로닝거(C. Robert Cloninger: 1944년~현재)는 이것을 성격의 한 요소로 보았다. 간략히 살펴보면 다음과 같다. 우선, '자기수용'은 말 그대로 자신을 받아들이는 것이다. 자기수용이 높으면 자신의 장점뿐만 아니라 단점과 한계까지도 나의 일부이자 나의 모습으로 인정하고 받아들인다. 이것이 결국 자신감과 자존감을 형성하고 강화한다. '자기일치'가 낮다는 것은 생각과 행동이 불일치한다는 것으로, 소위 '팔랑귀'를 생각하면 쉽게 이해할 수 있다. 즉 다른 사람의 말과 유혹에 쉽게 말려들어, 자기가 가치를 두었던 목표를 꾸준하게 달성해 나가기가 어려운 것이다. 나의 결심과 계획, 목표, 생각과 실제 행동의 불일치가 커질수록 자기일치가 낮다. 반면에 자기일치가 높은 사람은 생각과 행동이 일치해 자신의 신념과 목표를 꾸준히 유지하고 성취한다. '자기 초월'은 운동선수들이 좋은 예시가 된다. 승패에 연연하지 않고, 이기든 지든 그 상황에 안주하지 않고, 그 성취를 다음으로 가기 위한 과정으로 삼아, 더 멀리 바라보는 태도를 자기 초월이라 일컫는다. 이는 육체의 한계를 넘어 인생의 중요 가치를 실현하게 해준다. 그러자면 패배도, 약점도 인정하고 품어야 할 테다. 클로닝거는 자기 초월이 높을수록 참을성이 많고 불확실성을 잘 견디며, 창조적이고, 삶을 즐길 줄 아는 사람이라고 하였다. 자기수용과 자기일치, 그리고 자기초월이 높은 사람은 성숙도 또한 높다고 본다.

쉽지는 않겠지만 자신을 수용하고, 생각과 행동을 일치시키고, 좋든 나쁘든 여기서 머물지 않고 더 나아갈 수 있는 용기가 필요하다. 나의 장점을 장점대로, 그리고 단점을 단점대로 투명하게 보는 능력, 그래서 바로 알고 인정하는 태도가 절실하다. 장점을 과하게 평가하면 자신감이나 자존감을 넘어선 자만이 되고, 실수나 잘못을 별것 아닌 것으로 치부한다면 그것은 무지와 오만, 그리고 무례함이 된다. 자기를 제대로 바라보고 파악하는 능력, 그리고 올바르고 건전하며 건강한 자존감을 확립하려면 장단점에 대한 기준이 있어야겠다. 장점이든 단점이든, 강점이든 약점이든 있는 그대로 인정하고 받아들이고, 그래서 내가 나를 수용하고, 타인도 나의 장단점을 이해하고 품어준다면 살아가는 데에 큰 힘이 될 것이다.

우상혁 선수 신발 속 양쪽발의 크기는 달랐지만, 그 발을 딛고 높이 뛰어오른 것처럼, 내 부족함과 단점을 잘 파악하고 있다면, 그 '다음' 단계로 나아갈 수 있다. 콤플렉스를 숨기려고만 하다 보면 인지가 왜곡되고, 내 생각이나 남을 보는 관점이 부정적으로 변형되기도 한다. 부정하고 회피하기보다는 그게 무엇이든 당당하게 인정하고 수용해야 '그다음'이 있다. 문학 작품에서도 익숙한 장면을 자주 마주한다. 등장인물들이 자신의 성격적 결함을 딛고 일어나면 희극이 되고, 그 결함으로 인해 좌절하면 비극이 된다. 특히 그리스 비극에서 주인공들은 치명적이면서도 운명적인 결함을 지니고 있다. 그 성격적 결함을 일컬어 고대 그리스어로 '하마르티아(ἁμαρτία, harmartia)'[89]라고 하였다. 하마르티아는 "과녁을 빗나가다" 혹은 "잘못을 범하다"[90]라는 의미로서, 비극의 주인공들은 자신의 결함을 깨닫지 못하고 있지만, 주변 사람들과 관객들은 그 결함을 명확히 알고 있다. 그래서 하마르티아는 비극적 주인공들의 무지와 무식이면서도, 그 깨달음의 길에 들어서지 않으려는 태만과 오만으로 이해되었다. 그것을 깨닫고 극복하는 것이 희극의 결말로 가는 열쇠였다.

영국의 대문호였던 윌리엄 셰익스피어는 그의 작품 『뜻대로 하세요』(*As You Like It*)에서 온 세상은 무대이고 모든 여자와 남자는 배우일 뿐이라고 하였다. 우리 모두는 등장했다[출생]가 퇴장[사망]하고, 각기 다른 그리고 다양한 역할을 맡기도 하고, 어떤 이는 일생 동안 7막에 걸쳐 어려 역을 연기하기도 한댔다.[91] 우리가 각자 인생에서 주인공으로 어떤 연기를 하게 될지, 그것이 비극일지 희극일지, 그것은 오늘 우리에게 달려 있다. 나의 신체적·성격적 결함으로 좌절하고 낙담하기보다는 오히려 성숙함의 자양분으로 삼아보면 어떨까. 깨달음을 좋은 출발점으로, 그 결함을 다듬고 채워 성장의 발판으로 삼고, 이 극복의 인생 스토리로 주변의 인생 연기자들에게도 선한 영향력을 끼쳤으면 하고 희망해 본다.

사실 단점을 인정하고 드러내기가 쉽지는 않다. 또 타인의 단점을 너그럽게 봐주기도 어렵다. 자신에게 관대하고 남에게는 엄격한 사람도 있고, 남에게는 한없이 친절하면서 스스로 지나치게 철저한 사람도 있다. 이러한 태도의 불일치가 너무나 공고하고 과하면 개인의 감정이나 사회적 관계에 문제가 발생하기도 한다. 아기를 예로 들어 보자. 아기의 언어는 울음이다. 배가 고파서 우는데 엄마가 적시에 반응을 안 해주면 이때 엄마는 "나쁜 젖가슴"으로 인식되고, 때맞춰 배를 채워주면 그때 엄마는 "좋은 젖가슴"으로 인식된다. 아기에게 엄마는 좋은 젖가슴과 나쁜 젖가슴, 다시 말해서 좋은 엄마("좋은 대상")와 나쁜 엄마("나쁜 대상")로 분리되어 인식되다가, 점차 자라면서 이 두 엄마가 실제는 한 사람이었다는 사실을 깨닫게 된다. 심리

학자 멜라니 클라인(Melanie Klein, 1882-1960)의 가르침이다.[92]

이것이 바로 통합적 사고로서 성인기 세계관의 근간이 된다. 그렇다 보니 인간의 성장, 발달에는 양육 스타일이나 양육자와의 관계가 특히나 더 중요하다. 그런데 어른이 되어서도 좋은 사람과 나쁜 사람이라는 이분법적인 태도를 고수하고, 한 사람에게 장단점이 공존한다는 사실을 받아들이지 못하면, 여전히 좋은 엄마와 나쁜 엄마로 나누는 아기 같은, 미성숙한 단계에 머물 뿐이다. 자신과 타인에게 공히, 강점과 약점도 '모두가 다 나의 모습'이라고 인정하고 보듬어야겠다. 스스로 누구보다도 열렬한 지지자이자 친밀한 존재가 되어야 하지 않겠는가.

신체의 다름을 딛고 높이 뛰어오른 우상혁 선수의 이야기에서 우리는 자기수용과 자기일치, 그리고 자기 초월 개념을 생각해 볼 수 있었다. 그리고 나의 장단점 모두가 '나'라는 존재를 구성하고 있다는 사실을 짚어보았다. 중요한 메시지를 전하는 문장이 있다. "고통스러운 경험을 극복해 낸다는 건, 정글짐을 건너는 것과 같다. 앞으로 나아가려면 어느 시점에서는 손을 놓아야 한다."[93] 출처는 불분명하지만, 한 손을 놓아야, 다시 말해 다음을 향해 손을 뻗어야 앞으로 나아갈 수가 있는 것은 명백한 사실이다. 아픔이 많은 시대에, 딛고 일어설 무언가가 간절하다. 내 강점과 약점이 모두 '나'이듯, 타인의 장단점도 모두 그 사람을 구성하는 특성임을 받아들인다면 우리가 서로에게 안전하고 편안한 버팀목과 (높이뛰기를 가능하게 하는) 발 구름판이 되어 줄 수 있을 것이다.

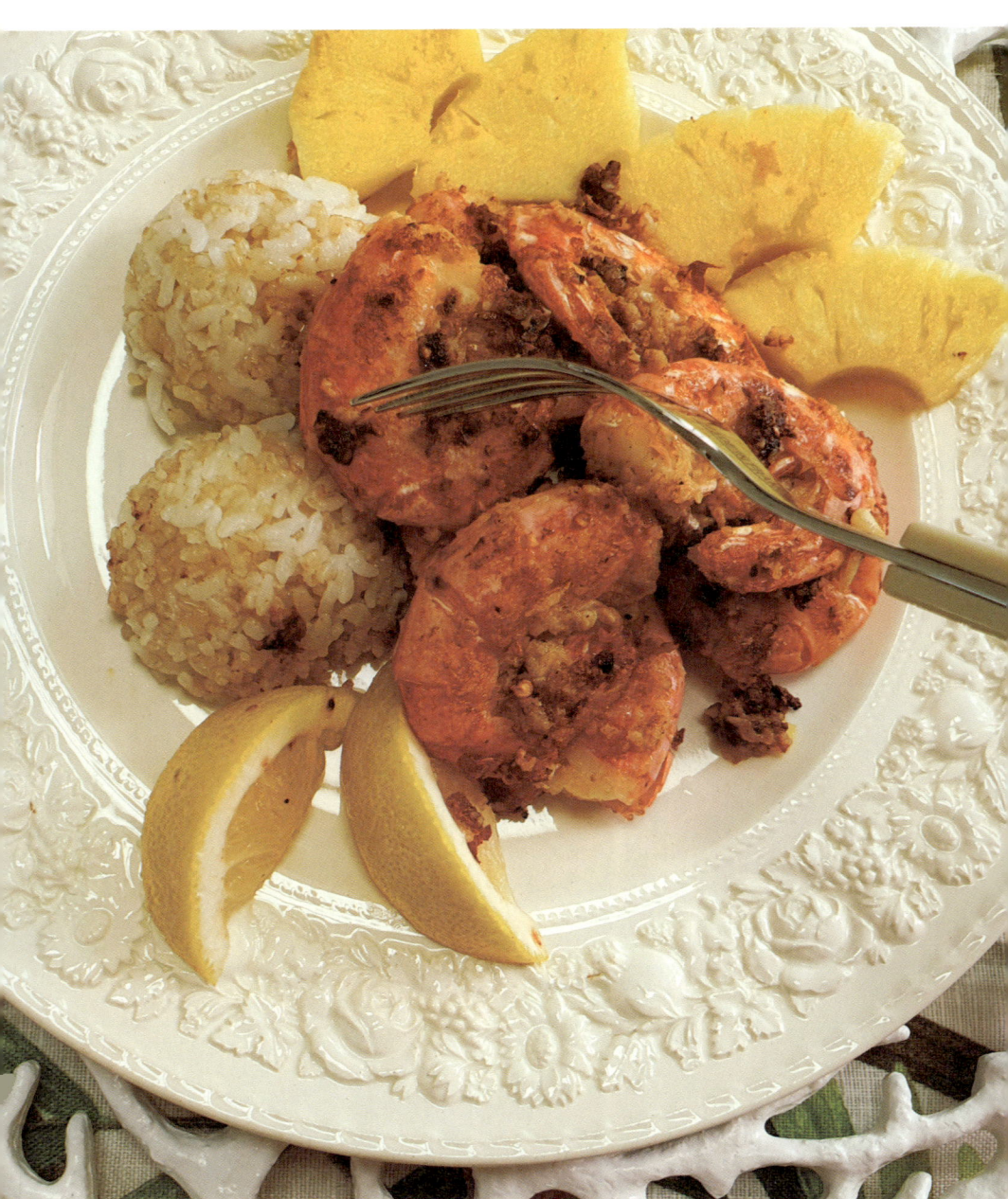

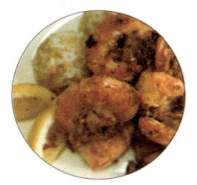

레몬 갈릭 쉬림프

건강에 이롭지만 지독한 향이 입에 오래 남아 불쾌하기도 하고,
또 올리브유에 잘 구우면 향긋하기도 하나 너무 많이 먹었다가는 속이 아리기도 하여
장단점을 지닌 마늘을 주재료로, 하와이의 명물, 레몬 갈릭 쉬림프를 만들어 보자.

재료

새우, 레몬, 마늘, 버터, 꿀, 페페론치노,
소금과 후추, 파프리카 가루, 파인애플

방법

1. 새우는 깨끗이 세척하고 물기를 제거한다.
2. 프라이팬에 올리브유를 두르고 가열되면 마늘을 볶아 향을 낸 후 새우를 굽는다.
3. 소금과 후추로 간하고 버터를 함께 녹여 향을 입힌다.
4. 잘 구워진 새우에 꿀과 레몬즙을 소량 첨가하여 좀 더 볶는다.
5. 접시에 레몬 갈릭 쉬림프와 밥, 파인애플, 레몬을 함께 담아낸다.

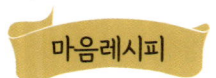

장단점 모두가 나

1. 나의 장점을 떠올려 보자. 장점을 발휘하는 하루이기를 응원한다.
2. 나의 단점을 생각해 보자. 이 단점을 극복하는 노력이 언젠가는 내 삶의 발 구름판이 되어 줄 것이다.
3. 장점과 약점이 모두 '나'이듯, 타인의 장단점도 그의 특성임을 받아들여 서로에게 든든하고 편안한 버팀목이 되는 하루를 보내자.

6. 메기 튀김

메기효과, 질투는 나의 힘, 형제간 경쟁

교육지원청의 학생 상담센터인 위Wee 센터[94]에서 만난 한 초등학생이 어느 날 한숨 쉬며 내뱉는 말에 잠시 주춤했다. "사는 게 매일 전투예요!" 이 초등학생이 벌써 힘겨운 삶을 맛 본 것인가 싶어 놀라고 안타까웠다. 위Wee라는 생소한 용어는 우리들We과 교육Education의 합성어이자, 우리들We과 감성Emotion의 합성어이기도 하다. 위 프로젝트는 "나I와 너You 속에서 우리We를 발견할 수 있도록 사랑으로 지도하고, 학생에게 감성과 사랑이 녹아드는 위Wee 공간에서 잠재력을 찾아내자는 의미"이다. 현대는 무한 경쟁 시대라 하듯 우리 각자가 치열한 삶을 살아가고, 이 경쟁과 치열이 출생의 순간부터 이미 무시할 수 없는 삶의 요소이기도 하다. 경쟁과 질투에 관한 다양한 논의가 가능하겠지만, 여기서는 경쟁의 긍정 효과를 짚어보려고 한다.

요즘은 초등학생도 아주 힘겨운 삶을 사는 세상이긴 하다. 가장 작은 사회라고 하는 가정에서 이미 경쟁의 분위기가 형성되기도 한다. "형제간 경쟁"sibling rivalry이라는 말은 이제 익숙한 용어가 되었는데, 데이비드 레비(David M. Levy)는 1930년대에 이 표현을 정립시켰다. 그는, 자신에게 집중되던 부모의 관심과 사랑이 다른 대상, 특히 동생에게 옮겨간다는 사실을 인식하고, 그 관심과 사랑을 본인에게로 되돌리려는 경쟁으로 시작된 형제 관계를 형제간 경쟁이라고 하였다.[95] 형제간 경쟁 심리의 핵심은 '부모의 관심과 사랑'을 '공유'하고 '경쟁'한다는 것이다. 이것은 적개심과 퇴행, 그리고 공격적인 반응의 형태로 나타나기도 하지만, 정상적인 가족 관계에서도 자연스럽게 나타날 수 있는 현상이다. 본래 타고난 기질이나, 출생 순서, 성별, 나이 차, 부모의 양육 태도, 남아 선호 사상을 비롯한 문화와 사회적 분위기 등 다양한 요인이 형제간 경쟁 심리나 형제간 갈등에 영향을 미친다. 이것에 무던하게 지나는 사람도 있는 반면에, 심한 상처와 열등감으로 평생 영향을 받으며 사는 사람도 있다.

다양한 요인과 환경의 작용으로 형제간 경쟁의식이 생성되고 발달하는데, 그래서인지 그 표현형도 다양하다. 가령, 잘 지내던 아이가 갑자기 대소변을 못 가리거나 혼자서 밥을 먹지 못하는 퇴행으로 나타나기도 하고, "머리 아파," "배 아파" 같은 신체 반응으로 불안과 우울 감정을 표현하기도 한다. 대개 형제의 '부모 사랑 쟁취 경쟁'은 "결정적 시기"critical period라고 하는 2~3세 무렵 가장 심하게 나타나지만, 성인기까지 지속되는 사례도 있다.

인간의 성장 발달 과정에서 생후 8개월경에는 일상적으로 만나게 되는 친근한 이들에 대한 '기억원형'을 만들어, 일종의 틀이 형성된다. 그래서 그 틀을 벗어난 낯선 사람이 접근하면 불안과 공포로 울음을 터뜨린다. 이런 상황이 반복되면서 익숙해져, 본인에게 안전하다고 여겨지는 사람들을 목록화하고, 낯선 사람을 가릴 수 있게 된다. 이런 과정을 겪는 중에, 아이의 '기억 원형'에는 동생이라는 경쟁자가 등장한다. 이 사건 자체로도 불안하고 불편한데, 거기에 더해 부모의 일관되지 못한 양육까지 곁들여져 늘 비교당하고, 비난받고, 차별받는다고 가정해 보자. 그런 이에게 삶은 경쟁이자 아슬아슬한 평가의 장이 되어, 삶이 투쟁이라는 의식이 자리 잡기 쉽다.

인격과 성격 형성에 중요한 시기인 유년의 갈등을 긍정적으로 경험한다면 안정감과 자기감, 성취감을 형성하지만, 그렇지 못한 갈등은 인격의 뿌리에 깃들어 콤플렉스, 즉 핵심감정이 된다. 어릴 적 부모님과 주변 사람들의 관심과 칭찬, 그리고 인정이 형제자매 가운데 한 사람에만 지나치게 쏠리는 경향이 성장기 내내 지속된다면, 이로써 상처받은 자녀들은 자연히 자존감이 낮아지고, 갈등의 골이 깊어질 것이다. 어릴 적부터 해결되지 못한 불만과 경쟁의식 혹은 질투가 무의식에 자리 잡아, 이후 스트레스나 갈등 상황마다 고개를 내밀고 결국 갈등을 해결하기보다는 악화시키는 수순을 밟게 된다. 그야말로 갈등이 악순환할 위험이 크다. 그래서 일관성 있는 양육이 더욱 요구된다.

그렇다고 모두가 형제간 경쟁을 겪는 것은 물론 아니다. 어릴 적 동생에 대한 적개심이나 퇴행 행동이 있었더라도 대개는 자연스러운 성장 과정으로, 부모의 인정과 기다림이 충분하게 주어진다면, 그리고 '온전히 나와 엄마만 함께 보내는 시간'을 따로 마련하여 각 자녀의 결핍을 채워주면서 부모와 자녀가 함께 성장하는 계기가 되기도 한다. 사실 이 형제간 경쟁이라는 것은 정도의 차이는 있겠지만 어느 형제자매 관계에서건 나타날 수 있다. 그 경쟁을 성장과 협력의 기반으로 삼는다면, 서로 긍정적인 자극을 받아 형제자매로서 호혜적인 관계를 발전시키는 동력으로도 작용한다.

경쟁에는 충분히 긍정적인 효과가 있다. 경제 용어로 흔히 사용되는 "메기 효과"Catfish Effect는, "막강한 경쟁자의 효과가 다른 경쟁자들의 잠재력을 끌어 올린다"는 이론으로, 강한 경쟁자 덕분에 약한 이들의 활동 수준이 높아져서 전체 분위기가 활성화되는 것이다. 과거에 냉장 시설이 갖추어지기 이전, 북유럽 어부들은 어떻게 하면 청어를 폐사하지 않고 싱싱하게 원거리를 운반할 수 있을까 고민했다. 그러던 중 한 어부가 운반해 온 청어가 다른 청어들과는 유달리 싱싱하게 생기가 돌고 살도 탄탄하기에 그 비법을 알아보니, 청어를 넣은 수조에 청어의 천적인 메기 한 마리를 함께 넣어 운반해 온 것이었다. 청어가 오랜 항해 동안 천적에게 잡아먹히지 않으려고 죽기 살기로 헤엄치다 보니 결국 생선살이 더 탄탄해지고 좋은 상태를 유지할 수 있었다는 것이다. 여기서 "메기 효과"라는 말이 나왔다. 일각에서는 메기효과가 경쟁심을 부추기고, 부정적인 치열함을 미화시키는 개념이라고 비판하기도 하지만, 일단 건전한 경쟁의 긍정 효과를 되새겨볼 만한 이야기임에는 분명하다.

어디건 경쟁이 없는 곳이 있을까. 경쟁 상황이 스트레스가 되고, 질투도 실망도 겪지만, 좌절만 하기 보다는 메기 효과를 기억하여 자신을 좀 더 성장시키는 동기로 삼자. 영국 역사가인 아놀드 토인비도 강연에서 이 메기 효과 일화를 즐겨 사용했다고 알려져 있다. "좋은 환경보다는 가혹한 환경이 문명을 낳고 인류를 발전시키는 원동력"이었다는 그의 역사 이론을 설명하기에 적절한 일화였다.[96] 지금 가정에서 혹은 직장에서 경쟁자로 인해 다소 힘든 시간을 보내고 있다면, 청어와 메기를 떠올리며 이 상황을 내 성장 발판으로 삼아볼 가망은 없을지 잠시 생각해 보면 좋겠다. 상대의 장점은 본받고자 노력하고 내 본연의 인격과 자질, 그리고 실력은 다듬고 또 쌓아나가, 인고의 시간을 발전의 과정으로 전환할 수 있기를 바란다.

기형도 시인의 시, "질투는 나의 힘"은 청년 시절 삶에서 절망과 비애를 드러내는 다소 슬픈 작품이다. 그러나 그 제목을 문자 그대로 받아들여 보면, 질투나 경쟁이 스트레스와 갈등의 요인이기만 한 것이 아니라, 오히려 적절한 긴장과 집중, 실력 발휘를 가능케 하는 긍정적인 스트레스, 즉 '나의 힘'으로도 작용한다. 왜곡되지 않고 과하지 않다면 질투에도 그 힘이 있다. 그 과정의 스트레스, 즉 유-스트레스$^{eu\text{-}stress}$라고도 하는 긍정의 스트레스를 우리의 능력과 실력, 그리고 성장과 발전의 계기로 삼아볼 수 있을 것이다.

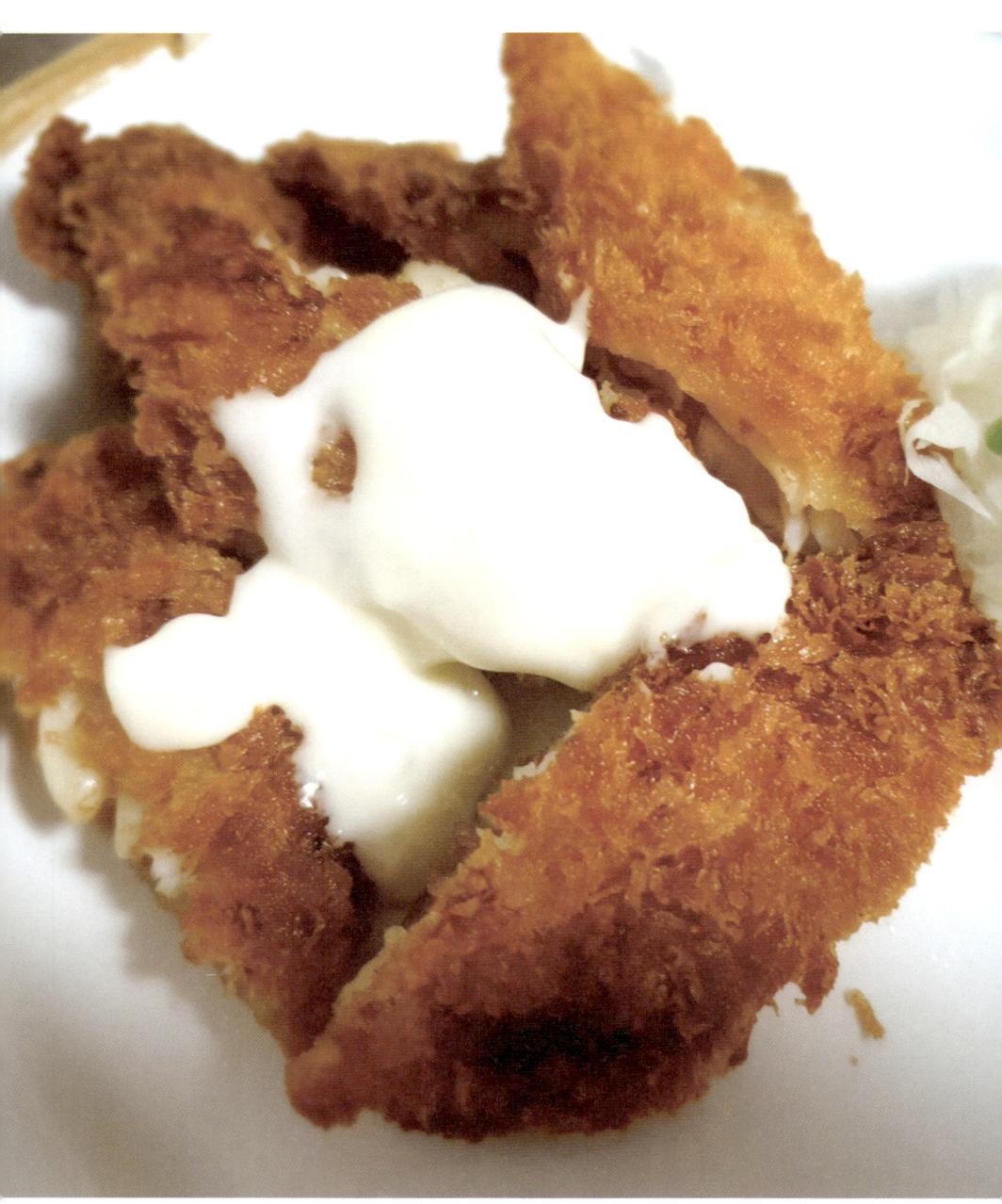

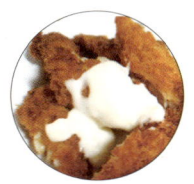

메기 튀김

재료

메기 필레, 우유 1/2컵, 물 1/2컵, 소금, 후추,
밀가루 1/2컵, 옥수수가루 1컵,
해산물 조미료, 식용유, 야채, 타르타르 소스

방법

1. 우유, 물, 소금, 후추를 섞어 메기 필레를 재워둔다.
2. 옥수수가루, 밀가루, 해산물 조미료를 비닐봉지에 담고 필레에 고루 묻힌다.
3. 기름을 가열해 생선을 튀기고, 바삭한 식감을 위해 두 차례 튀겨 낸다.
4. 종이 타월에 얹어 기름을 제거한 후 적당한 크기로 썰어 야채와 함께 담는다.
5. 생선튀김에 잘 어울리는 타르타르 소스를 얹어 먹는다.

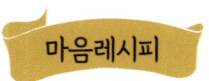

마음레시피

메기효과와 유-스트레스, 즉 좋은 스트레스 활용하기

1. 나의 '기억 원형'에는 어떤 기억이 담겨있는가. 이제부터는 긍정의 기억틀을 만들자.
2. 내 안에 샘솟는 경쟁심을 들추어보자. 결핍된 것이 무엇인지 숙고하고 성찰하자.
3. 질투와 경쟁의 스트레스를 넘어서서 능력과 실력을 키우는 발전의 기회로 삼자.

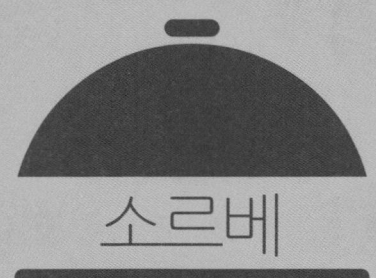

소르베

주요리 직전에 제공되는 소르베Sorbet는 과즙과 과일 퓌레 (원한다면 과실주까지) 등을 설탕물에 넣어 얼린 후 긁어 먹는 빙과이다. 우유 등의 유제품을 함유하지 않는 것이 소르베, 우유 등을 넣으면 셔벗Sherbet, 샤베트,셔빗이 된다. 이탈리아에서는 과일에 설탕과 얼음, 필요에 따라 샴페인이나 와인을 넣고 갈아 만들거나 얼려 먹는 일종의 슬러시인 그라니타Granita가 있다. 디저트로 나오기도 하지만 이 책에서는 코스 요리 중간의 입가심용 빙과로 제공하였다.

1. 레몬 그라니타

얼음-땡 놀이, 놀이의 힘, 몸-맘 연결

더운 날씨에 얼음물 한 잔이 간절하다. 어릴 적에는 물 한 잔 없이도 '얼음-땡' 놀이로 이리저리 깔깔대며 뛰어다녔던 기억이 있다. 뜀박질하는 통에 땀범벅이 되면서도, 왠지 모를 청량감과 통쾌함에 웃음이 끊이지 않던 마법의 놀이였다.

얼음-땡 놀이는 1960년대에서 1970년대 무렵 유행하였던 "앉은뱅이놀이"의 변형으로 알려져 있다. 『두산백과사전』[97]에 소개된 얼음-땡 놀이 방법은 다음과 같다.

① 가위바위보로 술래를 정한다.
② 술래는 한자리에 서서 열을 센 후에 사람들을 잡으러 다닌다.
③ 술래가 손으로 도망가는 사람을 치려고 할 때 도망가던 사람이 얼른 '얼음'이라고 외치며 멈추어 서면 술래는 그 사람을 칠 수 없다.
④ 멈추어 선 사람은 다른 사람이 와서 '땡'이라고 외치며 쳐주면 다시 움직일 수 있다.
⑤ 술래에게 '얼음'이라고 말하기 전에 술래의 손에 닿거나 '얼음'이라고 말한 후에 움직이면 그 사람이 술래가 된다.
⑥ 술래가 바뀌면 다른 사람들에게 술래를 알린 후에 다시 놀이가 시작

된다. 술래가 친 사람들이 많으면 가위바위보로 술래를 정한다.

이제 다시 보니, 이 마법의 놀이에 마음의 치유법이 담겨 있었다. 생명을 위협받는 급박한 상황과 충격적인 사건을 겪을 때, 스트레스 상황에서 인간은 크게 세 가지 생리적 반응을 보인다. 위험에 맞서 싸우거나, 도망치거나, 얼어붙는 것이다. 1910년대 무렵 미국 생리학자이자 하버드대학교 의과대학 교수였던 월터 캐넌(Walter Cannon)은 이것을 가리켜 투쟁-도피-경직 반응(fight-flight-freeze response)이라고 명명하였다.[98,99]

이 가운데 얼어붙는, 곧 경직 반응에 주목해 보자. 경직 반응은 무수한 영화에서 범인을 검거할 때, 범인에게 총을 겨누는 경찰의 대사로 자주 등장한다: "Freeze!" 즉, "꼼짝 마!" 외치는 순간이다. 우리가 즐겨 하던 '얼음-땡' 놀이에서의 그 '얼음'이 바로 이 '꼼짝 말아야 할' 순간의 요청이자 명령이며, 교감신경의 항진으로 몸은 얼어붙고, 생리적인 신체 반응은 경직시키는 자동 반응이다. 반면 도파민이 솟구치는 한껏 즐거운 놀이로서의 '얼음-땡' 유희는 스트레스로 인한 경직 반응과는 다르다. 부정적인 경험의 기억, 신체적 혹은 심리적 외상, 즉 트라우마를 겪을 때의 충격과 공포는 뇌에 있는 아몬드 형태의 편도체에 새겨진다. 그래서 이후 유사한 상황에서 그 불안과 공포 반응을 고착시켜, 습관적으로 몸과 맘이 얼어붙어 마비되듯 하고, 말도 겁을 먹어 머뭇거리게 된다.

충격이나 당혹감에 상처 받은 경험이 있다면, 스트레스에 대한 개개인의 취약함의 정도에 따라 다양한 반응이 나타난다. 가령, 엄하고 불안정한 부모님의 양육으로 부정적인 기억과 상처가 많았던 사람은 학창 시절 '호랑이 선생님'이 특히나 더 불편하다. 어릴 적 기억이 명확히 떠오르진 않더라도 불쾌감과 불안감, 그 공포를 몸이 기억하고 마음이 알아차려, 선생님의 호통에 가슴이 두근거리고 털이 쭈뼛쭈뼛 서며 숨이 가빠오고, 생각이 얼어붙어 사고의 진행이 더뎌진다. 그래서 더 꾸중 듣는다. 곁에서 누가 큰 소리만 내어도 얼어붙어 말이 안 나오고, 마치 눈 뜨고 가위눌린 느낌과 긴장을 경험하기도 한다. 권위자에 대한 심한 불안과 경직이 그래서 나타난다. 직장에서도, 상사와 자연스럽고 친밀한 관계를 형성하거나 유지하기 어려운 문제로 확대되기도 한다. 평생을 통해 반복되는 것이다. 한 사람을 피했더니 또 다른 권위자가 나타난다. 계속 주눅 들고, 얼어붙고, 왠지 모를 불편감에 일할 의욕도 나질 않는다. 업무는 계속 밀리고, 스트레스의 쳇바퀴를 돌리며 부정적인 정서로 침잠한다.

유년기에 형성된 심리, 정서 상태는 살아가는 동안 어떤 사람들을 만나느냐에 따라 긍정적 혹은 부정적으로 반복될 수 있다. 그 기억이 불안과 염려, 공포와 같은 부정적인 감정을 동반하는 것이라면 거기에서 벗어나야 할 텐데, 그 해법이 바로 '얼음-땡' 놀이에 있다. 우리는 "얼음!"이라고 외쳐 '술래'라는 위험을 피했다. 그러고 나면 다른 누군가가 와서 "땡!"하고 나의 경직을 풀어주는 순간이 있었다. 그 이후로 우리는 다시 자유롭게 뛰어다녔고, 그러다 마주치는 수많은 '얼음'들을 이제는 내가 '땡!' 터치함으로써 경직을 풀어주고 함께 술래를 피해 도망 다녔다. 우리의 터치와 어울림이 복잡해질수록 모두의 쾌활한 웃음이 온 동네를 가득 채우고 주위로도 퍼져나갔다.

어떤 특정 기억은 그 자체만으로 기억되기보다는 그때의 감정으로 기억된다. 그 감정의 해결에는 긍정의 '관계'가 열쇠로 작용하는데, '얼음-땡'

놀이에 그 관계의 중요성이 녹아들어 있다. 내가 얼어있었더라도 타인의 "땡!" 하는 언어와 함께 닿는 그때의 '터치'로 다시 자유로운 발걸음을 내디딜 수 있다. 홀로는 어렵다. 좋은 이들과 함께함으로, 그때의 단란함으로 이 차갑고 외로운 경직의 상태를 벗어날 수 있다. 'Togetherness'라는 영어 단어가 있다. 부사인 '함께'를 의미하는 'together'에 명사형 접두사 '-ness'를 붙여 만든 명사로, 'togetherness'라 하면 "단란함"이라는 의미가 된다. 함께함으로 인한 단란함을 잘 드러내는 단어인데, 이 얼음-땡 놀이에서 그 단어의 깊은 뜻이 한껏 발휘된다고 하겠다.

관계와 더불어, 마음의 끈질긴 얼어붙기 반응에도 "땡!"이라는 또 다른 해독제가 있는데, 바로 움직임이다. 과거에 겪은 트라우마나 이후 유사한 상황마다 촉발되는 습관적인 마비에 정면 대응하는 방법으로서 몸의 어디라도 움직여 보는 훈련이 변화를 가져온다. 사소해 보이지만 전혀 사소하지 않다. 나를 공포감으로 긴장하게 하는 직장 상사가, 배우자가, 부모가, 혹은 어떤 상황이 나를 얼어붙게 한다. 그렇지만 손가락을 흔든다거나, 발가락을 움직이는 작은 동작, 시계를 쳐다보는 등의 간단한 행동으로 내 몸과 마음에 일종의 '선언'을 하는 것이다. '트라우마는 사실상 끝났다! 왜냐하면, 내가 더 이상 얼어붙어 있지 않고 움직이기 시작했기 때문이다!' 라는 자신감에 찬 선언이다. 이런 강력한 메시지를 반복해서 편도체에 전달하다 보면 유사한 공포 상황에서도 얼음이 녹아내리듯 서서히 변화가 시작된다.

변화와 치유라는 것이 상처 이전의 완전무결한 상태로 돌아가는 것은 아니다. 소설가 넬리 허만은 정확히 그 반대로 치유를 이해하고 있다. 그는 치유를 "말할 수 없는 경험의 순간에 얼어붙은 단독적 자아로부터 더 서사적인 능력을 지닌, 더 사회적으로 통합된 자아로 변하는 것"으로 정의한다. 따라서 "자신을 움직이며 변화하는 존재로 보는 방법을 우리가 배운다면, 우리는 트라우마와 그 결과로부터 우리를 풀어낼 수 있을 것이며, 결국 희망의 이유를 만들어 낼 것이다."[100] 심리적 움직임뿐만이 아니라 실제 신체의 움직임이 우리를 이전과는 다른 존재로 변화시킨다. 얼어붙은 상태로 있지 않고, 손가락의 작은 움직임은 물론, 글쓰기와 시 쓰기, 일기 쓰기 등을 통한 인지적 활성과 깨어남이 얼음 상태의 아픔을 녹이는 온기로 작용한다.

운동에는 신체적, 심리적 치료는 물론 긍정적인 정서 강화 효과도 있다. 운동 자체의 효능은 많이 연구되어 왔다. 운동은 일상의 스트레스를 줄여주고, 직업적인 성장을 지탱해 주는 동력이며, 우울증의 치료약이다. 치매를 예방한다고도 알려져 있다. 과거에 갇혀 몸과 마음에 병적으로 집착하고 마비되는 '얼음' 상태에서 벗어나기 위해 '땡!'하고 스스로를 터치할 수 있어야겠다.

일단 운동은 각자에게 맞는 내용과 강도를 선택하는 것이 좋다. 힘이 없는데 갑자기 심한 운동을 하기보다는, 일단 작은 움직임부터 시작해 보는 것이 온당한 출발이다. 몸과 마음은 연결되어 있다. 『혼자 잘해주고 상처받지 마라』[101]의 저자 유은정 원장은 우울증을 "정신질환이 아니라 전신질환"이라고 표현하듯, 우울증은 신체와 정신의 연결을 확연히 보여준다. 몸을 움직이면 각종 근육이 발달하면서 근육의 탄력성이 증가하고, 긍정의 호르몬이 분비되어 마음이 강화되고, 자제심과 자기 통제력도 향상되는 선순환을 일으킨다. 스포츠와 유산소운동이 노여움과 화를 발산하는 정도를 조절하고, 스트레스 호르몬의 형성 자체를 소멸시키는 효과가 있다. 근육의 발달로 심리 상태가 호전되고 용기도 생겨, 결국 몸과 마음이 '윈-윈'win-win 하는 격이다.

운동은 근육이 얼어붙지 않고 움직임을 통해서 근육의 긴장과 이완을 경험하고, 그 사이의 균형감을 되찾는 활동이다. 활력을 띄어야 할 순간에 지나치게 이완되어 있거나, 편안해도 되는 상황에 근육이 극도로 긴장해서 걸음이 부자연스럽고 불편해지는 만성적인 긴장감에서 탈출하자는 것이다. 적당한 긴장은 업무와 삶에 활력을 주어 필요하기는 하다. 앞 장에서 언급했던 유-스트레스eu-stress라는 긍정적인 스트레스가 그렇다. 시험 기간 동안 단기적인 집중력을 최대로 발휘하여 결국 그간의 지식을 정리하고 분류하고 선택해 기억하게 된다. 결국은 나의 지식으로 자리 잡아 거시적인 안목으로는 유-스트레스로 지적인 성장을 이루어 가는 셈이다. 그렇지만 그 스트레스가 만성적으로 통제 불능 상태가 되면 위험하지 않을 수 없으니 탈출하거나 역으로 선용하는 방안이 필요하다.

움직임, 활동, 운동의 긍정적 역할은 개인의 신체와 정신을 넘어, 관계의 측면과 사회성 발달에도 영향을 미친다. 미국 정신의학자 스튜어트 브라운의 유명한 연구가 있다.[102] 그는 살인범 26명을 인터뷰한 연구에서 두 가지의 공통점을 발견했는데, 첫째는 이들이 결손가정 출신이라는 것, 두 번째는 이들이 어린 시절에 뛰어 놀아 본 경험이 없다는 놀라운 사실이었다. 브라운은 1966년부터 40년 이상 6천여 명의 어린 시절을 연구했다. 자유놀이 free play라고 해서, 여러 사람이 어떤 정해진 규칙 없이 자유롭게 놀았던 경험이 없는 아이들은 어른이 되어서 사회에 제대로 적응하지 못했다고 한다. 어릴 적 놀이의 경험이 그만큼 중요하다는 것이다. (사실, 결손가정에서 자랐더라도 지금부터의 새로운 만남과 긍정적인 경험을 통해 충분히 더 나은 상태로 변화할 수 있다. 우리의 뇌는 지금, 이 순간에도 살아 움직이고 신경가소성을 십분 발휘할 것이기 때문이다.)

어릴 적 충격과 부정적인 경험으로 지금도 권위자 앞에서 괜히 주눅 들고 경직되어 '얼음'이 된다면 이제 "땡!"을 선언해도 될 때라고 말하고 싶다. 얼어있지 않도록 손가락부터 움직여 보고, 내 몸을 운동과 활동에 점차적으로 노출해 보자. 인체의 운동에 관여하여 통제하고 통합하는 역할을 하는 소뇌는 운동 기능 외에도 대뇌의 여러 기능과 관련되어 있다. 그래서 흔히 운동 기능뿐만 아니라 감정과 정서, 인지적인 측면에서도 대뇌와 협업하여 복합적인 기능을 한다. 하버드 대학 의과대학 신경학과 교수인 제레미 슈마흐만(Jeremy Schmahmann)은 대뇌피질-소뇌-시상-대뇌피질 회로 cortico-cerebellar-thalamic-cortical circuit, CCTCC를 통해 대뇌와 소뇌가 운동과 인지, 정서적인 기능 면에서 서로 소통한다고 주장하였다. 소뇌 또한 운동의 속도와 강도, 정확성을 조절하는 것과 마찬가지로 인지적인 부분과 정서적인 과정의 속도와 적절성, 그리고 일관성을 조절하는 역할을 한다는 것이다.[103,104,105,106] 이로써 소뇌와 대뇌의 협업이 활동을 증진할 뿐만 아니라, 정서적으로도 환기가 되고, 인지력도 향상시키는 놀라운 힘이 있음을 증언하였다. 또한 운동으로 인한 정서와 인지 개선의 효과, 우울증의 치료와 치매의 예방이라는 다양한 효과에도 힘이 실리게 되었다. 아이들은 열심히 자유 놀이하며 뛰어 놀도록 하고, 성인도 즐겨 움직이고 운동하는 몸과 마음의 '얼음-땡' 놀이로 유연함을 회복하길 바란다.

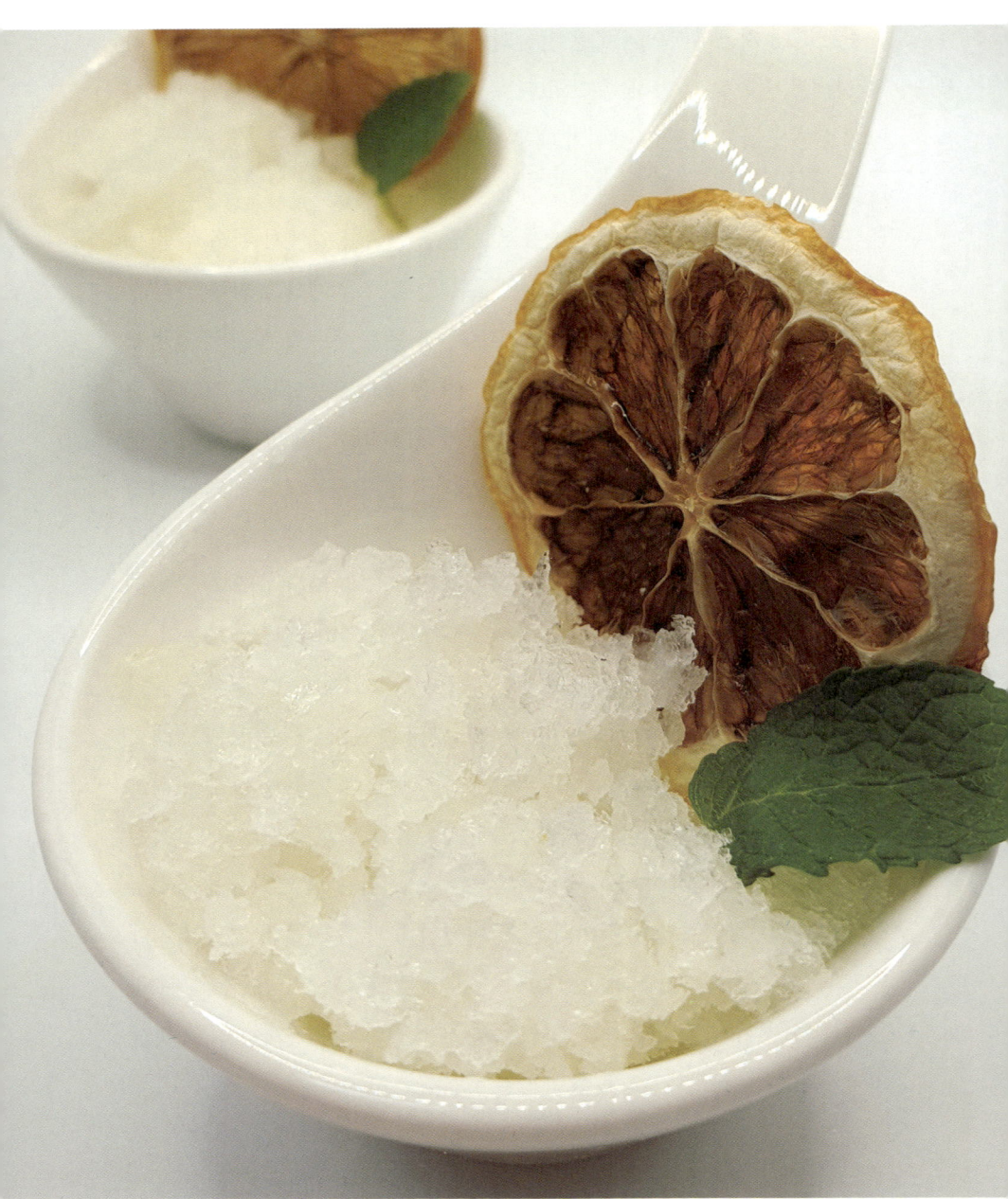

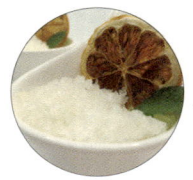

레몬 그라니타

재료

레몬(레몬즙, 레몬 제스트), 설탕,
물, 베이킹 소다

방법

1. 레몬은 베이킹 소다를 사용하여 깨끗이 세척한다.
2. 레몬은 즙을 내고, 껍질도 제스트로 사용한다.
3. 레몬즙과 물, 설탕을 혼합하여 블렌더에 갈고 제스트도 넣어준다.
4. 편평한 스테인리스 팬에 혼합물을 넣고 얼려, 30분에서 1시간마다 포크를 사용하여 바깥쪽 얼음을 안쪽으로 긁어모은다. 고운 얼음 결정을 만들기 위해서이다.
5. 얼음 긁기를 여러 차례 반복하여 잔에 담아낸다.

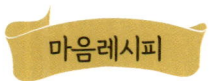

상큼한 레몬 그라니타 같은 움직임의 효력

1. 몸과 마음은 연결되어 있다. 대뇌와 소뇌의 운동, 인지, 정서 기능도 서로 연결된다.
2. 자그마한 움직임이 경직된 얼음 상태의 몸과 마음을 녹여준다.
3. '얼음-땡' 놀이를 기억하여 내 주위 아픈 '얼음'들도 활기찬 '땡!'의 용기와 온기로 녹이자.

2. 딸기 오렌지 소르베

빈둥지증후군과 독립심

　새는 잔가지와 풀잎을 사용하여 둥지를 친다. 새둥지를 가만히 들여다보면 참 튼실한 건축물 같다는 생각이 든다. 사람처럼 미세 동작이 가능한 손가락이 있지도 않은데 어떻게 그 많은 잔가지와 풀잎을 물어서 날라, 그토록 정교하고 포근한 보금자리를 완성할 수 있을까. 초등생 시절, 원을 그리는 언니의 방식에 신선한 충격을 받은 일이 있었다. 방학 중 일과표를 만드는 숙제를 하던 중이었는데, 연필로 동그라미를 그리려니 긴장이 되어 선이 울퉁불퉁해지고 아무리 정성을 쏟아도 어떻게든 찌그러졌다. 그러고 보니 컴퍼스는 왜 없었는지, 또 일과표는 왜 꼭 원이어야 했는지 모르겠다. 지금 생각하니 웃음이 난다. 아무튼 원을 그리고 지우기를 수도 없이 반복했다. 스케치북 도화지가 벗겨질 정도였으니 이를 보던 언니도 답답했던 모양이다. 스스로 깨칠 수는 없겠다고 여겼는지, 언니는 원을 이렇게 그려 보라며 본을 보였다. 그런데 큰 원이면 '둥근 도형'을 그려야 할 텐데 웬걸, 오히려 '직선'을 연하게 긋는 것으로 시작했다. 다섯 개의 직선을 마치 오각형의 각 변이 길게 뻗은 모양으로 겹쳐 그리며 중심부에는 오각형을 만들고, 그다음 다섯 개의 직선은 그 다섯 개의 각을 조금씩 직선으로 쳐주면서 다시 오각형을 만드는 식이었다. 직선을 그어 내리면서 다시 그 다섯 개의 각을 치는 다른 직선들로 또 다른 오각형을 만들고, 이 작업을 반복하다 보니 오각은 온데간데없고 수많은 검정 직선 가운데 중심의 하얀 빈공간이 둥근 원형으로 남았다. 원을 그리고자 했는데 수많은 선만 시커멓게 그렸고, 마지막으로 그 선들을 지우개로 말끔히 지워 테두리만 남겨놓았더니 그 중심에는 세상 둥근 원이 완성되어 있었다. 처음부터 원으로 시작해 그릴 때의 그 찌그러짐이나 불완전성, 혹은 어색함은 전혀 없었다. 완벽한 원형만 도화지에 볼록 솟은 듯 하얗게 도드라졌다. 선이 수없이 모여 각을 다듬고, 그것이 함께 원을 이루어 간다는 사실, 그래서 원을 그릴 때는 선 그리기로 시작한다는 것이 당시 초등학생이었던 내게는 코페르니쿠스적 전환과 맞먹는 혁명과도 같았다.

그런 원 그리기의 원리를 새들은 둥지를 트는데 이미 활용하고 있었다. 수많은 가지로 둥근 공간을 만들어 그 속을 푸근하게 가꾼다. 가정이 형성되는 과정도 이와 유사하다. 수많은 주장과 올곧은 의견, 혹은 가정에 대해 갖는 개념과 계획이 여기저기 직선으로 그어진다. 결혼 전 연인들은 각자의 생각과 판단, 때로는 굽히지 않는 고집으로 자신의 직선을 그어 내린다. 직선적인 말투이기도 하고 톡 쏘아붙이는 태도나 언행이기도 하다. 그렇게 서로 다른 두 사람의 직선들이 각진 도형을 만들어 낸다. 함께하는 시간 동안 수없이 많은 대화를 나누고 여러 사연을 겪으면서 그 각에는 새로운 선들이 그어지고, 뾰족하던 각은 점차 무뎌진다. 연인이 부부로 새 삶을 출발하면서는 다소 엄격한 듯하나, 병적이지는 않은 어떤 규율과 예절, 그들만의 규칙과 특성으로 가정을 이루어 울타리를 형성한다. 서로에게 예의를 갖춘 올바름과 도덕적 양심의 곧음을 유지하면서 계속 직선을 긋다 보면 의견의 차이는 조율하게 되고 이제 각진 모습이 아닌 셀 수 없이 많은 다각형이 되나 싶다가 어느새 모나지 않고 부딪힘이 없는 합일의 원이 되어 둥근 가정을 이룬다. 새둥지 같은 그런 둥근 모양이다. 부드럽고 포근하다.

그 둥지에서 반려자와 함께 자녀를 양육하고, 가정의 가치관과 세계관을 공유한다. 가족 구성원이 서로 공감하고 이해할 수 있도록, 또 이해의 지경을 넓히고자 시간과 노력과 사랑을 들인다. 그러다 자녀들은 입학, 유학, 입대, 취업, 혹은 결혼 등으로 하나둘씩 떠난다. 그 떠남은 슬픈 이별이지만 사실 슬픈 이별이 아니다. 그보다는 자녀가 하나의 독립된 인격체로, 신체적·정신적·경제적으로 독립한 성인으로서 발걸음을 내딛는 행진과도 같아서 축복하고 응원해야 마땅한 일종의 '레벨업'level-up이다. 그렇지만 역기능적인 가정에서는 자녀의 독립이나 분리를 방해하거나 부적응적인 방식으로 대응한다. 부모의 미숙함이나 자녀의 미숙함, 혹은 모두의 부적절한 대응과 환경의 영향으로 인해서이다.

빈둥지증후군Empty Nest Syndrome이라는 개념이 있다. 공소(空巢)증후군이라고도 하는데, 새둥지처럼 단란했던 가정에서 자녀들이 하나둘씩 그 울타리를 떠나가고 심지어 배우자까지 떠날 때, 남겨진 이가 겪게 되는 슬픔의 감정이자 자신의 정체성에 대해 회의하게 되는 현상이다. 자녀가 독립한 이후 양육자가 느끼는 공허함과 슬픔이라고 할 수 있다. 대부분 가정에서 주 양육자는 어머니인 경우가 많다 보니 빈둥지증후군도 여성에서 호발한다. 더군다나 자녀가 독립할 시기 여성은 폐경을 겪어 급격한 호르몬 변화까지 가세하니 그 우울감과 불안감, 공허감과 정체성 위기와 회의감이 악화일로를 걷는다. 이들은 텅 빈 집에 홀로 앉아 자신은 이제 더 이상 쓸모가 없다는 생각에 상실감과 무기력함을 느낀다. 밤에는 잠이 안 오고 새벽에는 일찍 깨는 일이 잦아 피로하고 식욕도 떨어진다. 음식을 먹어도 소화가 잘 안되고, 체중은 줄고, 여기저기 몸이 아프거나 숨이 제대로 쉬어지지 않기도 한다. 주 양육자가 배우자와 불화가 있었다거나, 자녀와 친밀하면 친밀할수록, 그리고 사회생활을 하지 않고 육아에 전념하였거나, 독자(외아들, 외동딸)를 애지중지 키운 경우라면 빈둥지의 공허감도 더 크다고 알려져 있다.

이런 감정은 자연스럽게 이해되지만, 이것이 실제 '내' 경험이 된다면 그 공허감이나 외로움은 더 크게 느껴진다. 누구든 유사한 경험을 할 수 있을 것이다. 그렇다면 빈둥지증후군의 예방법과 해결책을 생각해 봄으로써 우울감을 미연에 방지해 보자. 여러 질환이나 상황들과 마찬가지로 빈둥지증후군에서도 곁에 있는 사람들, 특히 자녀와 배우자의 꾸준하고 따뜻한 관심과 사랑이 중요한 역할을 한다. "자녀를 키우는 데는 온 마을이 든다"라는 아프리카 속담이 있다. 자녀 양육뿐 아니라 노년의 부모를 돌보는 일에도 다각적인 협력과 따뜻한 관심이 필요하다. 아버지가 돌아가시고 홀로 계신 어머니를 뵐 때마다, 딸을 말벗 삼아 무엇이든 이야기하고 싶어 하는 어머니의 마음이 읽혀 뭉클해질 때가 있다. 혹여나 아버지와 자녀들이 떠난 빈둥지를 공허하고 외롭게 느끼진 않을까 싶어 어느 때보다도 더 경청하고 관심 기울여 대화에 참여하게 된다. 자녀가 떠나고 빈둥지를 지켜내고 있는 부모님께 자주 연락하여 관심을 표하고, 부모님의 관심사에 닿는 어떤 이야기이든 나누고 듣고 응답해 보자. 그렇게 건네는 말과 소통에는 놀라운 사랑과 회복의 힘이 있다.

자녀와 더불어 배우자의 역할도 중요하다. 이제 둘만 남은 이 둥지에서 함께 대화하는 시간이 서로 힘이 되고 의지가 된다. 산책이나 운동, 취미나 봉사활동 등 어떤 공동체에 소속되어 대인관계를 이어 나가는 것도 빈둥지증후군을 예방하고 극복하는 방법이다. 하버드대학교 조지 베일런트 교수는 행복의 일곱 가지 조건을 이야기하면서 "고통에 대처하는 성숙한 자세와 대인관계"를 그 첫 번째로 꼽았다.[107] 행복하려거든 스스로 통제가 가능한 일곱 항목, 즉 고통에 대처하는 성숙한 자세와 대인관계, 교육, 안정적인 결혼생활, 금연, 적당한 음주, 규칙적인 운동, 적당한 체중 관리 등을 50대 이전에 갖추어 놓으라 하였다. 70여 년을 연구하여 효과가 입증된 결과가 그렇다면 건강 유지와 규칙적인 생활에 우리도 동참해야 하지 않겠는가. 하루 30분 이상 햇볕을 쬐며 걷고 운동하여 신체를 건강하게 하고, 수면의 질과 기분의 만족감을 높여보자. 외롭고 공허한 마음은 눅눅하게 숨기지 말고, 햇빛에 뽀송하게 말리듯 드러내고 표현해보자. 그러자면 사람들을 만나 이야기하고 듣고 하는 활동에 게으르지 않아야겠다.

자녀들이 독립하기 이전에 '애들 엄마'이기만 하지 않고 동시에 '하나의 독립된 인격체'로 자신을 돌보며 살아가는 것도 빈둥지증후군의 예방법이다. 자녀나 배우자에게 '올인'하지는 마시라는 이야기다. 올인all in은 포커 게임에서, 가지고 있던 돈을 한판에 전액 거는 일을 일컫는 영어 표현으로, 한 가지 일에 모든 힘을 쏟아 붓는 것을 의미한다. 다양한 특성과 역할, 자기복잡성(<에피타이저> 2장 "또띠아 단호박 퀘사디아"에서 다룬 내용이다)을 갖고 자기의 개인적 삶에도 관심과 애정을 나누는 세심함이 필요하다. 둥지는 비었지만 나와 비슷한 경험을 하고 있을 친구에게 정서적으로 안정감 있는 둥지가 되어 줄 수도 있다. 함께 심정을 나누며 응원하고 장을 보러 가거나 함께 운동 혹은 봉사하면서 건설적으로 시간을 보내자. 이 모두를 다 하고도 2주가 넘게 우울하고 공허하고, 자녀들이 떠나고 홀로 남겨진 자신이 무가치하게 느껴져 불면의 밤을 지새우는 등 일상생활에 지장을 받는다면, 언제든 좋으니 가까운 정신건강의학과를 내원하시길 권한다. 함께 이야기 나누고 들을 준비가 되어 있다.

　새들은 빈둥지를 다시 찾지 않는 법이라고 하지만 자녀는 시시때때로 그 둥지를 찾는다. 자녀의 독립이 이별이나 끝이 아닌 까닭이다. 자녀는 독립함으로써 자신의 인생 과업을 달성해 나가고 있을 뿐이다. 학업이든 취업이든 가정을 이루든, 원가정을 떠난다고 해서 부모와 등지거나 작별하지는 않는다. 여전히 '가족'이라는 이름으로 엮인 이들은 정서적으로, 심리적으로 그 구성원들과 (건강한) 유대감을 갖고 살아간다. 자주 연락하고 (심지어 요즘은 화상통화도 가능하지 않은가!) 자주 오가면서 서로의 독립적인 생활을 응원해 주면 좋겠다. 자녀들이 배우자와 그들의 자녀를 이끌고 방문하는 장면을 마음에 그려보자. 빈둥지의 외로움과 고통에 울다 잠들어 퉁퉁 부은 눈으로, 영양기와 건강미 없이 수척한 모습, 돌봄의 손길이 전혀 닿지 않은 듯 초라한 행색으로 그들을 맞이할 것인가 아니면 지금부터라도 운동하고, 말끔히 씻고, 곱게 단장하고, 맛난 추억의 상차림으로 그들을 맞이하여 '역시 우리 엄마/아빠!', '멋쟁이 할미/하비(멋쟁이 할머니/할아버지)!'로 재탄생할 것인가. 그것은 여러분의 선택이다. 멋진 인생, 건강하고 건전한 노년의 하루하루를 전심을 다해 응원한다.

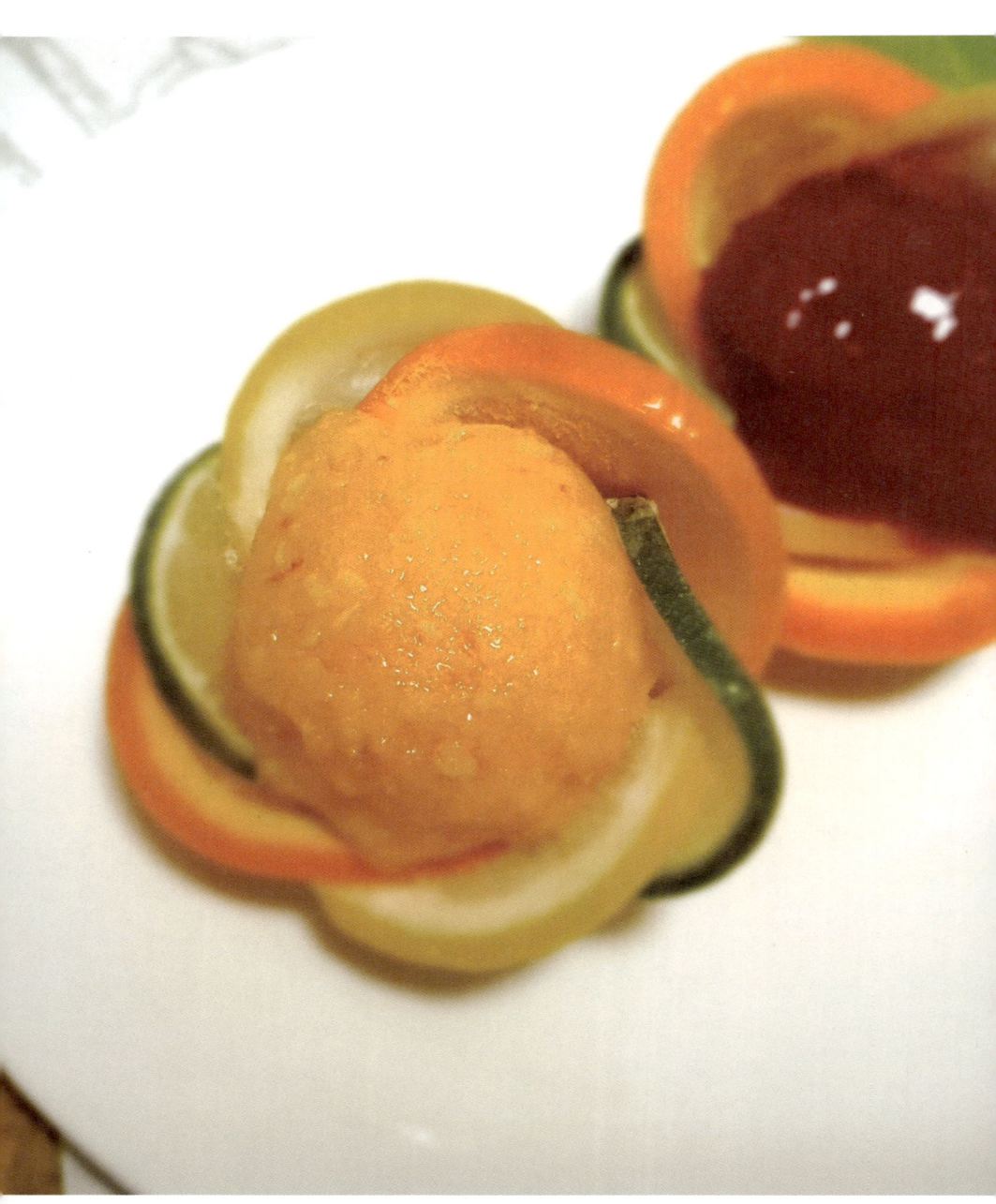

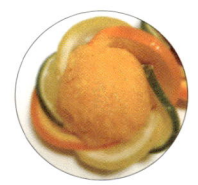

딸기 오렌지 소르베

자녀의 독립, 그리고 남겨진 부모의 독립을 위해 딸기 소르베를 준비해 보았다. 유럽에서 딸기는 '독립심'을 상징한다. 억센 식물 곁에서도 꿋꿋이 잘 자라고, 사실 주위에 좌우되지 않고 스스로 살아가기 때문이다. 그러면서도 주위의 긍정적인 영향은 받으며 자란다. 가족을 생각하며 이제 빈둥지는 '독립심'으로 채우고 달콤하고 상큼한 생을 영위하자.

재료

[소르베] 딸기, 오렌지, 레몬, 설탕,
[둥지] 레몬, 라임, 오렌지

방법

1. 레몬과 라임, 오렌지를 얇게 썰어 작은 그릇에 겹겹이 올려 얼린다.
2. 다진 레몬과 설탕, 소량의 물을 블렌더에 잘 섞어 녹인다.
3. 딸기를 블렌더에 다져 넣어 퓌레로 만들고 레몬즙과 함께 2에 섞는다.
4. 넓찍한 그릇에 담아 얼리면서, 1시간마다 너댓 차례 긁어준다.
   (오렌지도 블렌더에 따로 다져 같은 방법으로 얼린다)
5. 1번에 얼려둔 과일 둥지에 둥글게 담아낸다.

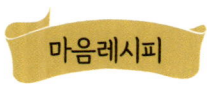

마음레시피

빈둥지증후군 타파

1. 자녀의 독립을 기뻐하고 축하하며, 빈둥지를 건강한 독립심으로 채우자.
2. 내가 정서적 둥지가 되어 줄 만한 친구를 떠올리며 오늘 반가운 연락을 한 번 해보자.
3. 수많은 직선이 그려내는 원을 직접 그려 보고 오늘 누릴 하루의 일과를 계획해 보자.

3. 파인애플 소르베

솔방울의 명민함과 파인애플의 '함께'의 마음

여러 과일 중에서 불호(不好)가 가장 적은 것을 꼽자면 파인애플이 순위권에 있지 않을까 싶다. 열대 과일이라 예로부터 우리나라에서는 구하기가 어려웠고, 그나마 그 진귀한 형체를 구경한대도 워낙 고가이다 보니 쉽사리 사 먹기가 꺼려지는 과일이었다. 가까이 다가갈 수 없는 선망의 대상이라 호감이 더 컸나 싶기도 하지만, 사실 그 맛과 향이 관심을 끌기에 이미 충분하다. 기능면에서도 매력적이다. 파인애플에 포함된 브로멜라인 bromelain은 단백질 분해 효소로서 고기를 부드럽게 하고 소화를 돕는 마법을 부린다. 또한 파인애플은 비타민 C와 비타민 B6, 그리고 망간도 풍부하여 에너지를 공급하고 건강을 증진하는 재주까지 갖추었다.

파인애플은 솔방울이나 괴마옥 선인장과도 닮아있다. 사실 솔방울은 파인애플의 이름을 탄생시킨 장본인이기도 하다. 1493년에 콜럼버스 탐험대가 파인애플 열매를 보고 솔방울처럼 생겼다며 그 이름을 목록화하였고, 17세기 중기 영어에서 '파인애플 pine+apple'은 '솔방울 열매'라는 의미로 사용되었다.

여러모로 관련성이 깊은 파인애플이나 솔방울은 중요한 수학적 정보와 삶의 원리를 내포하고 있다. 다음 숫자들에서 어떤 규칙성이 보이는가? 1,

1, 2, 3, 5, 8, 13, 21…… 무한히 나열할 수 있는 이 수들은 앞의 두 숫자의 합이 뒤의 수가 되는 숫자의 나열이다. 그 집합을 피보나치의 수열이라 한다. 피보나치의 수열은 기원전 5세기 무렵 인도 수학자의 책에 처음 등장했지만, 그 이전부터도 쓰였을 것으로 추정되고 있다. 비로소 유명세를 타기 시작한 것은 중세 이탈리아 수학자 레오나르도 피보나치(Leonardo Fibonacci: 1170~1250)에 의해서였고, 그래서 이 수열을 '피보나치의 수열'이라 명명하였다고 전해진다. 이 수열에서 앞의 네 숫자(1, 1, 2, 3)로 이루어진 11월 23일은 그래서 '피보나치의 날'로 기념한다.

놀랍게도 파인애플이나 솔방울에서 방향이 같은 나선의 비늘 패턴을 세어보면 그 수가 5, 8, 13, 21개로 이루어져 있다. 즉, 피보나치의 수열대로 배열되어 있다. 수리 생물학의 시초가 된 피보나치의 수열은 식물 생장의 비밀을 밝히는 중요한 근거가 되었다. 학자들은 각각의 잎사귀나 파인애플의 비늘 패턴이 "차지하는 공간이 최대한 충분하고 빛을 많이 받게끔 하는 배열과 관련"이 있을 것이라 보았고, 식물의 기하학적 배열에 관한 중요한 연구 결과로 삼아 왔다.[108,109] 식물과 과일 같은 자연물에 피보나치의 수열과 같은 수학적 원리, 과학적 함의가 내포되어 있다는 사실에 감탄하면서, 이제 여기서 한 걸음 더 나아가 우리의 마음 훈련에도 적용해 보려고 한다.

피보나치의 날 무렵인 11월 말경이면 대기도 잎사귀도 건조해지고 낙엽이 진다. 자연이 바스락거리는 시기이다. 파인애플을 무척이나 닮은 솔방울은 비늘 안쪽에 일종의 수분 감지 센서가 있어서, 수분이 충분하면 솔방울을 오므리고 건조되면 솔방울 비늘을 활짝 펼치게 한다. 이 원리를 이용하여, 산책길에 떨어진 솔방울 몇 개를 가져다 천연 가습기로 사용하고 있다. 솔방울에 물을 축이면 마른 비늘을 오므리면서, 그리고 다시 펼치면서 뻑적지근한 소리나 공기가 빠져나가는 소리를 내기도 한다. 육안으로 보이지는 않지만 미세하게 감지되는 수분의 양과 그에 따른 솔방울의 움직임이 공기 중 수분의 존재를 알려주는 것 같다. 오랜 시간 솔방울을 주시하지는 않아 솔방울 비늘의 개폐 동작을 눈으로 다 따라가지는 못하지만, 어느새 닫혀 있고 어느새 열려있는 솔방울을 마주하며 이 공간의 건조함의 정도를 눈으로 확인하게 된다.

습기에 민감한 솔방울의 열림과 닫힘처럼, 사람의 마음도 열리고 닫힌다. 사실상 '민감하다', '예민하다'라는 말은 긍정적인 표현이기도 하다. 사전적으로는 각각 "자극에 빠르게 반응을 보이거나 쉽게 영향을 받는 데가 있다," "무엇인가를 느끼는 능력이나 분석하고 판단하는 능력이 빠르고 뛰어나다"는 의미이니 그렇다. 그러나 예민하고 민감함이 섬세함을 넘어 과도한 상태, 즉 주위 환경과 사람들에게 과민한 상태는 지양할 필요가 있다. 사람들이 무심코 던진 말에 쉽사리 상처받는다거나 의도하지 않은 내용까지 앞서 짐작하여 판단을 그르치고 낙담하는 태도, 혹은 이와 반대로 주위에 너무 둔감한 탓에 심맹(心盲)이라고 할 정도로 타인의 의도나 마음을 알아차리지 못한다면 이제 솔방울과 파인애플의 감각과 인내, 그리고 어우러짐을 닮고 실천해 보아야겠다.

흥미롭게도 파인애플은 한 그루에 열매가 하나씩만 열리지만, 이것이 하나의 과일은 아니다. 오히려 열매의 무리에 가깝다. 자그마한 열매가 여럿 한데 모여 달콤하고 향긋한 '원팀'으로 성장한다. 파인애플은 18개월에서 20개월 정도 오랜 시간 인내하면서 완벽한 맛과 향기의 샛노란 과육을 이룬다. 같은 목적을 가진 열매들이 오랜 시간 함께 해서인지, 파인애플은 질기고 고집 센 고기를 부드럽게 만드는 역할을 하고, 특유의 단맛으로 짜고 텁텁한 맛도 중화시켜 물김치나 김치 등에 조미료로도 쓰인다. 물론 파인애플 그 자체로도 달콤한 디저트이며 어떤 음식에 곁들이든 거의 모든 음식을 '하와이' 스타일로 만들어 주니, 과연 과일계의 데이비드 코퍼필드가 아닐 수 없다.

오늘은 파인애플을 닮아보자. 함께 모인 이들을 비난 혹은 배척하거나 분열을 일으키지 말고, 서로 어울려 뜻을 맞추고 '함께'의 시간 동안 화합하다 보면, '개개인'도, '우리'라는 공동체도 다양한 역할로 활약할 수 있게 될 것이다. 파인애플이 환대와 환영, 행운과 다산을 상징한다고 한다. 마치 오랜 다져짐의 경험 이후에 결국 왕관을 받는 승리자의 모습처럼, 뾰족한 왕관을 쓴 파인애플이 우리 모두에게도 행운과 기쁨을 가져다주기를 바란다.

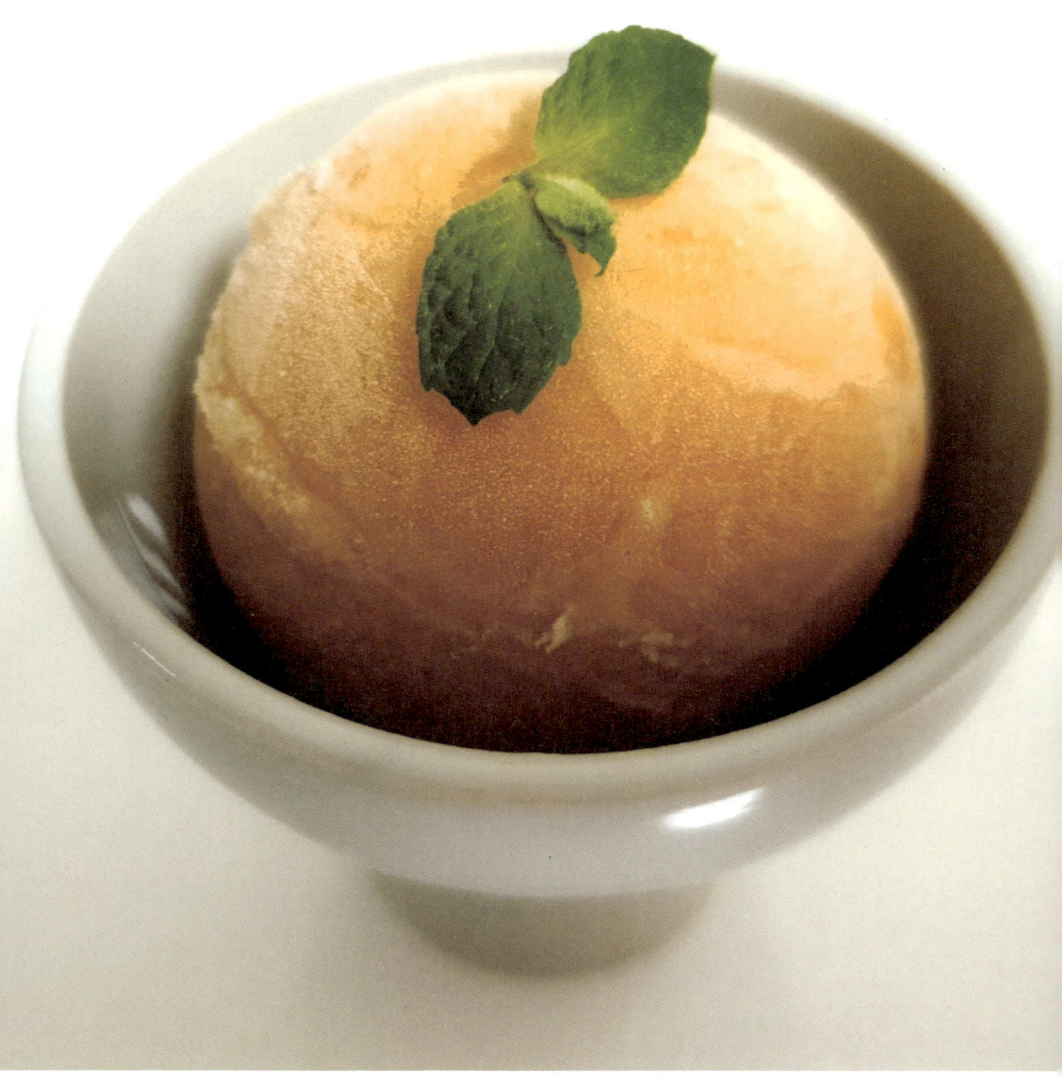

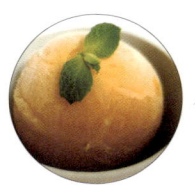

파인애플 복숭아 소르베

재료
파인애플 한 개, 복숭아, 레몬 혹은 라임 쥬스 2 스푼,
설탕 1컵, 민트잎

방법
1. 파인애플과 복숭아 과육을 잘라 레몬 혹은 라임 즙과 함께 블렌더에 간다.
2. 블렌더에 설탕을 넣어 녹을 때까지 섞어준다.
3. 스테인리스 통에 부어 뚜껑을 닫고 2~3시간 정도 얼린다.
4. 겉은 얼고 속은 슬러시처럼 되었을 때 꺼내어 잘게 부수고 다시 얼리고 다시 꺼내 겉면의 얼음을 부수고 다시 얼리기를 반복한다.
5. 원하는 정도로 얼면 꺼내어 담아 민트 잎으로 장식한다.

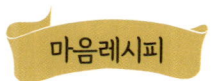

솔방울과 파인애플의 교훈
1. 적당한 정도의 민감함과 예민함은 삶의 지혜가 된다.
2. 과도한 민감성은 온순함으로 달래어 보자.
3. 다양한 역할을 해내는 파인애플처럼 우리도 능력을 발휘하는 오늘을 보내자.

4. 키위 그라니타

마음의 입가심, 뇌와 마음의 환기, "Use It or Lose It"

어릴 적, 정확히 몇 살 때인지는 모르겠지만, 키위를 처음 봤을 때의 그 충격은 어렴풋한 기억으로 남아있다. 까슬까슬한 털에 멈칫 놀랐고, 이건 분명 살아있는 동물(과 식물을 구분할 정도의 나이는 아니었을 테지만, 식물과는 달리 움직임이 있는 동물)일 것이리라 생각했던 것 같다. 껍질을 벗기고 가로로 듬성듬성 썰어 접시에 얹었을 때, 나는 너무 놀라서 내 작은 눈을 최대한 크게 뜨고 거의 숨어서 이 신기한 '동물'의 움직임을 주시했다. 당연히 키위는 미동도 없었다. 중심으로 몰려 있는 검은 점은 수많은 눈동자처럼 보였고, 어쩌면 비비탄 마냥 날아들어 아프게 할 것만 같기도 했던, 그때의 두근거림이 잠시 떠오른다.

신기하게 생긴 키위는 사실 키위과에 속하는 새, 이름하여 키위새를 닮았다 하여 붙은 이름이다. 키위새의 사진을 보면, 새가 키위를 닮아 키위새인지, 키위가 새를 닮아 키위인지 헷갈릴 정도이다. 키위 표면의 까슬거리는 털과 흡사한 털이 키위새를 덮고 있기 때문이다. 키위새는 닭 정도의 크기에 부리가 긴 새로, 부리에 있는 코로 후각을 감지해서 움직인다. 눈은 있지만 시각이 없어 사용하지 못하고, 날개도 퇴화되어 사라졌다. 날개가 없는 새라니 그럴 수 있나 싶지만 일단 그렇다. 주로 뉴질랜드에 서식하며 낮에는 굴에서 생활하고 야행성으로 움직인다. 키위새는 오랫동안 천적이 없었고 주위에 먹이도 풍부해서 굳이 날개를 사용해 먹이를 구하거나 생존을 위해 싸울 필요가 없었다고 한다. 그렇다 보니 날개는 퇴화되었고, 성격은 온순한 편으로 알려져 있다. 국립국어원의 표준국어대사전에 따르면 '새'는 "몸에 깃털이 있고 다리가 둘이며, 하늘을 자유로이 날 수 있는 짐승을 통틀어 이르는 말"인데 키위새는 하늘을 자유로이 날 수 없다. 그러나 새로 분류된다. 퇴화해서 없어졌지만 원래는 있었던 것이다. 쓰지 않아 없어졌을 뿐.

키위새처럼 인간의 두뇌도 사용하기에 따라 기능이 호전되고 사용하지 않으면 기능을 잃는 특성이 있다. 바람직한 육아의 세계를 뇌의 작용을 들어 요목조목 설명하고 비법을 전수하는 책이 있다. UCLA 정신과 교수를 지낸 대니얼 시겔의 *The Whole-Brain Child*[110]라는 책으로, 국내에는 『아직도 내 아이를 모른다: 툭하면 상처 주는 부모에게 '아이의 뇌'가 하고 싶은 말』[111]이라는 제목으로 소개되어 있다. 이 책은 "아이 뇌를 살리는 12가지 습관"을 제시하는데, 그 중 4번째 습관 제목은 원서에서 "Use It or Lose It: Exercising the Upstairs Brain(사용하거나 잃거나: 위층 두뇌 훈련하기)", 5번째 습관 장이 "Move It or Lose It: Moving the Body to Avoid Losing the Mind(움직이거나 잃거나: 마음을 잃지 않으려면 몸을 움직이기)"로 운을 잘 맞추어 기록하고 있다. 우선, 1960년대에 신경학자 폴 맥린(Paul MacLean)은 진화론적 삼중 뇌 이론인 삼위일체뇌Triune Brain이론으로 뇌 구조를 설명했다.[112] 뇌를 크게 3층으로 나누어 1층은 본능을 관장하는 생존의 뇌, 파충류의 뇌로 분류하였고, 2층은 변연계 위주의 감정의 뇌인 포유류의 뇌, 3층이라 할 수 있는 대뇌피질 중심의 신피질 부분은 인간의 뇌, 이성의 뇌로 생각하고 예측하고 판단하는 역할을 주로 한다고 보았다. 시겔은 이렇듯 상하 기능이 구분되는 뇌 통합의 중요성을 다음과 같이 밝히고 있다.

> 위층의 뇌는 근육과 같다. 익숙해지면 발달하고, 더 강해지고, 더 나은 성능을 발휘한다. 그리고 그것이 무시될 때, 그것은 최적으로 발달하지 못하고, 그 힘과 기능의 일부를 잃게 된다.[113]

그래서 시겔은 4번째 습관으로 생각의 힘을 키울 것을 권하며 건전한 결정을 내리는 연습과 감정과 몸을 통제하는 방법을 배우라고 한다. 드러나지 않은 수면 아래를 볼 수 있도록 부모는 자녀의 자기이해를 도와주고, 자녀가 타인을 생각하도록 하여 공감을 강화시키며, 도덕성도 함께 발달시키는 대화를 제안한다.

5번째 습관인 마음을 잃지 않기 위해 몸을 움직이라는 제안도 뇌의 작용과 연관된다. 신체 움직임은 뇌의 화학적 성질에 직접적인 영향을 미친다. 그래서 자녀가 상부층 뇌와 접촉을 잃었을 때, 즉 자신의 감정을 통제하지 못하거나 주의력 결핍, 판단 미숙, 혹은 감각 인식이 저하된 상태라면 균형을 되찾는 강력한 방법으로 몸을 움직이는, 즉 운동과 놀이를 추천한다. 자녀가 (이것은 성인에게도 적용할 수 있는 비법이다) 감정적으로 무너져 내릴 때면, "얼른 나가서 도망쳐!"하고 외치거나, "나가서 뛰고 있어! 내가 널 데리러 갈게" 외쳐 주의를 환기하고, 웃으며 문을 열어주자. 아이와 부모가 함께 뛰어 놀고, 트램펄린에 뛰어오르든, 넓은 마당과 운동장을 뛰어다니든, 자전거를 타고 달리든 어떻든 이 활동이 가져오는 결과는 긍정적이다. 시겔은 "어떤 방법을 사용하든, 중요한 것은 아이가 몸을 움직여 균형과 통제력을 되찾도록 돕는 것인데, 이를 통해 막힌 부분을 제거하고 통합이

다시 이루어질 수 있는 길을 열어줄 수 있다"[114]고 적고 있다. 부모는 건강하고 건전한 움직임의 본을 보여줄 수 있고, 이것이 감정 조절과 분출, 그리고 두뇌 건강에 긍정적으로 작용한다.

키위새의 날개처럼, 사용하지 않으면 퇴화하고 잃게 되는 것이 많다. 뇌의 기능도 마찬가지이다. MIT 공대 교수이며 신경과학 분야의 대가인 얼 밀러(Earl Miller)는 뇌는 근육과 같아서 어떤 부위를 많이 사용하면 할수록 연결이 강화되고 더 능숙해진다고 하였다.[115] 반면, 사용하지 않는 부위는 기능이 약해지고 퇴화할 수 있다. 따라서 전체적인 뇌, 즉 좌우 뇌와 상하 뇌를 모두 사용하고 통합할 수 있을 때, 그리고 충분한 활동을 통해 마음의 통제력을 잃지 않도록 노력할 때 각자의 정신 건강은 물론이고 부모-자녀 관계, 이를 넘어 대인관계도 원활하게 흘러갈 수 있을 것이다.

움직임, 뛰기, 운동, 놀이에 관련된 뇌의 활동은 식생활에 적용하자면 '입가심'과 유사한 활동이다. "입안을 개운하게 가시어 냄"[116]이라는 뜻을 가진 '입가심'은 "입씻이"와 같은 말인데, 서구식 코스 요리에서 주요리가 제공되기 전 기나긴 음미의 여정, 즉 에피타이저, 스프, 샐러드, 생선요리 등을 먹고 입가심하도록 제공되는 그라니타 격이다. 아동은 다툼이 있거나 형제 간에 갈등 상황이 있더라도 금세 다시 친해져 함께 놀고 이야기한다. 그 일을 잊지 못하고 속으로 언짢아하고 서운해 하는, 그래서 꽁한 건 오히려 어른들이다. 움직임의 힘찬 활동이 뇌를 재부팅하듯 마음을 환기하고 새로운 기운으로 채워준다.

실제로도, 구조화되지 않은 휴식 5분이 주의력을 회복하는데 도움이 된다는 연구 결과가 있다. 시드니 대학의 폴 긴스(Paul Ginns) 교수팀은 휴식 시간이 학습의 인지 기능 회복에 도움이 된다고 하였다. 간단한 두뇌 휴식이나 주의 집중 연습이 주의력을 회복시킬 뿐 아니라 감정 조절도 돕고, 지식의 통합에도 효과적임은 이미 입증된 사실이다.[117,118,119]

우리는 뇌를 사용하고 훈련하기에 따라 '뇌부자'가 될 수 있다. 뇌의 기능을 십분 발휘하고, 최적의 조건에서 최선을 다해 활용해 보자. 키위새는 눈과 날개를 굳이 사용할 필요가 없었기 때문에 오랜 세월을 거쳐 오며 퇴화되었고, 그래서 날개가 없다. 그렇다면 오늘 우리는 두뇌의 다양한 부위를 충분히 사용하고 있는지 점검해 보아야겠다. 또 적절한 쉼과 힘찬 활동으로 '마음의 입가심'을 하자. 세상과 사람을 바라보는 우리 마음이 맑아지고 밝아져 서로의 잠재력까지도 키워줄 수 있는 새로운 키위를 싱그럽게 맛보도록 하자.

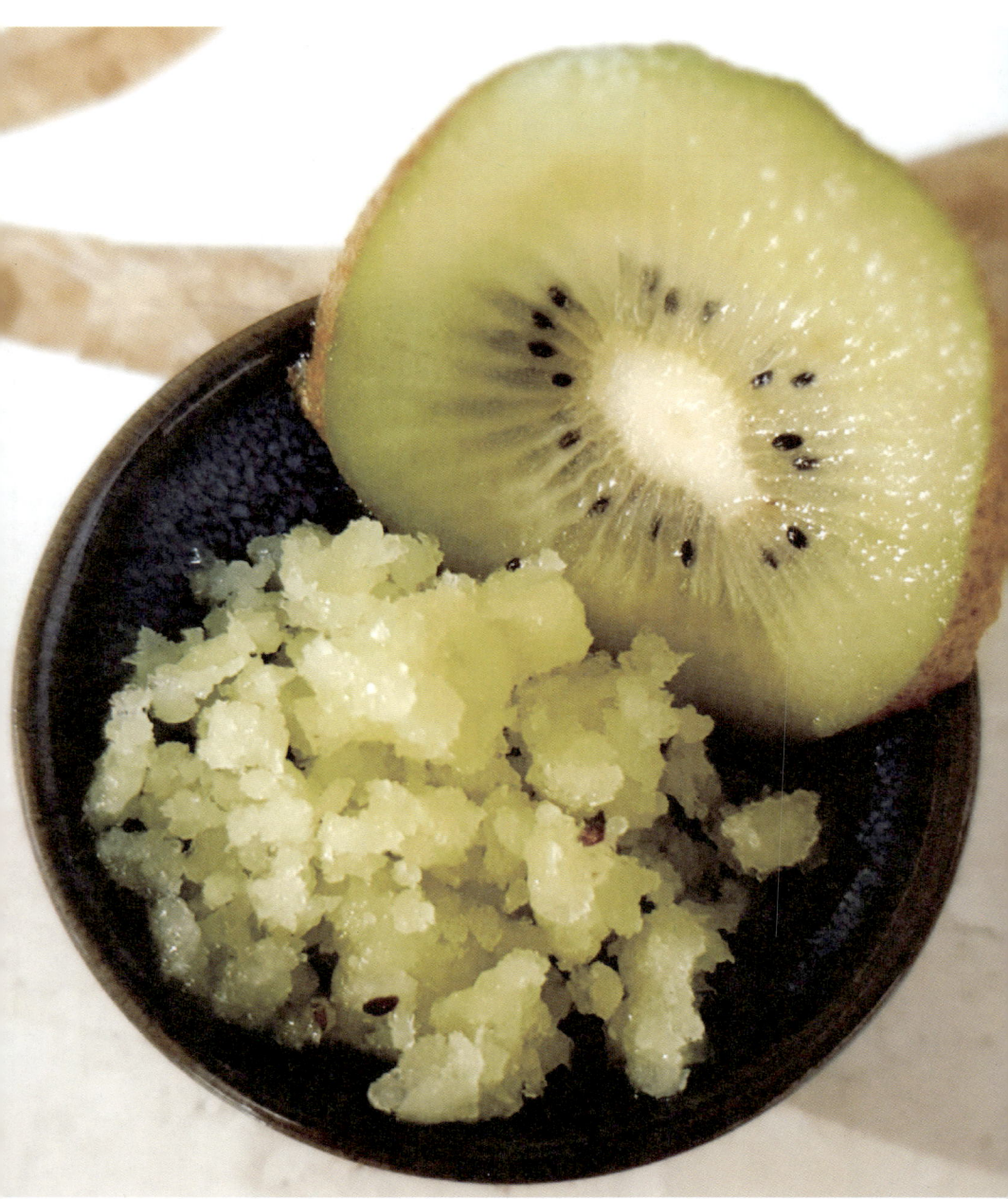

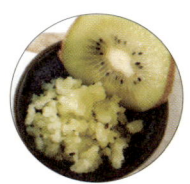

키위 그라니타

재료

키위 6개, 물 3/4컵, 설탕 1/4컵,
레몬 제스트 1/4 작은술

방법

1. 작은 전자레인지용 그릇에 물과 설탕을 넣고 1분간 전자레인지에 끓이고 저어준다.
2. 키위와 레몬 제스트를 잘 섞이도록 간다.
3. 2를 1에 넣고 저은 다음 그릇에 붓는다.
4. 뚜껑을 덮고 냉동실에 얼려 얼음을 잔잔하게 긁어내고 다시 얼리고 부수기를 반복한다.
5. 숟가락으로 그라니타 조각을 긁어내어 스쿱으로 떠 담고 장식한다.

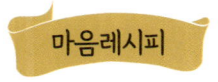

마음의 입가심

1. 마음이 잡히지 않을 때는 나가서 뛰어보자.
2. 감정과 몸을 조절하고 통제하기 위해 일단 심호흡을 해보자.
3. 자녀의 결정력과 판단력을 길러주기 위해 2~3가지로 충분히 선택권을 주고 결정하는 연습을 하자.

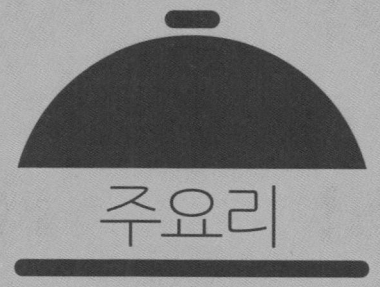

1. 밤 토르텔리니와 배추전

『리어왕』에서 배우는 경직 극복 방안, 리어왕과 코델리어, 나-전달법

　　인터넷의 발달로, 그리고 코로나-19의 여파로 세계 곳곳을 '온라인' 여행 즉 '대리' 여행하며 보고 배울 기회가 많아졌다. 요리도 마찬가지이다. 다양한 매체를 통한 요리 학습이 가능해졌다. 나의 요리 교사들은 랜선을 타고 화면 속 영상과 글로 설명하고, 맛과 향을 전해준다. 우연한 기회에 새로운 스승, 반가운 할머니들을 영상으로 만났다. 「파스타 할머니」(*Pasta Grannies*)라는 영상에서 중년의 내레이터가 이탈리아 구석구석을 찾아다니며, 80대, 90대, 심지어 100세를 훌쩍 넘긴 노인들을 만나 그들의 파스타 레시피를 듣고, 보고, 배우고, 맛본다. 우리가 쌀에다 이것저것 넣어 밥을 짓듯, 이 할머니들은 매끼, 밀가루를 비롯한 각종 가루에 다양한 재료를 섞고, 만두소처럼 단백질과 비타민 거리로 채워 다채로운 맛과 모양의 파스타를 만든다. 고령임에도 다들 정정하여 직접 반죽을 치대고, 얇게 펴고, 주무르고, 맛보고, 요리해서 대접하는 그 일을 다 해낸다. 보고 있으면 맛에 대한 궁금증 뿐 아니라 존경심까지, 마치 발효된 반죽처럼 한껏 부풀어 오른다.

　　그리하여 탄생한 밤 토르텔리니Chestnut tortellini가 있다. 이탈리아 플로렌스와 파엔차 사이, 아펜니노 산맥 산기슭에 사는 90세 할아버지 도메니코와 애나 할머니, 노부부의 합작품이다. 밤 토르텔리니의 첫 단계로 밤을 껍질째 계피를 넣어 삶는다. 그럼 뻣뻣한 밤 껍질이 부드러워지면서 껍질 속

달콤한 밤톨에 계피향이 스민다. 거기다 각종 치즈와 소금, 후추, 육두구, 꿀을 섞어 앙꼬를 마련해둔다. 노부부가 협동하고 의지하면서 소박한 밥상을 차리는 아름다운 광경을 보며, 밤톨의 사랑, '거친 겉'이 간직한 '부드러운 속'의 의미를 다시금 되새기게 된다.

억센 껍질이 부드럽게 익어가는 밤톨과 유사한 변화는 배추전에서도 나타난다. 배추전은 깨끗이 씻은 배춧잎을, 부침가루를 물에 개인 반죽에 살짝 묻혀 기름을 두르고 약불에 익혀 만든다. 그런데 배춧잎이 뻣뻣한 상태로는 반죽을 입히기 어렵다. 바닥 면이 프라이팬에 고루 닿도록 편평하게 펼쳐 익혀야 하는데, 생배추의 뻣뻣함으로는 다소 시간이 걸린다. 잠시 간의 '열을 받고 나면' 그 배추는 부드러워져서 뒷면을 익힐 즈음에는 '부드럽게 그리고 수월하게' 뒤집을 수가 있다. 배추전은 생배추 자체의 아삭한 맛을 즐길 수도 있지만, 유연함과 사각거리는 뻣뻣함이 함께 어우러질 때 그 진미를 발휘한다. 마치 유연할 때를 알고 강직할 때를 잘 알아 '유연한 삶'을 살아가는 사람과 같다.

코로나가 잠시 주춤하면서 일상이 활기를 되찾던 2021년 후반기, 공연계도 많은 변화를 겪었다. 당시 배우 이순재가 연극 『리어왕』의 주연으로 출연해서 화제를 모았다. 총 3,500행에 달하는 원작에 충실한 대본으로 총 3시간이 넘는 공연을 소화한 것이다. 영국의 극작가 윌리엄 셰익스피어가 약 420년 전에 쓴 작품이 현재까지도 세계 곳곳의 무대에서 그 울림을 전하는 것은, 이 작품이 단순한 이야기로 끝나지 않는 인간 보편의 문제를 다루고 여러 시대상과 다양한 메시지를 전하기 때문일 것이다. 사실 『리어왕』은 작중 인물이나 플롯과 내용이, 400년이 지나도 계속 이야기할 거리가 있는 작품이다. 특히 코로나-19 팬데믹 시대의 우리에게도 시사하는 바가 큰 것은, 셰익스피어가 이 작품을 쓸 당시 영국은 오랫동안 페스트, 흑사병이 지속되던 시기였고, 셰익스피어 자신이 격리 상황을 겪고, 셰익스피어 글로브 극장이 폐쇄되는 일을 직접 경험했다는 설도 있어 더욱 애착이 가는 작품이다.

잠시 간략하게 『리어왕』의 중심 뼈대만 추려보면, 절대 권력자이며 딸 부자였던 리어왕이 세 딸에게 영토를 분할하는데, 두 딸의 거짓된 감언이설에 속아 셋째 딸의 진심을 저버리고, 교만과 어리석음으로 인해 결국 파국을 맞는 이야기이다. 리어왕은 진심을 아는 혜안과 이 시대의 바람직한 리더 상을 고민하게 한다. 너무 비약적인 줄거리이긴 하지만 군림하는 왕, 군림하는 아버지였던 리어왕과 그 딸들이 오늘 우리에게도 던지는 메시지가 진중하다.

우선 리어왕과 셋째 딸 코델리아를 주목하자. 코델리아는 아버지를 사랑하고 존경하는 마음은 컸지만, 말보다는 행동으로 보여주는 올곧은 성격 탓에, 아첨과 아부는 극도로 꺼렸다. 아버지가 "나를 얼마나 사랑하느냐"라고 물으면, 아버지를 안심시키고자 혹은 듣기 좋은 말이라도 할 법 한데, 그녀는 곧이곧대로만 말하는, 다소 경직된 사람이었다. 그래서 "저는 할 말이 없습니다... 자식의 도리로서 효성을 다할 뿐입니다"라는 대답으로 리어왕을 격분시킨다. 코델리아의 매몰찬 솔직함과 강직한 태도 이면의 진심을 보았던 프랑스 왕은 그녀를 왕비로 맞이했지만, 문제는 세상 사람들이 다 그 프랑스 왕 같지는 않다는 것이다. 어찌 보면 코델리아는 감정의 두 극단인 "경직"과 "혼돈"(이는 <샐러드> 제 5장 "호박리본 샐러드"에서도 중심을 주행하는 유연한 삶을 희망하며 자세히 살펴보았던 내용이다.) 중에서 전자에 좀 더 치우쳐 있었다. 중요한 것은 경직에 치우치지도, 혼돈에 치우치지도 않는 중용의 상태이고 태도일 테다. 우리는 온갖 달콤한 말로 넓은 영토를 얻어냈으나 정작 아버지에 대한 사랑은 없어 리어왕을 내쫓았던 첫째, 둘째 딸의 감언이설은 반면교사 삼되, 코델리아가 하지 못했던 사랑의 '표현'은 할 수 있도록 연습할 필요가 있겠다.

관계 문제로 고민하는 환자들이 "그 사람은 도통 내 마음을 몰라요."라는 말을 종종 한다. 사실 표현되지 않는 마음을 알아차리기란 여간 어려운 일이 아니다. 신기하게도 그 마음이 사랑이든 화이든 꺼내지 않고 묵히면, 몸과 마음, 또 관계의 '증상'으로 표출되기 마련이다. 개인차가 있고 시간차가 있어 당장은 아니라 하더라도 언젠가는 그 싹을 틔운다. 예로부터 상사병이 그랬고 화를 참아도 그랬다. 말 못하고 몸살처럼 앓아눕는 경우가 부지기수다. 적절하게 표현해내고 해소하지 못하는 화는 어느 순간 "가슴이 벌렁거리고 속에 불이나" 는 등의 신체 증상으로 표출된다. 발화, 즉 말로 표현하지 못해서 몸이 대신 말하는 격이다.

그렇다면 신체의 아픔을 최소화하고 신체의 언어를 말할 수 있도록 달리 표현해보자. 수월하게 시작해볼 수 있는 것으로 'I-message', 즉 '나-전달법'이 있다. 이것은 아무리 강조해도 지나치지 않은, 널리 알려진 해법으로, 내 감정과 신념을 '나'로 시작하는 주어 문장으로 표현하는 것이다. 가령, "넌 무슨 말을 그렇게 하니?"보다는 "그 말을 들으니 '나'는 이러이러해"라는 식의 '내' 감정 전달 방식으로 바꾸어 표현하는 것이다. 일상의 대화에서 우리는 '상대방 지적'에 익숙하다. 그러나 "너 그렇게 행동하지 마!" 혹은

"넌 어째서 그래?"와 같은 말투는 지시적이고 부정적인 표현이라 내용이 전달되긴 하되 상대방의 화와 분노를 부추긴다. 대신 "나 전달법"으로 바꾸면, "네가 그러면 내 마음이 아파."라는 표현이, "그러니 안 그러면 내가 너무 좋을 것 같다"라고 권하는 의미가 된다. 그러면 상대의 행동을 지적하고 비난하여 상처를 주지 않고도 어떤 행동과 태도에 대한 내 심정을 표현하고, 그 행동 결과를 중립적으로 이야기함으로써 괜한 자극이나 오해의 소지를 줄일 수 있다.

리어왕 편에서 생각해볼 점도 있다. 앞서 코델리아가 경직되고 융통성이 부족하여 내면의 사랑과 존경을 겉으로 충분히 표현해내지 못했다면, 리어왕은 "신처럼 군림하는 부모"에 가까웠다. (사실 "신처럼 군림하는 부모"는 본서에서 인용했던 『독이 되는 부모가 되지 마라』에서 차용한 표현이다.) 또한 딸의 말을 경청하고 이해해서 '수용'하고 공감하기보다는 즉각 '반응'하여 불처럼 화를 냈다. 혹시라도 리어왕이 평소 코델리아의 성격을 잘 알고 있어서, '쟤가 말은 저렇게 정 없게 해도 실은 위의 두 딸보다 더 듬직하고 나를 많이 생각해주는 아이야'라고 생각했더라면 이 작품이 비극으로 치닫지는 않았을 것이다. 사실 리어왕은 셋째 딸 코델리아를 많이 사랑했고, 그래서 딸들의 사랑을 테스트하기 이전에 이미 셋째 몫으로는 더 넓고 좋은 땅을 마련해뒀다. 그렇지만, 리어왕은 코델리아의 말 한마디에 그만 욱하고 반응하는 바람에 코델리아는 무일푼으로 쫓겨났던 것이다.

어떤 자극에 즉각 '반응'하기보다 한 단계를 더 개입시켜 생각을 가동하면 기분을 조절하고 갈등을 방지하기에 유익하다. 리어왕이 불호령을 내리기 전에 코델리어의 말을 '그래. 네 말을 일단 들어나 보자'라는 심정으로 경청하고, 그녀의 본심을 헤아려보려고 잠시라도 시도했더라면 그 결말은 달라졌을 것이다. 유쾌함과 뭉클한 감동을 함께 챙겨, 셰익스피어의 4대 '비극'이 아닌 '희극'의 반열에 들지 않았을까.

반응하는reactive 상태를 수용하는receptive 상태로 변화시키면 긍정의 변화가 뒤따른다. 인간이 공격받고 위험에 처하는 순간, 뇌와 신체는 본능적으로 '싸우거나-도망치거나-얼어붙는', 즉 FFF(fight-flight-freeze) 반응 태세를 갖춘다고 하였다. 만약 당신이 리어왕이라면, 딸에게 나를 얼마나 사랑하는지 물었을 때 대답이 시원치 않다면 어떻게 하겠는가. 자녀의 말을 공격으로 받아들이면, 반사적으로 반응하고 화를 내게 된다. 깨달음 이전의 리어왕이 되는 것이다. 불만과 분노 표출로 끝나지 않는다. 신체도 동시에 반응해서, 심장이 두근거리고, 얼굴과 몸의 근육은 경직되고, 표정이 사나워진다. 후두와 성대 근육도 덩달아 긴장될 테니 목소리도 앙칼져 싸울 태세가 완벽하게 갖춰질 것이다. 그 모습을 본 상대방은 그 분노와 긴박함의 감정에 함께 물들어 다툼이 시작된다.

반면에, 다툼의 상황에서 '왜 저러지?' '대체 무슨 말일까', '무슨 말인지 좀 더 들어보기나 하자'라는 심정으로 '수용'하고자 마음만 먹어도 뇌와 몸은 받아들임이 수월하도록 곳곳을 적응시킨다. 심박수와 호흡이 안정되고, 마음은 편안해진다. 그 편안함이 얼굴로도 뿜어져 나와 안면 근육이 풀리면서 표정이 온화해지고, 귀는 이야기를 더 잘 듣도록 태세를 갖춘다. 성대 근육도 발맞춰 이완되니 고운 목소리까지 장착된다. 이런 변화는 코델리아가 감지할 수 있다. '어? 아버지 표정이 밝아졌네!' 그러면 이제는 말을 해도 안전하겠다는 믿음이 생겨 편안하게 이야기하고, 유연하게 갈등을 조율해나갈 힘을 얻는다. 이와 같은 경청이 소통의 시작이며 갈등을 푸는 실마리가 된다.

　같은 고민이 가족과 연인, 동료 등 수많은 관계에서 나타난다. 어느 한쪽은 주로 지시만 하고, 다른 한쪽은 주로 듣기만 하는 관계가 있다면 그 관계는 오래 지속되지 못한다. 어느 순간, 듣기만 하던 사람의 분노가 폭발한다. 그러면 상대방은 '갑자기 왜 저러지?'라는 마음으로 불편해지거나 화가 나고 현 상황에 적응이 안 된다. 그러니 대화와 소통은 일방통행이 아닌 양방향일 때, 그리고 평상시 소통의 길을 잘 닦아 놓을수록 유리하다.

　부부치료나 가족치료를 받으러 오는 환자들에게 내주는 숙제가 있다. '시간 정해서 말하고-듣기'가 그것인데, 의외로 노부부가 잘 따른다. 방식은 간단하다. 알람을 5분 맞춰놓고, 한 사람이 이야기하는 동안 다른 한 사람은 듣기만 한다. 반박하거나 수정, 혹은 변명할 내용이 있더라도 그냥 간략히 메모만 해두고 침묵을 유지한 상태에서 상대방의 이야기를 경청한다. 그 5분이 지나고 나면, 이후 5분간은 먼저 말했던 사람은 듣기만 하고 듣던 사람에게만 발언권이 있다. 좀 전에 들은 내용에 대한 해명도 좋고, 상대에게 하고 싶은 말을 자유롭게 하는 시간이다. 이것은 UCLA 정신과 교수였던 대니얼 시겔이 *Mindsight*(국내에는 『마음을 여는 기술』[120]로 소개되었다)에서 제안한 방법이다.

　다소 낯선 상황이라 화자와 청자 공히 다소 겸연쩍고, 어디를 쳐다봐야 할지 모르겠다고 말하기도 하지만 이 '말하기-듣기 연습'은 꽤 효과가 있다. 일단 강제적으로라도 듣기만 하는 시간을 겪으면서, 그 5분이 견딤의 연습이 되기도 하고, 의외로 상대방의 속사정이나 성장 과정, 혹은 배경을 알게 되는 배움과 이해의 시간이 되기도 한다. 그동안의 마음과 상처가 오해에서 비롯되었다는 것을 깨닫는 시간이기도 하고, 아직도 해명할 것이 많아 내가 더 많이 이야기해야겠다는 다짐의 순간이기도 하다. 그래서 초기의 5분은, 마치 첫 소개팅 자리나 첫 데이트 상황 마냥 어색해 무슨 말을 어떻게 하고 무엇을 해야 할지 몰라 멀뚱멀뚱 쳐다보기만 한다. 이런 서먹함과 멋쩍음이 고통의 긴 시간으로 여겨질 수도 있지만, 매일의 대화가 쌓여가고 이해의 폭이 넓어지고 관계의 깊이가 생기면서 그 5분이 모자라 10분, 20분, 30분으로 늘어나기도 한다. 시간을 할애하기 어렵거나 여전히 관계 문제가 있어 매일 5분씩이 어렵다면 주 1회 혹은 2회만 해도 좋다. 가족끼리도 전혀 모르던 양육 환경, 성장 배경, 아픔과 갈등 그리고 마음속 이야기를 터놓게 된다. 부부가 서로를 이해하기 시작하고, 부모-자녀가 서로를 헤아리게 되는 어떤 순간이 온다. '아직은 아님'이라는 'not-yet-ness'가 포기라는 유혹을 틈틈이 건네기는 하지만, 꾸준히 하다 보면 대화가 되기는 된다. 소통을 통해 관계가 투명해지고 탄탄해진다. 건강한 관계로 가는 길목에서 "나-전달법"까지 곁들인다면 금상첨화일 것이다.

리어왕은 가장 높고 고귀한 자리에서 자만했고, 겉모습과 감언이설에 속아 모든 걸 잃었다. 최상의 왕좌에서 최악의 나락으로 떨어지고 나서야 비로소 자신의 오만과 어리석음을 깨닫고 진심의 진실을 보게 되었다. 리어왕과 코델리아의 성격적인 비극을 통해 "나-전달법"이라는 표현법과 수용을 위한 "말하고-듣기"를 소개했다. 『리어왕』에는 양쪽 눈을 잃은 글로스터 백작이 등장한다. 보이는 것과 보이지 않는 것의 차이와 진실을 깨달은 이후의 리어왕이 글로스터에게 이렇게 말한다. "귀로 세상을 보라. ... 귀로 들으라"(4막 6장).[121] 보이는 것이 전부가 아니라는 것, 경청과 혜안을 강조하는 진중한 메시지이다. 관계와 소통을 이어가는 방법으로 수용하기를 연습하면 보이고 들릴 뿐만 아니라 그 진의를 파악해 더욱 두터운 관계로 나아갈 수 있을 것이다.

다시 서두에 언급했던 밤송이로 돌아가 보자. 거친 밤송이는 어릴 적 즐겨 읽고 즐겨 보았던 동화 같은 이야기에도 등장했다. 마치(March) 가(家) 네 자매의 이야기를 다룬 『작은 아씨들』에서 루이스 메이 올콧은 온화하고 포용력 있는 맏딸 메그와 활달한 조, 내성적인 베스와 깜찍하고 꼼꼼한 막내 에이미의 이야기를 그리고 있다. 메그는 활달하고 적극적인 동생 메그와 이야기하는 중에 결혼은 메그가 천성적으로 가진 부드러운 여성스러움을 이끌어내기 위해 필요한 것이라며 다음과 같이 말한다.

> 넌 밤송이 같아. 겉은 따끔한데 속은 비단결처럼 부드럽고, 누군가 그걸 얻을 수만 있다면 속은 또 얼마나 달콤한 낱알이야. 사랑은 언젠가 그런 네 마음을 보여주게 할 테고, 그럼 그 가시로 무성한 까칠한 껍질은 떨어져 나갈 거야. (제2부 19장)[122]

가시 돋친 밤송이 안에 비단결처럼 부드럽고 매끈한 밤톨이 들어 있다. 그 껍질은 단단하고 거칠지만, 또 그 안의 밤톨 낱알은 달콤하고 부드럽고 연하다. 우리의 연약한 마음이 겹겹이 쌓여있는 모습이기도 하고, 경직과 유연함을 함께 품은 우리의 모습이기도 하다. 그 밤톨에서 우리의 마음을 배운다.

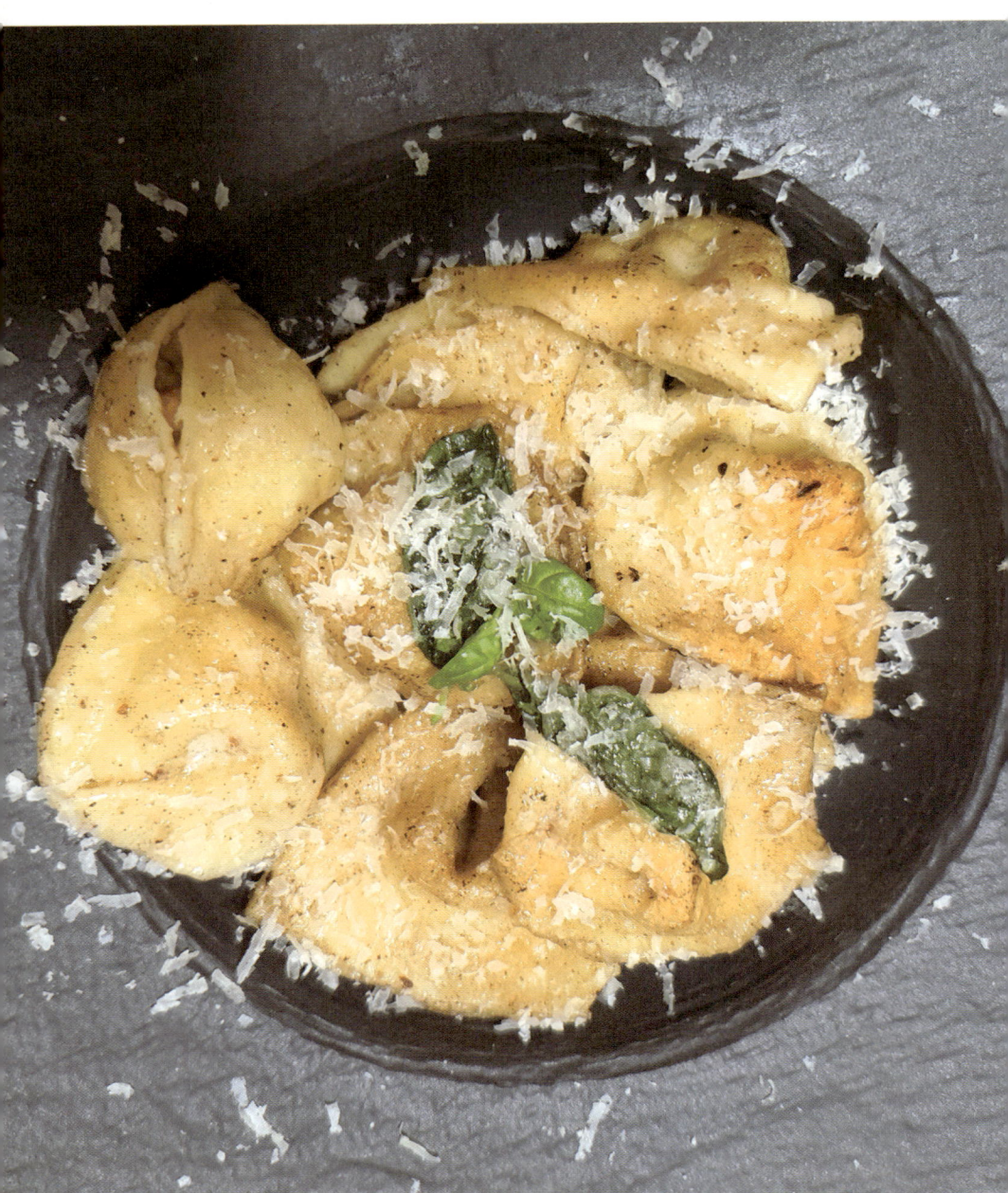

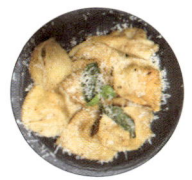

밤 토르텔리니

재료

밀가루, 달걀, 올리브유, 밤,
계피, 소금, 후추, 육두구,
꿀, 치즈, 버터, 바질 페스토

방법

1. 밀가루, 달걀, 올리브유를 섞고 잘 치대어 라비올리 반죽을 하여 30분가량 둔다.
2. 앙꼬를 만든다. 밤을 깨끗이 세척하여 계피와 함께 푹 끓인 뒤 속을 파낸다.
3. 2에 소금, 후추, 육두구, 꿀, 본인 취향의 치즈 가루를 넣고 잘 치댄다.
4. 1에서 완성된 밀가루 반죽을 얇게 펴고 앙꼬를 얹는다. 위아래 반죽을 잘 붙여 (만두처럼) 마무리하거나, 커터로 잘라 원하는 모양으로 만들 수도 있다.
5. 소금 두 꼬집 정도 넣은 물이 끓으면 4를 익힌 후, 버터 소스나 바질 페스토에 버무려 마무리한다.

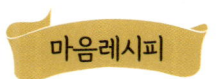 마음레시피

용서의 힘, 경직을 넘어

1. '나-전달법'을 연습해보자.
2. 반응^{Reaction}보다 수용^{Reception}하는 연습을 하자. '그래. 일단 들어나 보자'의 자세를 취하자.
3. 일단 듣고, 그 다음 말하기를 연습한다. 상대방과 5분씩 번갈아 연습하면 효과적이다.

2. 닭 튀김

샤덴프로이데, 쌤통의 심리학으로 엿보는 겉바속촉의 원리

'겉바속촉'은 '겉은 바삭하고 속은 촉촉하다'라는 뜻의 신조어이다. 서로 다른 성질이 한데 어우러지면 어색하면서도 '반전'의 놀라움이 있다. 의미상 서로 양립할 수 없는 말을 함께 사용하는 수사법으로 문학에서는 모순어법oxymoron을 사용해왔다. "소리 없는 아우성" 같은 역설의 모순어법은 이제 익숙한 표현이다. 좀 다른 이야기이긴 하지만 띄어쓰기나 맞춤법에 어긋나는 표현과 비문법적인 문장 등을 시에서만 특별히 허용하는 시적허용 또한 그런 현저성과 신선함을 환기하고 집중을 불러일으킨다.

마음의 숨겨진 웃음 이야기에도 그런 모순어법이 존재한다. '고통'과 '기쁨', 아니면 '손실'과 '환희' 같은 단어를 조합하는 것이다. 다소 어색하지만, 독일어로 '고통'을 의미하는 샤덴Schaden과 '기쁨'을 뜻하는 프로이데Freude가 조합된 샤덴프로이데Shadenfreude라는 단어가 있다. 직역하자면 고통과 기쁨, 고통이 가져오는 기쁨 정도의 의미일 텐데, 타인의 고통에서 느끼는 즐거움, 즉 남의 불행을 보고 고소해하는 감정을 뜻한다. 우리식으로 표현한다면 "쌤통의 심리학," "고소함의 심리학" 정도가 되겠다.

몇 해 전 국내에 소개된 흥미로운 책이 있다. 원제인 샤덴프로이데(Shadenfreude)가 『위로해주려는데 왜 자꾸 웃음이 나올까』[123]라는 한글 번

역본으로 소개되었고, "남의 불행에 느끼는 은밀한 기쁨 샤덴프로이데"라는 소제목이 붙어 있다. 또 다른 책으로 고통의 기쁨(*Joy of Pain*)이라는 원제가 국내에는 『쌤통의 심리학』[124]으로 소개되었다. 여기는 "타인의 고통을 즐기는 은밀하고 다소 씁쓸한 본성"이라는 부제가 달려 있다. 사실 샤덴프로이데와 관련된 표현은 2천 년 전 그리스어에도 있었다고 하니, 이것은 시대와 문화를 불문하고 언제 어디서나 인류와 함께 존재해왔던 감정이라고 할 수 있다.

샤덴프로이데는 보상 과정과 정신화 과정, 그리고 조망 수용 능력, 다른 표현으로 관점 전환 능력 등과 결부된 복합적인 사회적 정서이다.[125] 보상에 관련된 뇌영역 가운데 특히 행복이나 쾌감과 관련 있는 부분은 복측선조체 ventral striatum이다. 이 부위는 행동양식을 조절하는 욕구와 혐오의 예측을 통합하는 과정에서도 중요한 역할을 하고, 타인의 불행에서 행복을 느끼는 감정 처리에도 관여한다.[126,127] 바에즈 등(Baez et al.)의 연구에 따르면, 헌팅턴 씨 병에서는 복측 선조체의 퇴행으로 보상 시스템을 관장하는 부위와 정신화 작용 네트워크인 쐐기앞소엽 precuneus과 상두정소엽 superior parietal lobule이 위축되어, 결과적으로 샤덴프로이데 감정을 느끼는데 어려움이 있었다. 그러니 샤덴프로이데에는 보상과 사회 정서적인 과정이 얽혀있어, 인간에게 자연스러운 감정이기도 하다.

우리는 다른 사람의 고통을 위로하고 격려하지만, 갈등 관계에 있던 사람의 불행에는 잠시 멈칫한다. 내면에 이는 묘한 기쁨의 감정에 당혹스럽기도 하다. 주로 경쟁자 혹은 평소 마음에 들지 않던 사람의 고통이나 실패를 볼 때 모습을 드러내는 감정이다. 이것을 인간의 본성이라고 보는 입장도 있다. 그렇다고 지나치게 합리화하여 어려운 상황에 처한 사람을 고소해하거나 비난하지는 않았으면 한다. 또 내가 이렇게 악한 사람이었나, 자책하지도 않길 바란다. 인간은 이런 감정을 가질 수 있구나, 정도로 받아들이면 충분하다. 다만, 타인의 부정적인 소식과 상황을 접하여 내 마음에 이런 감정변화를 겪을 때, 그 마음의 작용을 살펴보면 좋겠다. 그러면 좀 더 배려하여 타인의 마음에 닿고, 자신의 마음과도 친밀하기가 좀 더 수월할 것이다.

사실 샤덴프로이데의 마음, 즉 남의 불행에서 느끼는 즐거움은 공격성과 경쟁심에서 비롯되기도 하고, 자존감이 낮을수록 더 커지는 경향이 있다. 그래서 남의 불행에 뇌가 다소 불편함을 느끼면서도 동시에 기쁨을 느끼게 되고, 그래서 이를 "섬뜩한 인간의 본성"이라고 하기도 한다. 인간의 심리를 탐구하는 분야에서 샤덴프로이데는 당연한 정서 상태이겠지만, 종교적인 입장이나 신앙의 차원에서는 좀 꺼리게 되는 차이점도 있다. 나를 괴롭히던 상사나 선배, 경쟁자, 비호감인 사람의 고통에 '쌤통'이나 '고소함'이라고 느끼는 즐거움과 기쁨이 나도 모르게 일어나면 '아, 인간 본성이 이렇다더라'는 마음으로 일종의 합리화를 하고 끝낼 수도 있지만, 동시에 인간은 공감과 연민의 존재임을 기억하자. 내 마음이 왜 이렇게 작용할까, 지금 나의 힘든 점은 무엇이고, 내가 겪는 마음의 상태는 어떠한지, 저 사람에 대한 내 마음은 어떤 것인지 돌아보는 것도 마음의 성숙으로 가는 의미 있는 작업일 테다.

독일 철학자 쇼펜하우어(Arthur Schopenhauer: 1788~1860)는 "질투를 느끼는 것은 인간적이지만, 샤덴프로이데를 즐기는 것은 악마적"이라고 하며 샤덴프로이데를 "인간이 지닌 최악의 본성"이라고 언급한 바 있다.[128] 그렇지만 샤덴프로이데는 가끔 문제를 일으키는 것만 빼고는 "무해한 즐거움"이라고도 이야기했다. 샤덴프로이데는 어찌 보면 다른 사람들도 우리처럼 실패할 수 있다는 사실을 새삼 일깨운다. 질투심에 불타면, 악의를 갖고, 적개심도 자라고, 이것이 앙심과 공격성으로 변질되기도 한다. 그렇지만 샤덴프로이데 감정이 들 때, 내 마음을 들여다보고 상황을 재해석함으로써 자연스럽게 발로하는 감정의 변질을 사전에 막아주는 '완충제'로 활용해볼 수도 있다. 길들이기에 따라 샤덴프로이데는 '무해한 즐거움'이 될 수도, '최악의 본성'이 될 수도 있다는 이야기다.

샤덴프로이데는 상이한 단어의 조합 그대로, 인정할 수밖에 없으면서도 동시에 꺼려지는 복합적인 감정이다.「뉴요커」라는 미국 잡지에 수록되었던 만화 중에, 두 마리의 개가 대화하는 컷이 있다. "우리가 성공하는 것만으로는 부족해. 고양이들이 망해야지."[129] 개와 고양이의 오랜 갈등을 보여주는 컷이면서 양면성을 고려할 수밖에 없는 이야기이기도 한다. 샤덴프로이데가 경쟁을 부추기는 현대 사회, 우리 시대를 정의하는 감정인 것 같아 씁쓸하지만, 이기심 대(對) 이타심, 그리고 쌤통 심리 대 연민 가운데 어느 쪽에 무게를 실을지는 각자의 몫이자 선택이다. 샤덴프로이데를 만끽할 수도 있지만, 이것을 내 마음을 들여다보고 살피는 창으로 삼아 이타심을 발휘할 수도 있지 않을까. 내 안의 질투심과 열등감을 인정하지 못해서 타인에 대한 악감정이 수치스럽게 느껴질 수도 있고, 합리화할 수도 있지만, 또 다르게 생각하면 타인의 상황에 자신을 비추어 스스로 성장하는 동력으로 삼을 수도 있을 것이다.

다른 사람의 불행을 보면서 느끼는 은밀한 기쁨, 즉 샤덴프로이데는 인간에게 자연스러운 감정으로 이해되었다. 유사한 것으로 '살리에리 증후군'이 있다. 천재 음악가였던 음악의 일인자 모차르트를 시기, 질투했던 궁중 악장이며 평생 이인자로 살아야 했던 음악가 살리에리의 이름에서 따왔다. 살리에리도 훌륭한 음악을 많이 남겼음에도 그의 (이제는 사실이 아니라고 이야기되는) 시기와 질투를 지나치게 부각해 일컫는 표현일 것이다. 세상의 수많은 '겉바속촉'의 상황과 음식들을 접하면서 샤덴프로이데를 떠올려 보면 좋겠다. 자연스러운 감정이라고 무작정 발휘하지는 말고, 이런 감정이 올라올 때 내 안의 열등감과 질투심을 점검해 보고, 이기심과 이타심, 그리고 쌤통의 심리와 연민 사이에서 과연 어느 쪽을 택할지 고민하여 선의의 방향을 선택해나가길 바란다.

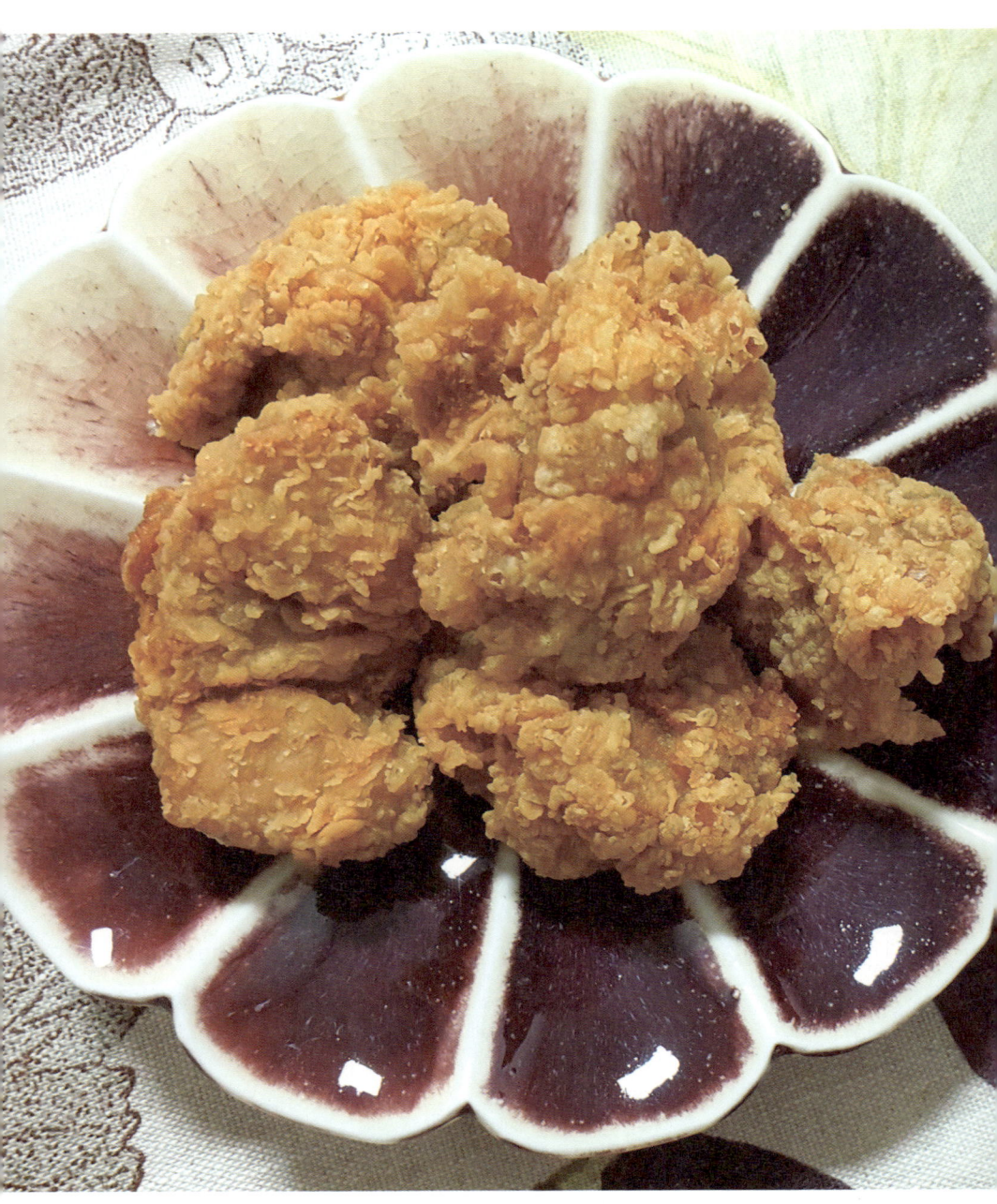

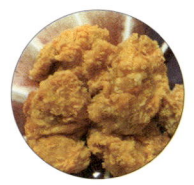

프라이드치킨

재료

닭(날개, 봉, 가슴살 등 원하는 부위를 준비한다),
우유, 소금, 후추, 튀김가루, 밀가루,
식용유

방법

1. 닭은 지방을 제거해 깨끗이 세척하고, 우유에 30분가량 재어 잡내를 제거한다.
2. 튀김가루와 밀가루를 섞어 물에 개어둔다.
3. 1을 잘 씻고 물기를 제거한 후 소금과 후추로 밑간하고 개어둔 튀김가루에 버무린다.
4. 3을 방금 꺼낸 포슬포슬한 튀김가루에 고루 묻혀 적당히 가열된 기름에 튀겨낸다.
5. 노릇노릇하게 익히고, 겉바속촉을 완성하기 위해서는 한 차례 더 튀겨낸다.

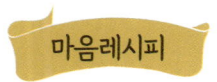

쌤통 극복

1. '쌤통'의 맛을 보았던 상황을 떠올려 보자.
2. 그 마음의 작용은 어떤 외부 상황과 내부 감정에서 비롯되었는지 들여다보자.
3. 내가 상대방의 입장이라면 어떤 심정일지 역할극 하듯 상상해 보자. 쌤통의 심리와 연민을 오가며 유연한 마음을 훈련해 보자.

3. 스테이크

멍때링과 숙성, 디폴트 모드 네트워크, 홀로움과 쉼(레스팅, 숙성과정)

2022년 7월 초 한국의 수학자 허준이 교수가 "수학계 노벨상"이라는 필즈상을 수상해 세상이 떠들썩했다. 기사마다 "늦깎이 수학 천재,"[130] "한국 고교 중퇴자,"[131] "시인을 꿈꾼 한국 고교 자퇴생"[132] 같은 수식어를 볼 수 있었다. 약 50년 만에 수학계의 난제를 해결한 사람이 어릴 때부터 두각을 나타낸 영재가 아니었고, 심지어 수학 성적은 신통치 않았다는 사실이 알려지면서 더욱 주목받았다. 한 인터뷰에서 허준이 교수는 "즐거워서 하는 일에 의미 있는 상도 받으니 깊은 감사"[133]를 느낀다고 하였다. 그에게 수학은 "자신의 편견과 한계를 이해해 가는 과정"이었고, "인간이라는 종이 어떤 방식으로 생각하고 또 얼마나 깊게 생각할 수 있는지 궁금해 하는 일"이었다. 수학이 문제 풀이나 계산을 넘어서 즐김과 쉼이 되고, 철학적인 사고에까지 이르는 학문이라는 이야기다. 필즈상 수상은 바로 그 즐김과 쉼이 이룬 쾌거이기도 했다.

집중력만큼이나 쉼도 중요하다. 쉬는 동안 마음도 정리되고 잠자는 동안 뇌도 기억을 정리한다. 사실 뇌는 집중할 때와 그렇지 않을 때, 즉 쉴 때, 각각 활성화되는 부분이 다르다. 디폴트 모드 네트워크Default Mode Network, DMN라는 개념이 있다. 다른 말로 휴지 상태 네트워크rest state network라고도 하는데, 멍한 상태나 몽상에 빠졌을 때, 쉴 때 오히려 활발해지는 뇌 영역을 일컫는다. 이것은 내측전전두엽피질, 후대상피질, 두정엽피질 같은 두뇌 피질에 널리 퍼져있는 신경세포망이다. 이들 영역은 평소에 논리적인 사고와 집중 같은 인지 과제를 수행하는 동안은 연결되지 못했던 부위들을 쉬는 동안 연결해서, 창의력과 통찰력을 높여준다고 알려져 있다. 2001년에 워싱턴대학교 의과대학의 뇌과학자 마커스 라이클(Marcus Raichle) 교수는 외부 자극이 없을 때, 다시 말해서 우리가 아무런 인지 활동도 하지 않을 때 오히려 활성화되는 뇌 부위들을 찾아냈고, 이것을 디폴트 모드 네트워크라고 하였다.[134] 휴식을 취할 때 활성화되는 신경 네트워크라는 것이다.

공부하고 일해야 하는데 아무것도 하지 않고 있으면 왠지 뒤처지는 느낌이 들고, 아이들도 닦달해서 공부시켜야 한다는 마음도 들지만 사실 뇌는 언제든 일하고 있다. 뇌의 활성과 활동 부위가 달라질 뿐, 우리가 잠자는 동안에도 뇌는 계속 일한다. 그래서 휴대폰과 컴퓨터 같은 전자기기의 전원을 한 번씩 껐다가 다시 켜주어야 하는 것처럼, 쉼, 혹은 우리가 '멍때리기'나 '빈둥거리기'라고 부르는 활동은, 적절하게만 사용한다면, 뇌를 초기화시키듯 더 창조적이고 효율적으로 작동하게 한다. 인간이 일상적인 정신 활동을 쉬는 동안 뇌 스스로 재정비하는 시간을 갖기 때문이다. 앞서 <소르베> 1장의 "레몬 소르베" 장에서 놀이의 힘과 놀이의 즐거움에 관해 다루었다. 자유놀이free play가 중요하다고 했는데, 아무 생각을 안 한다고 뇌가 멈추는 것은 아니다. 뇌는 그 시간에 또 다른 활동을 시작하고, 이런 상태의 편안함이 결국 난제를 풀어내는 수학자로도 성장시키는 에너지가 된다.

역사 속 많은 대가와 과학자들이 빈둥거림 가운데 역사를 바꾸었다. 뉴턴은 사과나무 아래에 앉아 있던 중 나무에서 떨어지는 사과를 보고 만유

인력의 법칙을 발견했고, 철학자 칸트는 산책을 즐기고 사색하면서 결국 비판 철학을 확립한 창시자가 되었다. 고대 그리스의 천재 수학자 아르키메데스도 빼놓을 수 없는 '멍때림'의 대가였다. 그는 목욕탕에 앉아 있다가 부력의 원리를 깨치고는 "유레카!"를 외치면서 달려 나왔다. 학창 시절을 떠올려보면 밤새 머리를 쥐어짜도 풀리지 않던 문제가 한숨 자고 일어나서 혹은 멍하게 앉아 있던 중에 갑자기 술술 풀리기도 했다. 공부하고 나서는 뇌도 정리할 수 있도록 쉬어 주고 잠도 충분히 자는 것이 그래서 중요하다. 우리는 수면하는 동안 몸의 피로를 풀고, 그동안 두뇌는 열심히 활동하면서 기억할 내용을 정리하고, 정보를 연결하고, 나의 지식으로 저장해준다. 자녀가 공부하지 않는다고, 혹은 아무것도 안 한다고 혼내고 다그치지만, 사실은 적극적인 충전 활동을 하고 중일 테니 너무 다그칠 일도 아니다.

병원에 내원하는 아이들은 종종 부모님의 강요를 힘들어한다. 부모님이 못다 이룬 꿈을 아이들에게 강요하며 공부에 집착하는데, 이제 뇌의 쉼, 그때의 창조력을 기억해야겠다. 자신의 결핍이나 소망을 아이를 통해 채우려 하거나 본인의 아쉬움을 자녀에게 전가해 그들의 장래를 좌지우지하는 것은 절대 금물이다. 어린아이나 성인이 된 아이나 모두 하나의 인격체로 존중해주는 마음이 건전하다. 그리고 절대 닦달하지 않는 것, 편안한 쉼을 누리게 하는 게 중요하다.

혼자 있을 때나 집중하고 있지 않은 상태에서 사람들은 외롭다고 느끼기도 한다. 그렇지만 그런 때는 황동규 시인의 "홀로움"을 기억하면 좋겠다. 홀로움이란 홀로 있음과 외로움을 함께 지닌, 시인이 고안한 단어인데, "외로움을 통한 혼자 있음의 환희"[135]라는 의미를 지니고 있다. 혼자 있지만 외롭다고 느끼기보다는 그 외로움, 홀로움이 자신을 반추하고 새로움을 발견하게 하는 기회로 작용한다는 의미로 사용했다. 외로워도 아름답고 편안한 그런 느낌이 홀로움일 텐데, 뇌에 이런 홀로움의 시간을 주는 것이 바로 뇌를 쉬게 하는 휴지 상태 네트워크의 작동 시간이 아닌가 싶다. 공허하고 외롭고 불안한 마음이 아니라, 홀로이지만 나름의 가치가 있는 시간, 뇌는 새로움을 탐색하고 기존의 지식과 경험을 정리해서 창의력과 통찰력을 높이는 시간이 된다. 허준이 교수도 시인이 되고 싶어서 자퇴했다고 하였다. 수학자와 시인은 얼핏 어울리지 않아 보이지만, 뇌의 작용을 생각하면 아주 잘 연결되기도 한다.

여기서는 뇌의 쉼, 빈둥거림, 그리고 멍때림의 중요성을 디폴트 모드 네트워크라고 하는, 휴식할 때 활성화되는 신경 네트워크와 함께 살펴보았다. 이 휴지 상태라는 것은 요리에서도 대단히 중요한 단계이다. 밥을 짓고 뜸 들이는 과정은 쌀이 더 맛있게, 보슬보슬하게 익어가는 시간이다. 빵이나 파스타 반죽도 잠시간 휴지시켜 숙성시키고 부드러움을 유지한다. 스테이크를 구울 때 휴지, 즉 '쉼'이라는 의미의 '레스팅resting 과정이 빠질 수 없음은 물론이다. MBCNEWS 채널에 보도된 내용을 정리해 보면 다음과 같다.[136] 레스팅을 통해 고기 안에 육즙을 가두는데, 이 과정을 거치면 열이 고기 깊숙이 전달되고, 열로 부풀었던 단백질과 지방 등의 영양소와 수분이 고기에 재흡수되어 풍미가 깊어진다. 고기가 식는 동안 지방과 단백질은 굳어져 육질 안에 머무르고, 수분은 고기 전체로 퍼져 조직의 밀도가 향상되고 식감이 살아난다. 단순히 고기를 2분에서 10분 정도 식히는 기다림의 시간이 놀라운 맛과 식감, 그리고 풍미로 보답한다. 그러니 우리 모두도 삶의 여정 가운데에 적절한 쉼을 가지면서 진정한 '워라밸', 즉 '워크Work-일'과 '라이프Life-삶'의 '밸런스Balance-균형'을 찾아야겠다.

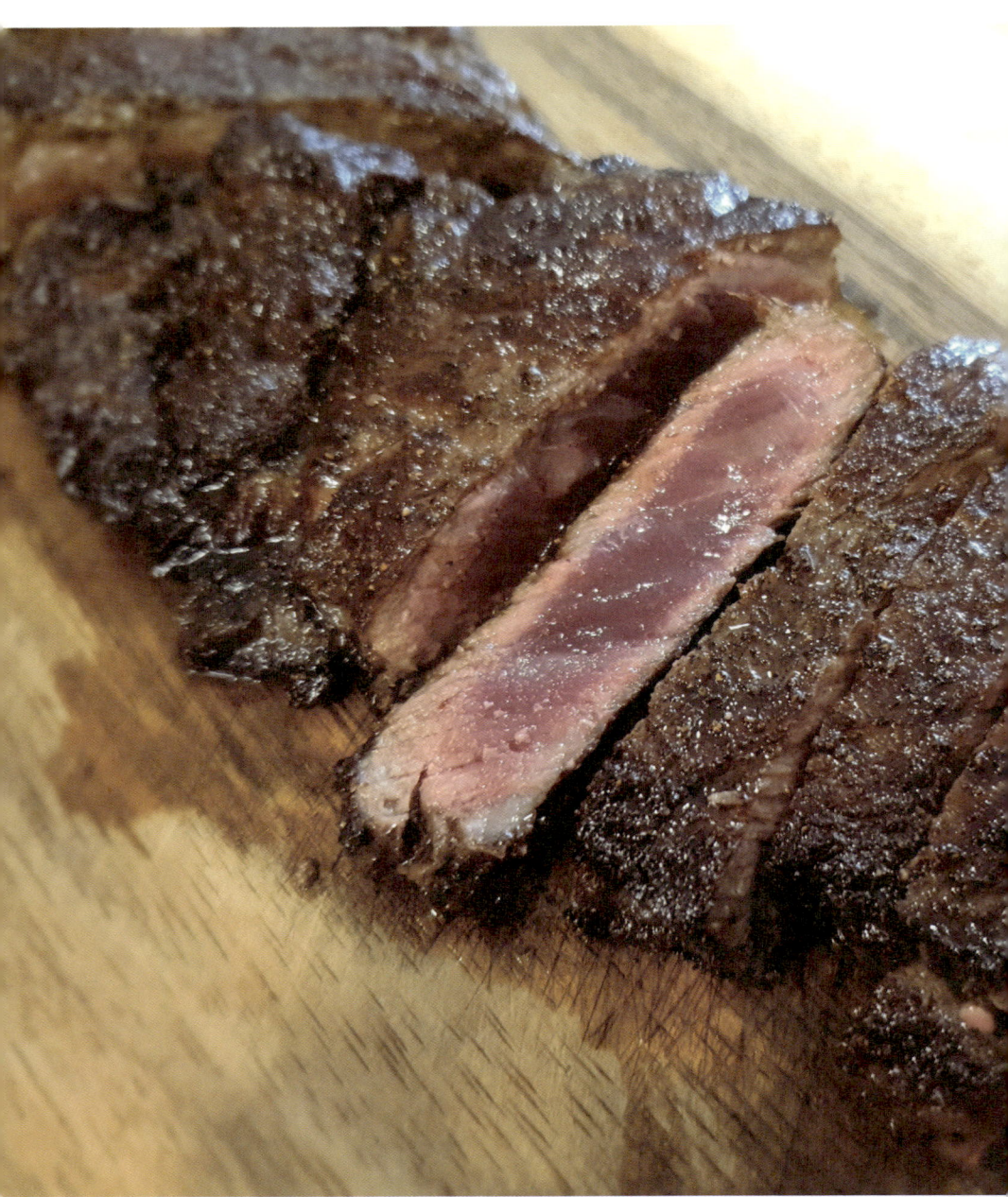

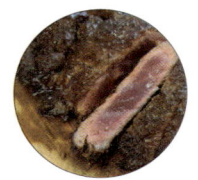

스테이크

재료

등심, 올리브유, 후추, 소금,
허브, 버터, 마늘

방법

1. 마련된 생고기에 소금과 후추, 허브를 앞뒤로 골고루 뿌리고 누른다.
2. 팬을 달궈 올리브유를 두르고 가열되면 등심을 얹어 익힌다. 한 면이 충분히 익으면 뒷면을 굽고, 옆면을 두르듯 익힌다.
3. 팬에 버터를 녹여 스테이크에 스며들게 하고 스푼으로 끼얹어 버터향을 입힌다.
4. 팬에 녹인 버터에 마늘과 허브 등을 살짝 익힌 후 스테이크 위로 여러 차례 끼얹는다.
5. 잘 익은 고기를 식힘 망에 옮겨 담아 뚜껑을 닫고 5-10분간 둔다. 방치하는 것 같지만 이것이 바로 고기의 육즙을 간직하여 맛과 질감을 고급스럽게 만드는 레스팅 Resting 작업이다. 이후 앞뒤로 살짝 데워 내놓는다.

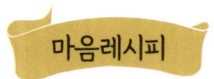

마음레시피

멍때림과 숙성, 그리고 성숙의 마음

1. 충분히 일한 당신, 잠시 눈을 감고 쉬라.
2. 워라벨의 삶, 일하고 삶을 살아가는 가운데 균형을 찾는 멋진 인생을 응원한다.
3. 고기의 레스팅, 쉼의 시간이 맛있는 스테이크를 완성하듯, 잠시의 쉼이 당신을 업그레이드해 줄 것이다.

4. 삼겹살

매직 넘버 3, 세 줄 일기의 매직

    동서양 공히 숫자 3은 매직 넘버로 이해된다. 1973년 미국 ABC 방송에서 처음으로 방영된 어린이 교육 프로그램 「스쿨하우스 록(*Schoolhouse Rock*)」에서 첫 번째 노래가 바로 밥 더러(Bob Dorough)가 부른 "Three is a Magic Number"였다. 음식을 논할 때도 숫자 3은 맛깔나는 마법의 숫자이다. 삼겹살의 고소함이나 초코파이의 초코-빵-마시멜로 3층을 떠올려보아도 그렇다. 고대 그리스 철학자 피타고라스는 3을 '완전한 수'라고 하였다. 3은 조화와 지혜, 그리고 이해의 숫자이다. 시간에 관한 표현들도 3으로 인해 폭이 넓어진다. 가령, 과거-현재-미래나 인간의 출생-성장-죽음이라든지, 시작-중간-끝처럼 세 가지 구분이 지어진다. 기독교에서 3은 성부-성자-성령 삼위일체로 신성한 수로 여겨진다. 동화에서 마법의 수, 매직 넘버로 자주 등장하는 것도 숫자 3으로, 매직 넘버 3의 쓰임과 의미는 여기에 다 기록할 수 없을 정도로 풍성하다.

    이것은 수비학이나 숫자학에서 이야기할 법하지만, 이 장에서는 마음 건강을 위해 숫자 3을 활용해 보려고 한다. 바로 "세 줄 일기"라는 스트레스 관리법이다. 우리는 일상에서 상처받고 스트레스를 겪는다. 스트레스 상황에서 인간의 몸과 마음은 전투모드로 바뀐다. 다시 말해 교감신경이 항진된다고 할 수 있는데, 이런 상태가 계속되면 몸과 마음이 피곤하고 힘들다.

세상일이든 사람의 일이든 어쨌든 균형이 필요하다. 활동모드인 교감신경 항진 상태를 진정시키고 휴식모드로 적절히 바꾸어 주어야 하는데, 그때 균형을 맞춰주는 것이 바로 부교감신경이다. 이것은 일종의 자율신경의 전환스위치로, 스트레스에서 벗어난 상태로 깨워주고, 그래서 몸 상태를 부교감신경 우위로 바꾸어 준다. 이러한 작업을 가능하게 하는 비법 중 하나가 "세 줄 일기"이다.

세 줄 일기는 문자 그대로 세 줄로 일기를 적어 보는 활동이다. 이것은 교감신경과 부교감신경의 중요성을 널리 알렸고, 현재 일본 자율신경 분야의 일인자로 일컬어지는 고바야시 히로유키(Hiroyuki Kobayashi, こばやし ひろゆき, 小林 弘幸: 1960~현재)가 오랜 연구를 통해서 내놓은 역작이다.[137] 그는 만성 스트레스가 인간의 몸을 변화시키고 마음을 병들게 한다는 사실을 깨닫고, 잠자기 전 10분 정도만이라도 매일 세 줄 일기를 쓰면 몸의 건강 상태가 바뀌고, 스트레스도 줄어드는 효과가 있음을 확인했다.

세 줄 일기는 글을 쓰는 순서와 내용, 그리고 방법이 모두 중요한데, 각 행마다 한 문장으로 한 줄씩 적는다. 우선, 첫 줄은 그날 가장 안 좋았던 일, 신체 컨디션이나 기분, 혹은 안 좋았던 경험 등을 솔직하게 적는다. 불평, 불만이나 고민, 시기, 욕설, 험담 등 무엇이든 솔직하게, 부정적인 감정을 모두 이 한 줄에 쏟아낸다는 마음으로 적는다. 두 번째 줄에는 기쁨과 감동 같은, 그날 있었던 좋은 일을 간결하게 기록한다. 그리고 마지막 줄에는 다음 날의 계획이나 목표, 혹은 가장 관심 가는 일, 내일을 위해 가장 집중해야 할 핵심들을 요약하고 구체적인 행동 내용을 적어본다. 그리고 날짜와 요일도 (원한다면 날씨도) 기록한다. 중요한 것은 딱 세 줄로, 그리고 반드시 손글

씨로 적는 것이다.

　요즘은 컴퓨터나 노트북, 휴대폰 등을 많이 사용하다 보니, 전자 매체에 메모하고 일기를 쓰기도 하지만, 세 줄 일기는 손으로 직접 쓴다. 하루를 돌아보고 기억하면서 손으로 적는 작업은 컴퓨터 자판을 치거나 머리로 생각하는 것과 다르다. 글쓰기는 글자들을 직접 눈으로 확인하고 생각해 적으면서 그 정보가 뇌에 입력되고, 동시에 자율신경에도 각인되는 효과가 있다. 손수 일기를 쓰면서 나에게 중요한 일이 무엇인지 의식하게 되고, 무의식까지도 의식화가 가능해진다. 호흡이 정돈되어 자율신경이 균형 잡는 효과도 있다. 일기 쓰기, 특히 이 세 줄 일기가 하루를 돌아보고, 반성하고, 계획하는, 곧 과거와 현재, 미래를 모두 포함하는 작업이다. 일단 뇌의 기억 중추인 해마를 작동시키고, 뇌의 사령탑인 전두엽도 매일 사용하게 된다. 글을 쓰고 보고 이해하고 해석하는 모든 작업이 뇌의 감각과 운동, 사고, 연합 영역 모두를 활성시켜 인지적인 두뇌활동도 도와준다. 손으로 직접 쓰면, 생각이 글의 형태로 변환되어 명확해지는 것이 많다. 애매한 감정도 구체화 되는 마법이 발휘된다.

　세 줄 일기를 통해 하루를 정리하고 계획해 나가면 마치 명상하듯 호흡이 안정된다. 시간에 쫓기기보다는 계획대로 차분하게 일을 처리하면서 시간을 통제할 수 있고, 부정적인 감정과 상처를 덜어내고 희망하고 계획하는 훈련을 하면서, 숙면에도 도움이 된다. 신체 기관들이 원활하게 작동하니 소화도 잘된다. 그렇다고 스트레스를 받지 않는 것은 아니다. 스트레스는 도처에 있다. 하지만 어떤 상황에도 쉽게 자극받고 반응하기보다는 평정심을 유지하기가 더 수월해질 것이다.

몸 건강과 마음 건강을 챙기자면 스트레스를 조절하고 해소해야 하지만, 다 없애지 못한다고 다시 스트레스를 받지는 않아도 된다. 어느 정도 스트레스가 있는 것이 자연스럽기도 한 이유에서다. 여기서는 여러 방법 가운데 "매직 넘버"라고 하는 숫자 3, 바로, 세 줄 일기의 효능을 짚어보았다. 우리가 신체 건강을 위해서 좋은 음식을 먹고, 피부 건강을 생각해서 좋은 크림을 바르고, 또 의학의 도움을 받아 아기 피부를 유지하고자 노력하는데, 세 줄 일기는 "탁월한 안티에이징 습관"으로도 소개되고 있다. 몸 건강, 맘 건강, 피부 건강을 위해서 일기 쓰기를 활용해 보기를 권한다. 길지 않아도 좋다. 매일 단 세 줄로 충분하다. 꾸준히 쓰는 습관을 통해 마법 같은 하루, 그리고 질서 잡힌 생을 경험할 수 있을 것이다.

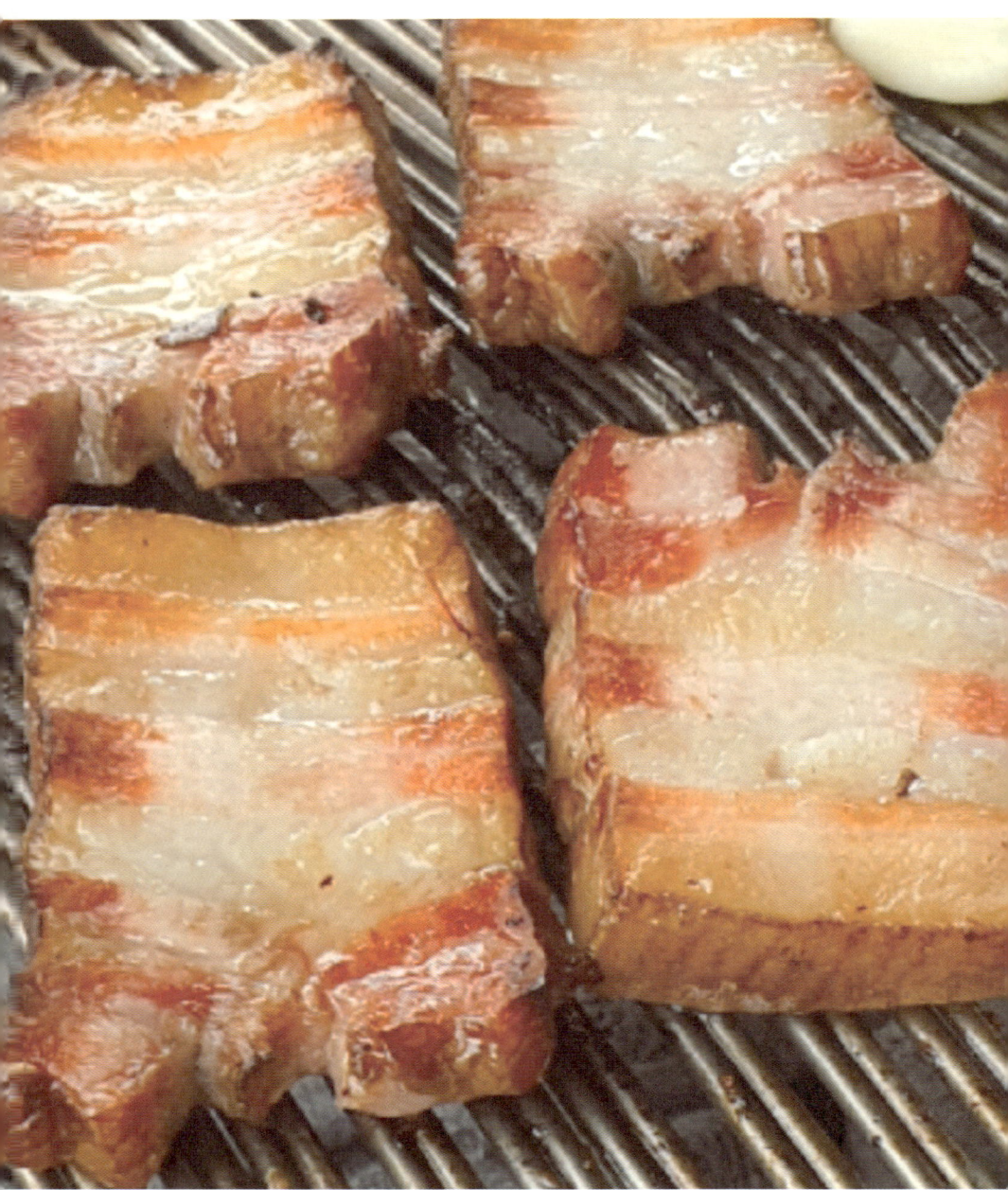

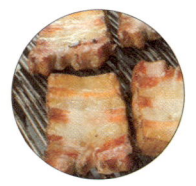

삼겹살 파티

재료

삼겹살,
소금, 후추, 마늘,
야채

방법

1. 삼겹살에 소금과 후추로 밑간한다.
2. 프라이팬을 예열해 삼겹살을 굽는다. 한쪽 면이 충분히 익으면 뒤집어 익혀준다.
3. 고기를 구운 팬에 묵은지와 마늘 등을 볶아 함께 먹을 수 있다.
4. 삼겹살을 쌈장이나 기름장 등 취향껏 찍어 먹는다.
5. 물론 야채도 함께 즐기자.

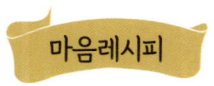

세 줄 일기로 안티에이징

1. 매일 세 줄 일기에 마음을 기록하고 보살피자.
2. 첫 줄에는 부정적인 경험과 아픔을, 둘째 줄에는 기쁨과 감동의 기억이나 경험을, 셋째 줄에는 내일의 계획과 소망을 적어보자.
3. 일기는 연필이나 펜을 들고 종이에 직접 쓰면서 읽고 생각하자. 몸과 마음, 그리고 뇌가 아름다운 변화를 시작할 것이다.

5. 바질 페스토 파스타
음악과 뇌, 토마티스 요법

　일전에 자그마한 절구를 하나 선물 받았다. 아담한 세라믹 절구에 이것저것 넣어 빻으면 으스러짐 정도를 조절할 수도 있고, 향과 풍미도 간직할 수 있어 좋다. 심지어 절구질이 두더지 잡기 게임 마냥 은근히 스트레스도 풀어준다.

　신선한 바질잎과 잣, 마늘, 치즈, 소금과 후추를 절구에 빻아 올리브유와 잘 섞어주면 맛있는 바질페스토가 된다. 파스타 면을 잘 삶아 버무려 먹으면 맛도 향도 일품이다. 이질적인 재료들이 잘게 빻아지고 섞이면서 이런 풍미를 만들어 낸다는 것이 새삼 신기하기도 하다. 어느 하나 돋보이겠노라고 튀지 않고, 톡 쏘는 마늘조차도 녹색 그라데이션[농담, 濃淡]에 겸허하게 합류해 잘 다져지고 어우러진다. 참 다른 우리가 만나고 서로에게 영향을 주고받고, 좋은 변화를 겪으며 성장하는 삶과도 닮아있다. 서로 다른 소리가 고운 화성을 이루고, 아름다운 화음을 만들어 내듯 오늘도 음식에서 삶을 배운다.

　인간의 마음은 음악에 따라 춤을 춘다. 애청하는 라디오 방송의 오프닝 음악에 이미 마음이 설레기 시작하고, 선호하는 영화의 사운드트랙에는 특정 장면이 연상되어 괜히 눈물이 쏟아진다. 음악에 마음이 발랄해지고, 춤추고, 차분해지기도 하고, 그래서 울고 웃는 신기한 음악의 세계가 있다.

노랫말이나 가락이 마음에 와닿고, 감정의 버튼을 누른듯 눈물이 나거나 누군가가 몹시도 그리워지는 신비한 일이 음악을 통해 벌어진다. 음악은 인간의 뇌와 마음에 어떤 작용을 하는 것일까. 음악가이자 작가인 글랜 커츠(Glenn Kurtz)는 악기를 연주할 때 두뇌 전체에서 불꽃이 터지며 '파티'가 열려, "음악을 연주하는 것은 뇌의 전신 운동과 같다"[138]고 표현한 바 있다. 그도 그럴 것이, 피아노 연주를 예로 들자면, 눈으로는 악보와 건반을 보고, 암보해서 친다고 하더라도 손가락으로 건반을 터치하고, 음의 고저와 장단, 강약, 빠르기, 그리고 화성 등 여러 요소가 동시에 어우러져 연주가 된다. 악보라는 2차원 공간에서 소리가 입체적으로, 멜로디와 스토리가 담기고 서사와 감정을 실은 4차원 예술로 재탄생하는 순간이다. 이 예술을 위해 각 단계마다 뇌의 다양한 부위가 복합적으로 작용한다. 바이올린을 직접 연주하거나 그 연주를 들으면서 뇌의 기능성 자기공명영상(fMRI)을 촬영해 보면, 운동과 감각, 생각, 인지, 감정, 연합 등 전방위적인 뇌 부위가 활성화된다. 악보가 있는 가곡이나 클래식 연주인지 아니면 악보가 없는 자율적이고 창조적인 즉흥 연주인지에 따라서도 뇌의 작용이 달라지기 때문에 음악과 관련된 뇌의 활동은 과연 "뇌의 전신 운동"이라 할만하다.

감정은 선율과 가사에 따라서도 자극되고, 공감과 마음 이론에 따라, 혹은 기억의 환기 등으로 울컥해지기도 한다. 문학 작품을 읽거나 어느 멋진 건축물을 볼 때, 흔하게는 드라마나 영화를 보면서 뭉클해질 때도 뇌의 작용은 비슷하다. 주인공과 함께 울고 분노하고 가슴 졸이고 하는 그런 경험이 거울 뉴런과 공감, 정서적 자극의 연합으로 설명되기도 한다.

음악의 선율이 감정에 닿아 춤을 출 때 음악은 "좋다/나쁘다"라는 가치 판단을 넘어선다. 그 효과를 뇌의 작용과 관련지은 연구들이 많은데, 대개 음악의 치유 효과를 많이 다루고 있다. 미국 존스홉킨스 대학에는 존스 홉킨스 음악 및 의학센터(Johns Hopkins Center for Music and Medicine)가 있다. 2015년에 설립되어 음악과 의학의 상호작용을 연구하고 치료적 실천을 이어가고 있다. 가령 뇌의 측두엽에서 음성을 처리하는 영역은 음악을 처리하는 영역과 겹치고, 강력한 기억과 관련된 노래는 우리가 쾌락 중추라고 일컫는 측좌핵을 활성화할 수 있다. 편안하다고 느끼는 음악은 스트레스 호르몬으로 알려진 코티솔의 생성을 낮춰주어 스트레스를 감소시키고, 아울러 심박수와 혈압을 안정시키는 효과도 있다.[139] 마음을 움직이는 음악은 실제로도 불안과 통증을 감소시키고, 치유 속도를 앞당기고 낙관적인 마음을 항진시키는 것으로 확인되었다.

음악은 오랜 역사의 축적이면서 동시에 무한한 가능성의 공간이기도 하다. 피아노 소나타 32곡을 전곡 연주하는 시간은 통상 9시간 정도로, 하루 한 시간 반씩 연주한다면 꼬박 6일이 걸린다. 베토벤 서거 190주년을 기념했던 2017년에는 32인의 피아니스트가 아침 10시부터 저녁 10시까지 장장 12시간 동안 베토벤 피아노 소나타 32곡 전곡을 연주하는 마라톤 콘서트가 있었다. 장기전으로 간 연주도 있다. 피아니스트 손민수는 2017년부터 시작하여, 베토벤 탄생 250주년이 되는 2020년까지 32곡의 베토벤 소나타 전곡을 연주했다. 2023년 6월 8번째 내한 공연을 했던 피아니스트 부흐빈더는 베토벤 소나타 전곡을 연주하면서도 늘 새로운 발견을 하게 되어 지루할 틈이 없다고 이야기했다. "음악은 우주처럼 한계가 없다."는 77세 거장의 고백에서 음악의 힘을 재확인하게 된다. 독주뿐 아니라 협주곡 연주가들은 전곡을 이해하고 암보할 뿐만 아니라 다른 악기들의 연주를 기억하여 본인이 등장할 부분을 제대로 알고 연주해 낸다. 악보에 기록된 음정, 박자, 셈여림 등의 기술적인 부분은 물론이고, 음악이 '시간의 예술'이듯 현장에서 실제 연주 순간들이 공명하는 분위기와 어우러짐도 새로운 기억의 씨앗이 된다.

건망증은 심하지만 즐겨 부르던 노래의 노랫말은 잘 기억하는 사람들이 있다. 악보 없이 노래하고, 암보해서 악기를 연주한다. 알츠하이머병에 의한 치매 환자들로 구성되었던 영국 BBC 방송 합창단 단원들도 서로 얼굴과 이름은 기억하지 못해도 노랫말과 가락은 제대로 기억해서 노래했다. 과거에 필자가 근무했던 정신과 병원에서는 주 1회 환자들과 병동 회의를 했다. 다양한 질환군이 모여 있는 병동에서 서로 의견을 나누고 듣고 조율한 이후, 회의는 매번 신청곡을 다함께 부르는 것으로 마무리했다. 주로 치매 어르신들의 의견을 반영하여 가장 많이 불렸던 노래가 '고향의 봄'이었다. 시간 감각이 저하되고 사람을 제대로 알아보지 못하는 치매 환자들이나 건망증이 심한 우울증 환자들도 이 노래는 다함께 기억해서 불러내곤 했다. 말기 치매 환자가 아니라면 대개 알츠하이머병에서의 치매 환자들은 금방 했던 일을 잊는 단기 기억 장애 증상이 흔하지만, 고향집 주소, 주민등록 번호 등과 같은 오래된 기억은 비교적 유지된다. 어릴 적부터 불러온 동요는 그 오래된 기억의 영역에 저장되어 비교적 수월하게 기억해 내고, 그 가사와 가락에 얽힌 추억과 감정을 환기하기도 한다.

음악은 기억력뿐만 아니라 집중력과 인지력도 개선한다. 집중을 흐리지 않을 정도의 볼륨으로 음악을 들으면 '백색 소음'white noise 즉 긍정적인 소음 혹은 긍정적인 잡음으로 기능하며 집중력도 오히려 높아지는 효과가 있다. 일정한 패턴이 없이 전체적으로 비교적 일정한 스펙트럼을 가지는 백색 소음에는 고주파가 섞여 있는데, 이것이 주변에서 부스럭거리는 일상의 소음들을 덮어주어 상대적으로 소음을 덜 느끼게 해준다는 것이다. 너무 조용한 환경에서 오히려 집중이 떨어지는 사람이 음악을 들으면서 공부하거나 카페에서 공부하는 행동도 백색 소음을 활용하는 예시이다.

스탠포드 의과대학 연구팀은 음악이 주의를 기울이고 예측하고 기억 속 사건을 업데이트하는 뇌 영역과 관련있다고 발표했다.[140] 특히 음악의 흐름 사이 짧은 침묵의 순간, 겉보기에는 아무 연주도 하지 않는 것처럼 보이는 순간 뇌활동은 오히려 최고조에 달하였다. 뇌는 음악을 비롯한 현실 세계 정보의 지속적인 흐름을 이해하고자 '사건 분할'event segmentation 과정을 거친다. 곧 시작과 끝, 그리고 사건 사이의 경계에 대한 정보를 추출하여 그 정보를 의미 있는 덩어리로 분할하는 식의 역동적인 변화를 겪는다. 그렇다 보니 음악 연주나 감상 자체가 일정 기간 뇌를 자극하고, 뇌가 사건을 예측하고 주의를 유지하는 능력을 함양하기에 도움이 된다.

주지하다시피 특정 음악은 공포와 불안, 두려움의 감정을 전달하거나 불러일으킬 수 있다.[141] 음색과 음량, 빠르기와 같은 음악적인 구조나 음향적 특징이 공포와 불안을 전달할 수 있고, 불협화음 같은 특정 화성은 호기심을 자극하기도 하지만 공포와 불쾌감을 일으키기도 한다.[142] 진화학자들은 이것을 인간이 사나운 동물들에 맞서 고함치고 목숨을 부지했던 과거의 공포가 유전된 결과라고 여겼다. 음악의 이런 특성들은 게임과 영화 산업에서 활발히 활용되고 있다.[143] 또한 상업적으로도 적절히 활용되어 빠른

템포와 밝고 활발한 음색과 속도로 소비심리에 영향을 미치기도 한다.

    클래식 음악classical music은 보통 고전주의 시대 음악을 일컫는다. 클래식이 불편한 사람도 있지만 그 어떤 음악 장르보다도 클래식을 선호하는 사람도 있다. 음악 장르에 대한 호불호는 감각과 기억, 인지, 판단 등을 관장하는 뇌와 마음의 합작으로 결정된다 해도 과언이 아니다. 어떤 화성과 가락에 대한 행복한 느낌이 있다면, 반대로 불편을 일으키는 음악도 있다. 그래서 어떤 이에게 좋은 음악이 다른 이에게는 회피하는 장르가 되기도 한다. 불협화음이 불편한 감정을 일으키기도 한다지만, 20세기 서양 음악은 기존의 전통을 벗어난 불편함을 '현대음악'으로 자리매김하는 실험정신을 발휘했다. 아르놀트 쇤베르크(Arnold Schönberg: 1874~1951)는 12음계를 소개하고 무조음악을 내놓았다. '클래식' 음악과 달리 조성에 좌우되지 않는 '현대음악'의 무조성은 12음을 나열해 셀 수 없이 많은 조합으로 음렬을 변화시키니 예측이 어려울 뿐만 아니라 불협화음이 난무한다.

    생후 5개월 된 아기조차도 즐거운 음악과 슬픈 음악을 구분하는 능력이 있다. 아이의 천재성을 이야기하는 것이 아니라, 음악의 선율이 불러일으키는 정서를 아기도 느낄 수 있다는 것이다. 그래서 한때 '모차르트 음악'이 태아의 뇌 발달을 돕는다고 하여 태교로나 출생 이후에 많이 들려주기도 했다. 아이의 인지력과 기억력 향상을 위해 맞다, 아니다, 이야기는 많았지만, 클래식이 뇌에 미치는 음악의 긍정적인 효과만은 간과할 수 없을 것이다.

    음악치료나 음악요법이라는 중재 프로그램이 증언하듯 음악의 치료적 효과는 지대하다. 라디오 방송이나 TV 프로그램의 오프닝, 중간, 클로징에 등장하는 음악들이 힘찬 하루를 응원하고 위로하고 기대감을 불러일으킨다. 음악의 치료적 효과와 연관된 흥미로운 사례가 있다. 이것은 노만 도이지가 『스스로 치유하는 뇌: 신경가소성 임상연구를 통해 밝혀낸 놀라운 발견과 회복 이야기』(The Brain's Way of Healing)에서 소개한 내용이기도 하다. 요약하자면 이렇다. 1900년대 중반, 프랑스 이비인후과 전문의이자 발명가였던 알프레드 토마티스는 조산아로 태어난 어느 환자의 음성과 청력 문제를 음악과 소리로 치료했다. 이 환자는 2개월 반 정도 일찍 태어난 조산아였고, 출생 당시 아버지는 20세, 어머니 16세로, 부모가 미숙했던 탓에 태어나자마자 버림받을 위기에 처했다. 가까스로 극복은 했는데, 성인이 되어서도 옷이나 신발을 꽉 끼게 입고 이불도 8개나 덮고 자는 버릇이 있었다. 아마 부모님이 꼭 안아주는 느낌을 받고 싶어서였을 것이다. 충분한 사랑을 받지 못해서였다. 토마티스는 이 환자가 어머니 태중에서 느꼈을 편안함을 재연해 주는 것이 치료라고 생각했다. 일종의 '백색 소음'을 활용하고자 한 것이다. 인간의 생은 소리로 시작한다고 할 정도로 우리는 태내에서 수많은 소리를 듣고 자란다. 엄마 목소리, 숨소리, 심장 박동 소리였으니, 말하고 듣는 문제가 생기기 '이전' 단계로 돌아가서 다시 시작하자는 의미에서였다. 특히 토마티스는 모차르트 음악과 그레고리안 성가, 그리고 환자 어머니의 목소리, 이 세 가지 소리를 조합하고 고주파로 변형해서 아이에게 일정 기간, 일정 시간 들려주며 뇌를 자극했다. 새로운 자극과 경험으로 뇌를 변화시킬 수 있다는 신경가소성의 원리를 증명하듯, 토마티스의 치료법은 청력 문제를 호소하는 환자들뿐 아니라, 주의 집중력 문제, 자폐 스펙트럼 환자 등 오늘날 정신과 영역의 환자들에게도 사용되었다. 이후 많은 후학이 이를 응용 및 변형, 발전시켜 현재까지도 세계 약 250개의 센터에서 "토마티스 요법"이라는 음악-소리 훈련을 정신건강의학과, 신경과, 이비인후과, 소아과 등에서 치료적으로 활용하고 있다.

이렇듯 음악에는 치유적 효과가 있고 음악으로 뇌가 춤추고 우리의 몸과 마음이 움직인다. 과연, 우리는 어머니 태중에서부터 숨소리, 말소리, 심장 소리를 들으며 세상을 배우고 경험했다. 그 소리가 곧 리듬과 박자였고, 음색이었고, 어머니와 우리를 이어주는 편안한 연결이었다. 이후 그 소리에 다양한 음악이 덧붙어 안정감과 행복감을 주고, 관계를 더 튼튼하게 해준다. 우리 삶이 곧 노래가 되고 음악이 되고, 우리 각자는 그 삶을 연주하며 살아간다. 물이 끓는 소리, 음식이 맛있게 익어가는 소리에 귀 기울이며 리듬감 있는 생을 연주해 보자 다짐하게 된다. 그러는 사이 바질페스토는 맛있게 버무려졌고, 파스타도 알맞게 익고, 꽃차를 우려낼 뜨거운 물은 적당히 식었다. Buon appetito![144]

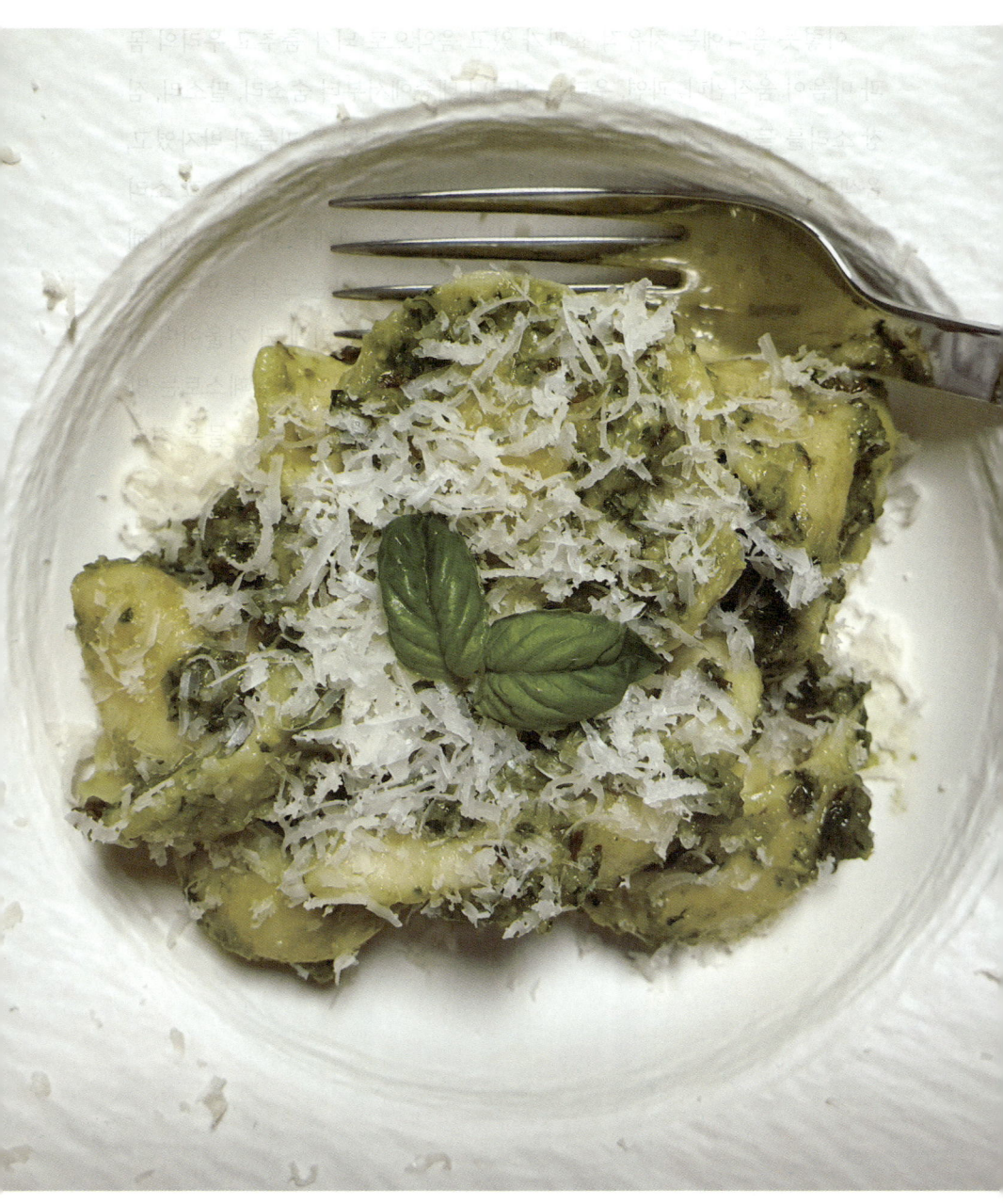

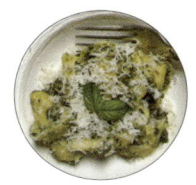

바질 페스토 파스타

재료

바질잎 2컵, 잣 2큰술, 파마산치즈 1/2컵,
올리브유 1/2컵, 통마늘 2쪽, 파스타면

방법

1. 바질잎, 잣, 마늘을 블렌더에 부드럽게 간다.
2. 1에 올리브유를 조금씩 부어주며 갈아 섞어준다.
3. 치즈를 넣고 잠시 섞은 후 냉장보관한다.
4. 파스타 면을 삶아 마늘향 낸 올리브유에 살짝 볶는다.
5. 4에 바질페스토를 듬뿍 넣고 버무려 내놓는다.

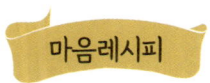

조화로운 삶, 내 인생 최고로 연주하며 살기

1. 좋아하는 음악을 들으며 음미해 보자.
2. 바질페스토를 맛보자.
3. 바질잎과 잣, 마늘, 올리브유가 어느 하나 튀지 않고 겸허하게 합류해 다져지고 어우러진다. 나의 맛과 멋, 그 향기를 다시금 머금어 보자.

6. 스팸 파스타
스팸과 스캠을 구분하는 혜안, 어울림, 관점과 시선 넓히기

다진 고기로 만든 통조림을 선물 받았다. 스팸 메일은 다소 불쾌하지만, 스팸으로 준비하는 매일의 식탁은 유쾌하다. 치즈와 각종 양념을 버무리면 담백함이 배가되는 멋진 앙꼬가 되어 고소한 풍미 넘치는 육즙도 함께 입 안 가득히 퍼진다. 비슷한 단어가 서로 다른 이야기를 펼쳐내기도 하고 닮은 이야기를 끌어내기도 한다.

우리는 다양한 관점이 중요하다는 것을 알고 있으면서도 실생활에서는 아집에 빠지기 일쑤다. 관점(觀點)을 의미하는 영어 단어를 몇 가지만 나열해 보면 point of view, viewpoint, standpoint, angle, perspective 등으로 다양하다. 관점은, 15세기 초 고대 프랑스어에서 기원한 *view*point나 19세기 독일어에서 차용한 *stand*point의 어원이 풀어주듯 내 눈과 나의 시선으로 본 것, 곧 내 자리에 서서 이해하는 것이다. 국립국어원의 『표준국어대사전』은 관점을 "사물이나 현상을 관찰할 때, 그 사람이 보고 생각하는 태도나 방향 또는 처지"로 풀이한다. 어느 설명이든 그 사람, 즉 사고의 주체가 가진 생각과 지식과 경험, 그리고 가치관과 세계관을 거친다. 곧 '자기'라는 필터링을 거쳐 나온 사고방식과 태도인 것이다. 나의 관점이 늘 건강하고 옳은 것이면 좋겠지만, 그렇지 못한 때도 있다. 충분히 확신하지만 실은 스스로 속이는 자기기만에 빠지기도 하고, 확신이 오판으로 판명되기도 한다.

그래서 내가 옳다는 확신에는 내 판단이 그를 수도 있다는 가능성을 자그마한 그림자로 이끌고 다니면 의외로 도움이 된다. 더불어 자성하고 '다름'을 인정하는 태도가 그 경험을 더 입체적이고 풍부하게 해준다.

'관점'을 뜻하는 여러 단어 중에서 마지막에 나열한 'perspective'는 관점 외에도 '원근법'과 '균형감'이라는 의미가 있다. 서양미술사에서 원근법은 당시 사람들의 고민을 반영하였다. 중세 시대 화가들은 종교적인 신념을 작품에 표현하고자 했고, 그래서 다소 평면적인 느낌이지만 신앙과 소망을 다채롭게 표현한 종교화(宗敎畵)가 당시의 미술 풍조를 대변했다. 르네상스에 접어들어 예술가들은 중세 교회의 봉건 제도를 비판하며, 고대 그리스·로마 문화를 재인식하기 시작했다. 그래서 르네상스 시대는 근대정신을 바탕으로 미술 분야에서도 인간 정신의 회복을 추구했다. 종교적 메시지보다는 인간 중심의 미술을 추구하여 인간이 시각적으로 경험한 세계를 화폭에 그대로 옮기고자 하였다. 그 고민에서 원근법이 나왔다. 어떤 그림이 실제의 상황이라면, 그 장면을 바라보는 시선이 어디에 있는지에 관심을 갖고, 그것을 선과 면의 공간으로 표현하여 냈다.

르네상스 미술의 원근법은 그래서 상당히 과학적이라고 평가받는다. 원근법은 시선의 위치를 생각하고, 수학적인 계산에 따른 거리 차이를 자연스레 받아들여 입체를 끌어온다. 입체는 곧 공간감을 나타내는데, 이로써 대상과 그림자, 근거리와 원거리 대상의 색조와 명암 변화를 이끌어 냈다. 그렇게 완성되는 그림은 (실제 그 자체는 아니라 하더라도) 실제 모습과 상당히 닮아있다. 원근법은 또한 관계를 드러내는 것이기도 하였다. 평면이던 정물의 공간이, 색채로 대기 효과를 묘사함으로써 사물 간 관계를 드러냈고 그것으로 공간감을 표현했다. 가까운 풍경은 명확하고 선명한 색채로 묘사하고, 먼 곳은 어둡고 흐린 색채와 희미한 윤곽선으로 더 멀리 있는 듯 묘사하여 인간의 시선으로 바라본 눈앞의 장면이 화폭에 고스란히 옮겨 담기듯 하는 효과였다.[145]

'원근법', 그리고 같은 단어가 내포한 단어들인 '관점'과 '균형감'까지, 'perspective'의 의미는 우리 마음을 이해하고 대인관계의 해법에 이르는데 도움이 된다. 자신의 판단에 대한 자부심과 자신감은 중요하지만, 다른 관점을 듣지 조차 않는 경직된 태도나 자기 의견만 고수하는 극도의 아집과 고집은 여전히 좁은 평면에만 머물러 있는 격이다. 타인의 생각을 듣고, 이해하고, 상대방 편에서 충분히 생각해 보고도 내 생각이 옳다면 상대방을 설득하고자 노력해야겠지만, 당장에 어떤 결론을 내리지 않아도 되는 상황에서조차 나만 내세우는 것은 균형 잡힌 유연한 태도라 할 수 없을 것이다. 타인의 시선과 관점은 나의 시야를 넓혀주고 다각적인 면에서 입체적으로 바라보고 이해할 수 있도록 도와주는 조력자이다. 경직된 평면의 세계에만 고착된 삶이 아니라, 유연한 입체의 세계에서 나의 균형 잡힌 마음이 타인의 삶에도 조화롭게 닿아 인생의 화폭을 풍성하게 채워주는 그런 삶이다. 여러 관점에서 배우고 공감하는 삶은 결국 나의 이해와 수용의 저변을 넓혀준다.

'사이비(似而非)'라는 단어처럼, 겉보기엔 비슷하나 근본적으로는 아주 다른 것이 있다. 이름이 닮아있건, 모습이 닮았건, 각각의 서사를 이해하고 연결 지어 이야기로 풀어내는 작업은 그래서 꽤 흥미롭다. 스팸spam이 '사기꾼'이라는 의미의 스캠scam이 되지 않도록 항시 주의해야겠다. 통조림 스팸은 다진 돼지^{pig} 고기로 만드는데, 영단어의 첫 자음만 살짝 바꾸면 비슷한 영어 발음의 무화과^{fig}가 된다. 'Pig'와 'fig'는 동물-식물이라는 서로 다른 계(界)의 생물이지만, 파스타라는 하나의 음식으로 어우러져 함께 플래이팅 하면, 조화로운 한 끼로 완성된다. 다름을 배척하기보다 감싸안을 수 있는 여유와 아량이 있었으면 한다. 다양한 관점들이 원근을 이루고 결국 입체감 있는 공간의 시선을 제공하듯, 한 공간에 얽혀 사는 너무 다른 우리도 결국은 "합력해서 선을 이루"[146]는 어떤 조화로움을 꿈꾸어도 되지 않을까. Bon appetit!

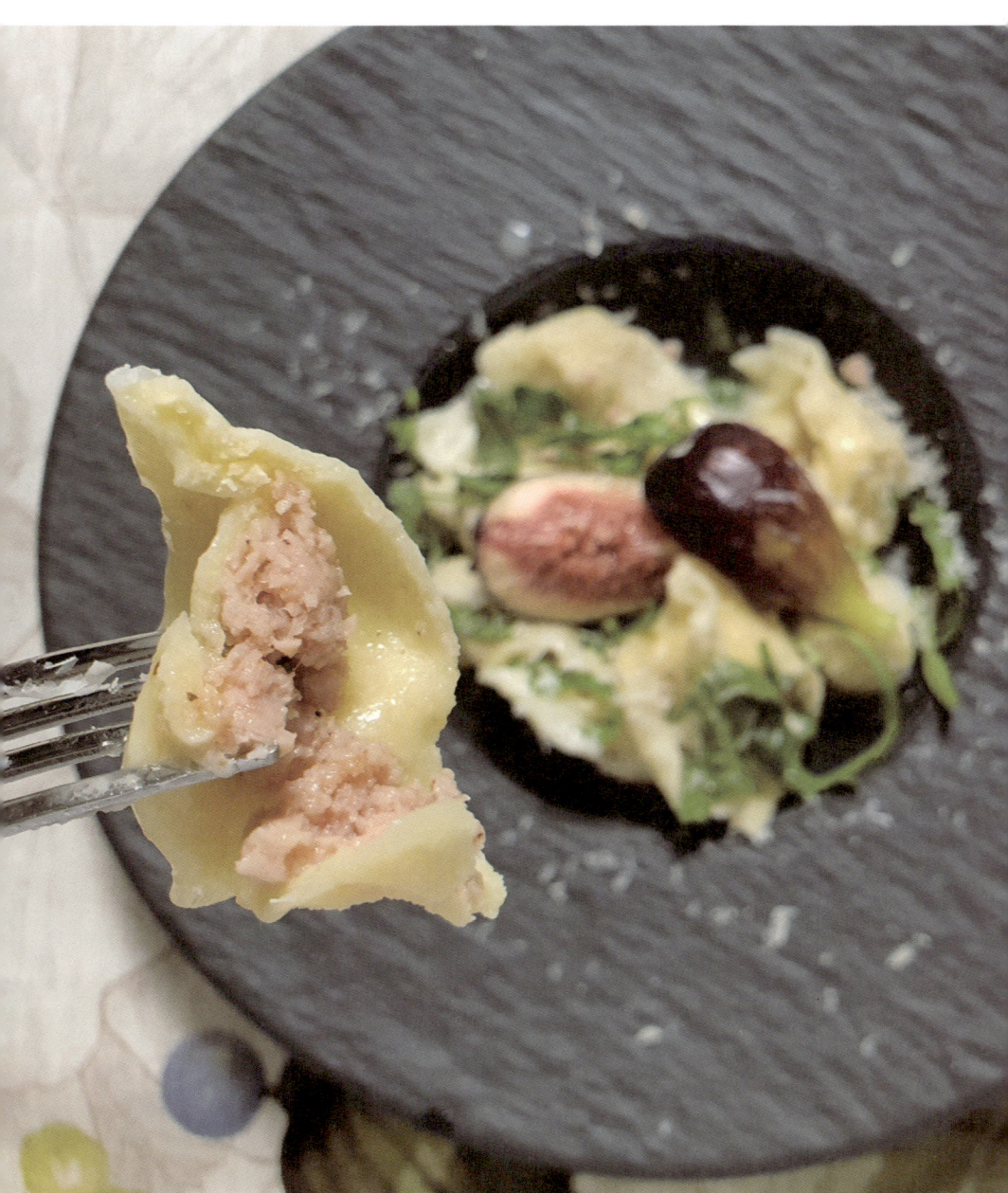

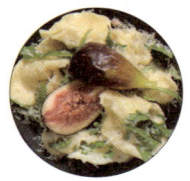

스팸 파스타

재료

스팸(혹은 햄), 밀가루, 달걀, 올리브유, 물,
소금, 후추, 버터, 마늘, 루꼴라,
무화과, 치즈(그라나파다노)

방법

1. 밀가루에 달걀 노른자, 올리브유, 소금 한 꼬집, 물을 넣어 반죽하고 휴지한다.
2. 스팸(혹은 햄)을 끓는 물에 데쳐 기름과 염분을 제거하고 으깨 후추와 소량의 버터, 치즈를 넣고 버무린다.
3. 1을 만두피 모양으로 얇고 둥글게 만들어 2를 넣고 모양을 만들어 살짝 데친다.
4. 팬에 버터를 두르고 마늘을 넣어 향을 내고 3을 살짝 볶는다.
5. 파스타 볼에 옮겨 담고 루꼴라와 치즈, 무화과로 가니시한다.

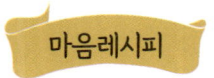

유연한 입체의 삶

1. 타인의 시선과 관점은 나의 시야를 넓혀주고 입체적으로 바라보도록 도와준다.
2. 경직된 평면의 세계에 고착되지 않도록 다양한 관점들을 수용하고 유연한 입체의 공간에서 살아가자.
3. 나의 균형 잡힌 마음이 타인의 삶에도 조화롭게 닿아 인생의 화폭을 풍성하게 채워줄 것이다.

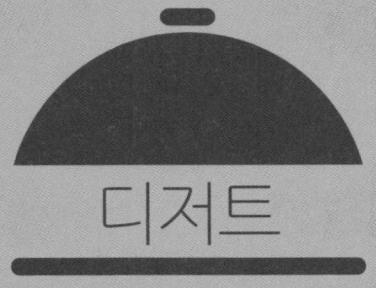
디저트

1. 초콜릿 깜빠뉴
발렌타인데이와 선물

전 지구적으로 초콜릿이 가장 많이 소비되는 날은 언제일까. 모르긴 해도 아마 발렌타인데이가 순위권에 들지 않을까 싶다. 서구에서는 발렌타인데이에 사랑하는 소중한 이에게 카드와 작은 선물을 주고받는 풍습이 있었다. 그것이 국내에서는 좀 더 세분화·구체화 되어 준수된다 해도 과언이 아니다. 매년 2월 14일로 지정한 발렌타인데이에는 주로 여성이 '썸남'이나 연인에게 초콜릿을 선물하고, 한 달 뒤인 3월 14일은 화이트데이라고 하여, 남성이 '썸녀'나 연인에게 달콤한 사탕을 선물한다. 또 한 달 뒤인 4월 14일은 이전의 두 14일에 아무런 선물도 받지 못한 사람들이 시커멓게 타버린 자신의 마음을 위로차 짜장면을 먹는 비공식 기념일인 블랙데이 Black Day라고 한다. 여기서 끝이 아니다. 연인이 없는 '혼족'의 입장에서, 짜장면 먹으며 위로만 하면 끝날 줄 알았던 이 '14의 저주'는 그다음 달에도 계속된다. 국내에서 5월 14일은 로즈데이 Rose Day로, 연인들이 서로에게 장미꽃을 선물하는 날이란다. 이렇다 보니 '14일'만 되면 혹시 뭔가 놓친 건 아닌지 괜히 움찔하기도 한다. 그 와중에도 끝없는 '14일'의 목록이 매년 반복되는 것을 보면 그 창조력이 놀랍기가 그지없다.

발렌타인데이와 초콜릿의 연결은 사실 일본 마케팅에 기원을 두고 있다. 초콜릿이 강조된 이래로 발렌타인데이가 마치 초콜릿을 선물하는 날로 여겨지기도 해서 사랑의 달콤함을 쌉싸름하면서도 달달한 초콜릿에 잘 담았다고 평가받기도 한다. 초콜릿이라고 하면 영화 「포레스트 검프」가 빠질 수 없다. 포레스트는 만나는 사람들에게 자신을 소개하면서 초콜릿을 먹겠냐고 묻고, 이런 명언을 남긴다. "엄마는 늘 인생은 초콜릿 상자 같은 거라고 하셨어요. 어떤 초콜릿을 먹게 될지 모르니까요."[147] 이 말처럼 우리 각자의 선택에 따라 인생에서 많은 것이 달라진다. 또 초콜릿처럼 달콤하면서도 쓴맛이 함께 어우러진 것이 인생이기도 하다. 발렌타인데이를 맞아, 우리 삶에 다채로운 묘미와 달콤함을 더해주는 선물의 의미를 되새겨보자.

선물을 싫어할 사람이 있을까. 기대 여부를 떠나 선물은 사람을 기분 좋게 한다. 병원에서도 종종 선물을 받는다. 선물은 관심과 애정의 결정체이기도 하고, 내 소망과 바람을 담은 매개체이기도 하다. 정신의학적으로 과거 역동정신치료나 정신분석에서는 선물을 철저하게 금했었다.[148] 선물이 가진 다양한 의도와 의미 때문이었을 텐데, 시간이 지나면서 생각과 관점이 점차 바뀌어서 값비싸지 않은 선물이나 환자가 직접 만든 것이라면 감사히 받아도 좋다고 보고 있다. 말로 다 표현할 수 없는 선물의 의미를 알기에, 선물을 거절하는 게 오히려 환자의 자존심에 상처를 주거나 부끄러운 경험으로 기억될 소지가 있어 거절만 할 수도 없다. 물론 법에 저촉되지 않는 범위에서만 가능하다.

환우들의 소박한 선물에는 감사할 따름이다. 보호자와 함께 직접 농사를 지어, '나, 이만큼 잘 지내고 있어요!' 증명하듯, 그간의 노력을 대변하는 증언의 결정체인 고구마 한 봉지, '제대로 잘 가꿀 줄도 알아요!'라는 속삭임이 전해지듯 싱그럽게 푸르러 튼실한 미나리 한 단, 그 외에도 호박, 참외,

포도, 감자, 옥수수처럼 지역 특색이 곁들여진 선물이 많아 일상의 식생활에도 도움이 된다. 잘 지내다가 선생님 생각이 나서 가져와 봤다며 "꼭 받아주시면 좋겠어요" 수줍게 내미는 알사탕 한 움큼, 먹어보니 맛있더라며 건네는 믹스커피, 손수 접은 행운의 종이 거북 세 마리, 커다란 종이학 한 마리 등 환자들의 명료한 시간과 정성이 깃든 소박한 선물들이 참 정겹다.

외래 진료 중에 받는 선물은 상술한 대로 기능이 회복된 환자들의 질서 잡힌 삶의 증언과 같다. 반면 입원 중인 환자들의 선물은 간혹 그들의 상태를 대변해 주는 언어와 같다. 가령, 변으로 환을 만들어 먹어야 환청을 잡을 수 있다고, 동의보감에 적혀 있는데 "의사가 그것도 모르냐!"며 대변으로 한창 새알심을 빚는 환우나, 분리수거함에서 건져 올린 오렌지 쥬스 통에 정수기 물 가득 담고, 전날 까둔 귤껍질 잘게 잘라 넣어 흔들면서 '생명수'라며 건네는 환우, 그리고 하얀 종이를 지폐 크기로 잘라, 숫자 '0'을 부담스럽게 많이 그려 넣고, 그 옆에 한글로 무려 "일억여 원"이라고 적어 "부자되세요!" 외치며 힘차게 건네는 환우까지 선물은 선물 그 이상의 의미를 내포한 상징물이다.

자신의 소중한 것을 나누는 선물에 감동이 일기도 한다. 만성 변비로 고생하던 환우가 검정 봉지에 유산균 음료 '윌(Will)'을 몇 통 담아온 일이 있다. 지금 그 음료가 가장 절실한 것은 그 자신이었을 텐데 그것을 내게 나누어 준 것이다. 그 광경에 "아버지의 뜻(*will*)이 하늘에서와 같이 땅에서도 이루어지게 하소서(Your *will* be done on earth as it is in heaven)"라는 주기도문의 구절이 생각나, 그의 건강을 함께 기원했다. 이들은 지금 자신의 증상이 어떠하고 어떻게 형성되어 어느 만큼의 깊이에 있는지를 짐작하게 하면서도 그들의 마음이 어떤지, 치료자에 대한 마음이 어떠한지도 가늠하게 해준다.

망상과 환청 같은 정신병 증상이 조절되고 호전되어 일상의 기능을 어느 정도 회복한 환자는 자기가 가진 간식인 알사탕을 나눠 주고, 최근 맛있게 먹고 있는 과자라며 고소한 크래커를 건네기도 한다. 생활 속 '좋은 것'의 공유를 주치의와 하겠다는 것이니 이 또한 얼마나 감사한가. 그들은 자신의 재정 상황을 파악해 매일 어느 정도 간식을 구매할 수 있고, 또 어떤 것을 주로 먹을지 생각하고 스스로 판단하여 결정한다. 퇴원 이후의 삶을 질서 있게 잡아나가기 위해 이곳 정신건강의학과 병동에서부터 연습과 훈련을 해 나가고 있는 것이다. 그래서 그들이 건네는 선물과 그들 사이에 오가는 선물의 언어를 더욱 눈여겨보고 듣게 된다.

현대는 선물을 주기도 받기도 꺼려지는 세상이라고들 한다. 법적으로 문제가 되기도 하여 함부로 주고받기 전에 숙고해야 한다. 선물한다는, 어찌 보면 단순한 행위를 굳이 이렇게 속내를 분석하고 신경 써야 하는가 싶어 다소 씁쓸하고 서글프기도 하지만, 선물 행위에서 문제가 되는 것, 그래서 지양해야 할 것은 선물의 본래 의미가 변질되었을 때일 것이다. 글렌 개버드(Glen O. Gabbard: 1949~현재)라는 정신치료와 정신분석의 대가는 선물을 받되, 다만, 선물에 내포된 의미는 평가되어야 한다고 지적하였다.[149] 치료자의 환심을 사려 한다거나, 치료자와 어떤 야합을 꾀하는 상황이나, 분노와 공격성을 피하려고 무의식적인 뇌물로 선물을 사용하는 경우 등이다. 여기서는 문화적인 차이도 빼놓을 수 없다. 개버드가 예를 든 일화가 있다. 중동에서 미국으로 건너온 환자가 전공의에게 선물로 현금을 건넸다.

전공의가 거절했더니, 환자 본인 나라에서는 "내 선물을 거절하는 사람은 적이다"라는 격언이 있다고 말했단다. 환자 기준에서, 전공의가 적이 아니라면 그 전공의는 그 금일봉을 받아야 하는 상황이니, 선물을 주고받는 행동 하나에 얽히고설킨 생각거리가 참 많다.

문화적 차이로 인해 선물이, 우리가 의도하고 받아들이는 그 선물이 아닌 경우도 생긴다. 이는 선물의 어원에서 잘 드러난다. 선물의 영어 표현으로 프레즌트*present*와 기프트*gift*라는 단어가 있다. 이 중에서 *gift*는, 원래 고대 게르만어에서 '독'과 '선물'의 어원이 같고, '독'의 완곡한 표현으로 쓰던 말이었다. 이후 독일어에서 *Gift*에 '독'이라는 의미는 사라지고, '선물'이란 의미만 남아있지만, 여전히 '독거미'Giftspinne 같은 합성어로 사용될 때 Gift-는 여전히 '독'을 의미한다. 네덜란드어에서는 현재까지도 Gift가 '선물'과 '독약' 둘 다를 의미한다.

그렇다고 '선물은 독입니다'라고 말하려는 건 아니다. 다만, '독'이 되는 선물과 '덕'이 되는 선물은 구별해야 한다는 의미이다. 선물을 주는 사람과 받는 사람 사이에는 일종의 의존과 종속의 관계가 생기기도 한다. 인도 브라만들 사이에서 지켜지는 "선물의 법칙"에 따르면, 대인관계에서 받는 선물은 "처음에는 꿀이지만 끝은 독"이라는 속담이 있다고 한다. 그러니 선물의 의도와 의미가 변질되지 않도록 유의해야 하겠다.

선물에는 전술적이거나 전략적인 기능도 있다. 상대에게 호의를 표현하고, 호감을 남기고자, 경우에 따라서는 재정적인 여유를 과시하기 위한 전략으로 선물을 건네기도 하니 그렇다. 특히 발렌타인데이에 오가는 선물은 남녀가 서로를 애정하는 마음에서 호감을 표현하고, 유혹하는 수단이기도 하다. 그래서 선물 자체는 소통의 수단으로도 작용한다.

선물에 따른 반응도 다양하다. 깜짝 선물은 기대하지 않았던 놀라운 기쁨을 선사하고, 화려하게 잘 포장된 선물은 은근히 기대를 부른다. 기대한 선물을 받는 경우의 즐거움도 크다. 2000년대 초에 경험했던 미국의 결혼 문화에서 배운 내용이다. 예비 신랑, 예비 신부는 신혼집에 필요한 가구나 가전제품, 생활용품을 미리 정해서, 구매처와 모델명, 가격 등 상세 내용을 온라인상에 작성해 둔다. 그러면 지인들이 특정 가게를 방문해서 그 부부의, 일종의 코드만 입력하면 어떤 제품을 원하는지, 어떤 게 구매 완료되었고, 아직 남아있는 후보 선물들은 무엇인지 한눈에 알아볼 수 있어 선물하기에도 편리하다. 받고 싶은 선물, 경제적이고 실용성을 강조한 선물을 주고받는 미국의 결혼 선물 문화를 엿볼 수 있었다.

선물은 나쁜 의도나 독성이라는 어원을 지니긴 했지만, 반드시 그런 것은 아니다. 오히려 마치 유치원 졸업을 앞둔 아이가 졸업 선물로 '분홍 꽃다발이랑 양면 색종이'를 받고 싶어 하고, 또 어떤 아이는 '반짝이 스티커'를 원하듯, 때 묻지 않은 순수함이 귀엽고 사랑스러워서 이도 저도 다 갖게 해주고 싶은 마음이 이는 것, 그것이 선물의 묘미가 아닐까. 결국 선물은 기쁨과 즐거움을 주는 행위이다. 그리고 무엇보다도 좋은 선물은, 영화「쿵푸 팬더」의 대사처럼 '현재'의 삶일 것이다. 영어로 '선물'을 의미하는 *present*는 '현재'를 뜻하는 단어이기도 하다. 팬더의 사부 우그웨이의 말을 인용해 보면, "어제는 역사가 되고, 내일은 알 수 없어. 하지만 오늘은 선물*present*이야. 그래서 오늘은 현재*present*라고 부르지."[150] 우리 모두도 선물 같은 오늘, 현재를 넉넉히 살아가기를 바란다.

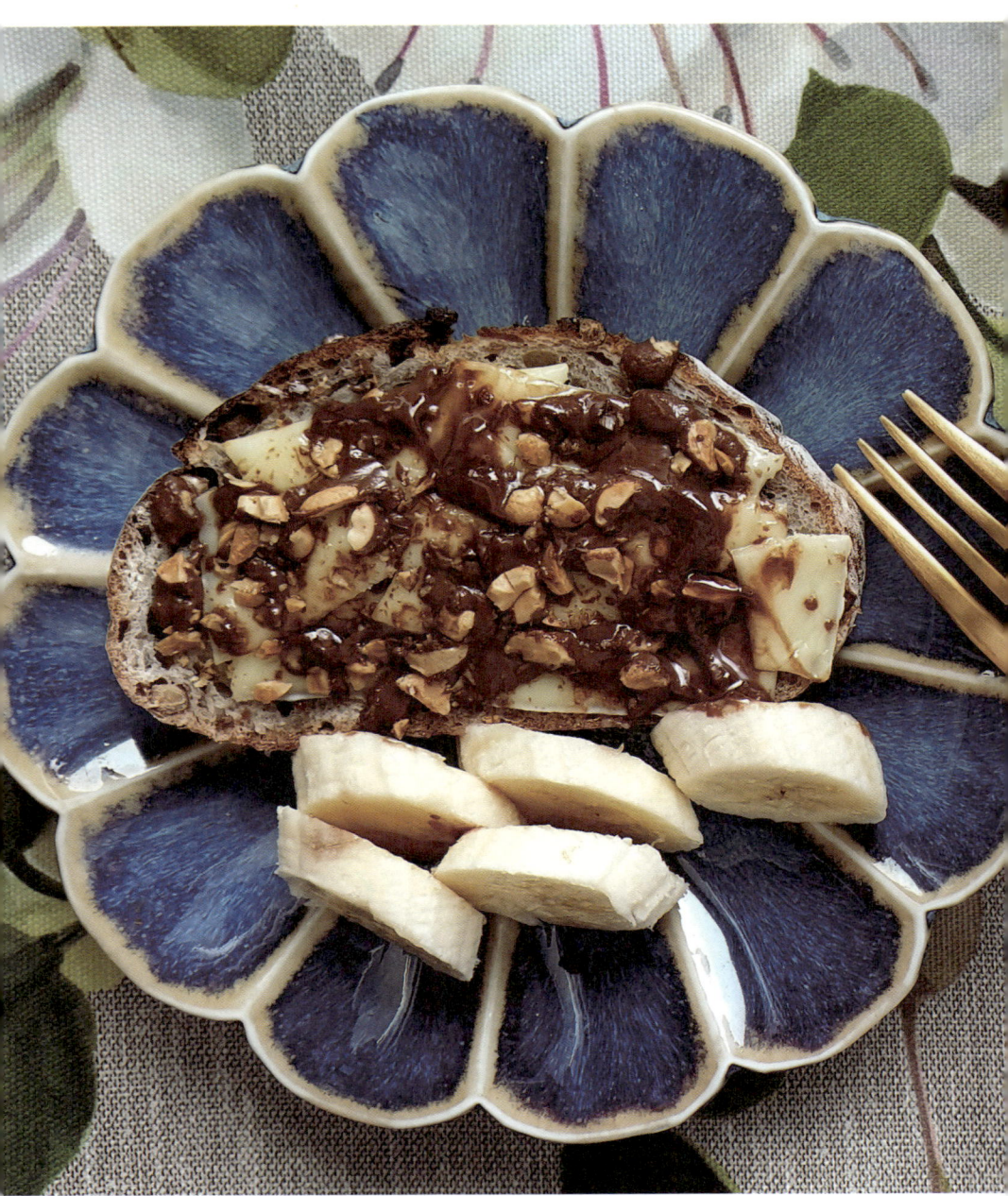

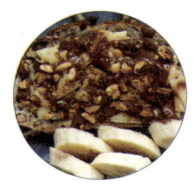

잠을 깨우는 간식, 선물 같은 초콜릿 깜빠뉴 Chocolate Campagne

재료

깜빠뉴, 치즈(뮌스터), 다크 초콜릿,
아몬드, 올리브유, 소금

방법

1. 깜빠뉴나 식빵 조각을 준비한다.
2. 1에 치즈를 얹고, 다진 초콜릿과 구운 아몬드를 듬뿍 올린다.
3. 올리브유와 소금을 적당량 뿌린다.
4. 토스터기에 5분 정도 굽는다.
5. 접시에 담고 음료와 함께 낸다. .

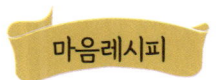

선물 같은 오늘, 지금

1. "어제는 역사가 되고, 내일은 알 수 없어. 하지만 오늘은 선물present이야. 그래서 오늘은 현재present라고 부르지."
2. 오늘 하루, 나에게 기쁨이 되었던 선물 같은 일화는 무엇이었는지 잠시 떠올려 보자.
3. 받고 싶은 선물, 주고 싶은 선물과 대상을 떠올리며 미소 지어보자.

2. 머랭쿠키
커플 버블 만들기, 관계를 끝장내는 (묵시록의) 4기수 멀리하기

달걀의 흰자와 노른자를 분리하면, 그릇에 담긴 흰자의 양이 극히 빈약해 보인다. 그러나 그만큼으로도 배아 발생에 필요한 수분을 유지하고 공급해서, 결국 병아리로 성장하게 하는 주요한 성분이 된다. 우리가 <해산물 요리> 제2장 "생선전, 관계의 접착제"에서 다루었던 재료들 가운데 달걀흰자에 다시금 주목해 보자. 달걀흰자를 휘핑하면 거품이 발생한다. 이 거품으로 머랭 쿠키를 만들면, 달걀 하나만으로도 온 식구가 먹고도 남을 만큼의 양이 나온다. 놀라운 부풂이다. 달걀 단백질은 거품을 안정시키는 것으로 알려져 있다. 일반적으로 '거품'은 부정적인 뉘앙스로 사용되는 경우가 많지만, '커플 버블'couple bubble은 다르다. 대인관계에 작용하는 긍정의 활용법을 소개한다.

달걀 휘핑을 흔히 '머랭 친다'고 표현하는데, 이렇게 만들어진 머랭의 탄탄함이 '커플 버블'의 역할과 유사하다. 사실 '커플 버블'이라는 표현은 미국의 부부치료 전문가 존 고트만이 고안한 것이다. 연인이 서로를 더 잘 알면 알수록 상대방의 필요에 더 잘 대응할 수 있고, 그런 관계에서 서로 더 보호해 주고, 더 치료적으로 작용하는 '커플 버블'이 강화된다. 거품을 자세히 들여다보면 육안으로는 속이 비어 있는데, 사실 공기로 가득 차 방울방울 이어져 있다. 외부의 흔들림에 덩달아 흔들거리기는 하지만 터지지는 않고,

푹신한 방어막처럼 서로를 지탱한다. 건강한 대인관계에서는 '공감적 공명'을 이루게 된다. 이 거품(버블)이 그 공명 상태를 표현해 준다. 부부가 버블 상태로 방울방울 어우러져 있으면, 각 커플이 각자 둥글게 모양이 잘 잡히면서도, 적당한 경계를 갖고, 선을 유지하고 지키며 붙어 있고, 그렇게 엮여 탄탄한 관계를 유지한다.

달리 표현하자면, 앞서 <샐러드> 1장 "야채 샐러드" 부분에서도 다루었던 '분리-개별화' 개념이 여기서도 적용된다. 스스로나 대인관계에서 독립적으로 바로 선 상태에서 상대방과의 관계를 원활하게 유지해 나갈 수 있다. 달걀흰자를 잘 가공해서 방울과 방울을 밀집시켜 벽을 만들면, 콘크리트보다도 더 강력한 물질을 만들 수 있다고 한다. 방울 벽이 약하면 두 방울이 붙지 못하고 터져버리듯, 사람들 관계에서도 각자의 방울이 탄탄하게 경계 지어진 상태, 그러니까 건강한 자아가 형성되고, 정체성이 확립되어 독립적인 인간으로서 책임 의식을 갖고 바로 설 때, 서로를 반영하고 또 지탱해 주기도 한다. 『나에게 고맙다』[151]라는 수필집에 따르면 "사람들과의 관계에서 불협화음은 너무 사랑하려 다가가거나 가까이 지내려 노력할 때 생겼다." 오히려 가까운 사이에서 오해가 생기고, 기대가 실망으로 변질된다. 이 책에서는 사람들과의 관계를 나무의 모습에 비유하는데, "나무가 어느 정도의 거리를 두고 커나가는 것도 스스로를 사랑할 시간과 마음을 다잡을 수 있게 생각할 시간을 주는 것과 같을 것"이라고 보았다. 사사건건 간섭하고, 안되면 화내고 실망하는 태도 말고, 서로의 자율과 자유를 존중해 주면서 안전한 거리를 확보하고 친밀감을 발휘하는 태도가 안전하고 안정된 관계로 가는 길인 것이다.

관계는 순간순간이라는 각 방울이 모여 연결되고 지속된다. 사람마다 성격도 취향도 너무 다르다 보니, 어떤 관계를 오래 유지하기도 쉽지는 않다. 보통, 다툼이나 논쟁은 말하는 방식에 문제가 있거나, 아니면 상대의 말을 경청하지 못할 때 생긴다. 고트만은 성경에 나오는 "묵시록의 4기사"를 패러디해서, "관계를 망치는 4명의 기사"가 있다고 이야기하였다. 성경에서 장차 세상을 멸망시킬 네 가지로 죽음, 기근, 전쟁, 그리고 정복의 기사를 제시하는데, 고트만은 관계를 망치는 네 가지로, "비난, 경멸, 담쌓기, 그리고 방어적인 태도"를 이야기한다.

상대를 수시로 평가하고 부정적으로 비판하는 태도에 익숙해지면, 비난하는 사람은 비난 전문가가 될 테고, 그 말을 매일 듣는 자녀나 배우자는, 눈치를 보고 자존감에도 상처를 입는다. 난초 같은 화초도 긍정적인 말, 사랑의 언어를 쓰면 싱싱하게 잘 자란다고 하는데, 사람이야 오죽하겠는가. 경멸도 마찬가지다. 깔보고 업신여기는 이 경멸을 바디랭귀지 전문가들은 '다양한 감정 중에서 가장 주의 깊게 살펴봐야 할 감정'이고 관계를 해치는 '최악의 신호'라고 하였다. 방어적인 태도로 담을 쌓는, 즉 외면하는 방식도 마찬가지이다. 대화를 거부하고, 대답도 안 하고, 그냥 벽을 쳐놓듯이 무시하거나 냉담하게 반응하는 경우는 스트레스가 엄청나서 심박수가 증가하고 스트레스 호르몬도 급증하면서 당장이라도 싸울 태세로 몸과 마음을 무장시킨다.

우리가 쌓을 것은 그런 담이 아니다. 달걀 거품이 벽을 이루어 더욱 견고한 구조물로 재탄생하고, 요리에서 순간접착제로 기능하듯이, 우리도 서로가 기댈 수 있는 튼튼한 벽이 되어 주는 '커플 버블'을 쌓아가야겠다. 그러자면 배우자나 자녀의 말과 행동이 비록 내 마음에 흡족지는 않더라도, 혹은 심지어 남들이 비난해도, 방어적인 태도로 책임을 떠넘기는 미숙한 자세가 아니라, 듣고, 이해하려 노력하고, 건설적인 방향으로 해결책을 함께 모색하는 변화를 시도해야 할 것이다.

'부부는 서로에게 가장 좋은 정신치료자'가 되는 관계라고 한다. 부부도, 가족도 그런 존재이다. 서로가 탄탄한 커플 버블 벽을 형성하도록 도와주는 관계이다. 부부치료 전문가들은 부부가 서로 어떤 식으로 '작동'하는지 생각해 보라고 권한다. 성격과 취향이 어떻고, 어떤 때 화가 잦고, 사고방식과 행동양식, 세계관이 어떠한지를 평소에 파악해 두는 것이다. 그러면 마치 상대방에 대한 일종의 '사용자 매뉴얼'을 가진 셈이다. 서로에 관해 더 많이 알면 알수록 상대의 필요에 더 잘 대응할 수 있고, 또 그렇게 할수록 서로 보호하고 치유하는 '커플 버블'이 강화된다. 이런 윤택한 관계를 이어 나가면서, '관계의 접착제'로 행복을 익혀가자.

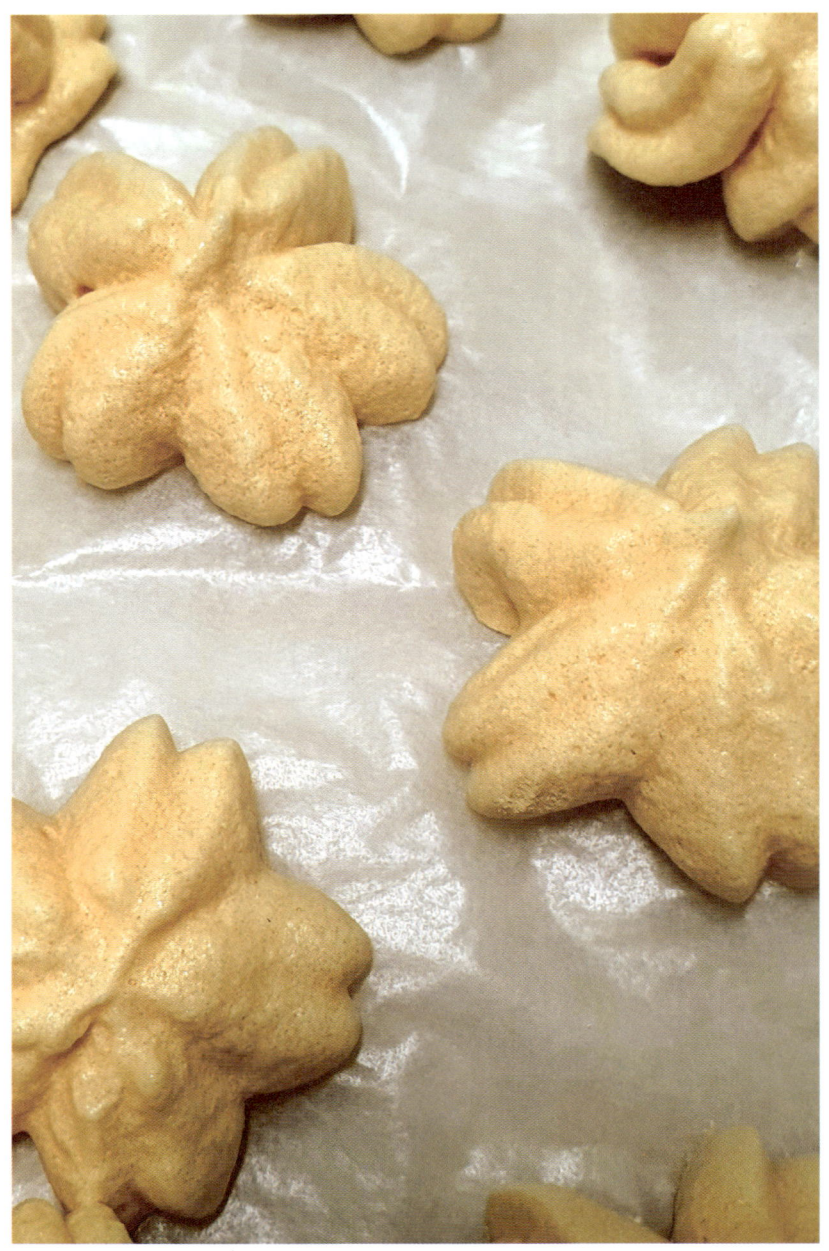

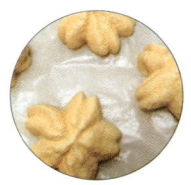

머랭 쿠키

재료

달걀 1개 흰자, 흰자와 동량의 설탕,
레몬즙 약간

방법

1. 달걀 1개의 흰자를 분리해 휘핑한다.
2. 설탕은 서너 번으로 나누어 넣고 녹으면 또 넣고 하며 머랭 친다.
3. 레몬즙을 몇 방울 넣어가며 계속 휘핑한다.
4. 머랭을 살짝 떴을 때 고깔 모양 뿔이 생기면 짤주머니에 옮겨 담는다.
5. 머랭을 예쁜 모양으로 팬에 짜서 100°C로 예열된 오븐에서 45분에서 1시간 정도 굽는다.

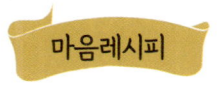

'커플 버블' 만들기

1. 부부는 서로에게 가장 좋은 정신치료자가 될 수 있는 관계임을 명심하자.
2. 스스로 독립적인 존재로 서고, 주위를 탄탄히 받칠 수 있는 역량을 기르자. 그러기 위해서 방어적인 태도로 책임을 떠넘기기보다는 더 듣고 수용하고 이해하도록 노력하자.
3. 부부의 성격과 취향을 파악하여 '사용자 매뉴얼'을 작성해 보자. 서로 기뻐하는 일, 화내는 상황, 사고방식과 행동양식, 세계관에 관해 이야기 나누며 '커플 버블'을 강화하자.

3. 레몬 마들렌
프레임 법칙, 틀과 선입견 점검

　빵이나 과자를 구울 때는 어떤 틀을 사용하는가에 모양이 좌우된다. 레몬 모양 틀에 레몬 쿠키를 노랗게 구워내고, 조개 형태의 틀에 마들렌을 굽고, 동물이나 각종 애니메이션 캐릭터 모양의 틀에 쿠키를 만들어 아이들의 주의를 끈다. 일전에 뉴스 매체에서는 겨울철 인기 있던 길거리 음식, 붕어빵 구하기가 하늘의 별 따기라고 보도한 바 있다. 그래서 어렵사리 틀을 구해 가정에서 붕어빵 유사 먹거리를 만들기도 하고, 일정한 틀 없이 빵을 굽기도 한다. 기존의 틀이 없어지고 새로운 틀이 생기는 수많은 변화 가운데 변하지 않는 것은 바로 이 '틀의 존재'일 것이다.

　여기서는 특히 심리적, 정신의학적인 붕어빵과 틀에 관해 생각해 보려고 한다. 틀이란 곧 프레임frame인데, 심리학과 언어학 등 다양한 분야에서 사용되는 용어이다. 특히 "인지적 틀"이라고 하는 도식, 즉 스키마schema라는 개념이 있다. 이는 생각이나 행동의 조직된 패턴으로, 자신을 둘러싼 세계에 대한 관점의 틀과 새로운 정보를 지각하고 조직화하는 일종의 시스템이다. 심리학자 장 피아제(Jean Piaget: 1896~1980)는 1926년 처음으로 스키마라는 용어를 사용하면서, 이것을 "경험을 부어 넣는 마음의 주물"이라고 표현했다. 붕어빵이나 마들렌 틀과 같은 주물로 각종 반죽을 넣어 익히듯 인간의 경험을 부어 넣는 마음의 주물, 틀이라는 이야기이다. 그래서 같은 상황이라 하더라도 어떠한 틀로 그 상황을 이해하고 해석하느냐에 따라 사람들의 사고와 행동이 달라지는 것을 두고 "프레임의 법칙"이라고 부른다.

일상적으로 우리는 생각과 행동을 어떤 일정한 틀에 끼워 맞추려는 경향이 있다. 시사 프로그램에서도 "프레임 씌우지 마세요!"라는 말을 종종 듣곤 한다. 프레임이 곧 틀인데, 자신에게 적용하는 잣대나 기준, 혹은 사고의 틀이 있고, 다른 사람의 생각과 행동 등을 판단하기 위해 사용하는 틀도 있다. 흔히 거론되는 어느 교사의 예시를 소개하면, 매일 지각을 일삼는 학생이 있었다. 그날도 학생은 어김없이 지각했고, 교사는 그에게 어찌 그렇게 매번 지각하느냐며 꾸짖었다. 그런데 알고 보니 그 학생은 매일 아침, 몸이 불편한 아버지를 휠체어에 태워 요양시설에 모셔다드리느라 늦은 것이었다. '게으른 지각생'은 아니었던 게다. 그런 '맥락'을 알게 됨으로써 교사는 학생을 이해하게 되었고, 그를 바라보는 시선과 판단이 달라졌다.

그러고 보면 인간은 출생 이후부터 수많은 틀에 처하게 된다. 가정에서 부모가, 혹은 사회와 문화가 정한 틀이 있고, 이에 따라 우리 과거의 판단뿐만 아니라 현재와 미래의 행동까지 영향 받기도 한다. 도식이 "경험을 부어 넣는 마음의 주물"이라면, 내 심리적 틀을 인지하여 어떤 식으로 작동하는지 잘 알아두면 자신과 타인 이해에 도움이 될 것이다. 여러 틀 가운데 '이래야 한다, 저래야 한다'라는 다소 경직되고 강박적인 틀에 끼면 피곤하다. 자녀는 정체성 확립이나 성장·발달의 과업을 달성하지 못하고 부모가 정한 프레임과 틀에 갇혀 버리는 격이다. 가령, 자녀의 성적 향상에만 고도로 집중하는 부모가 있다고 하자. 그들 중 대다수는 세상을 힘겹게 살아남아야 할 투쟁의 장으로 여기고, 주위의 친구들을 경쟁자로 여기다 보니, 부모 자신도 '친구'의 친밀함보다는 그들을 경쟁자로 인식하는 경험을 했을 공산이 크다. 그래서 아이들이 친구를 사귀는 것 자체를 불안해하고 꺼린다. 그 시간에 "차라리 공부해!" 다그치거나, "그 애는 이겨야" 할 적으로 여기기도 한다. 아이들은 학창 시절에 친구를 사귀고 여러 활동에 참여하면서 대인관계와 소속감을 배우고, 탐색하는 능력을 익히면서 사회성이 발달한다. 그렇지만 세상이 적군으로 가득 찬 전쟁 같은 곳이라고 여기면 얼마나 힘겹고 두렵겠는가.

자녀를 염려하고, 자녀의 앞길이 환하게 빛나길 바라는 부모의 마음은 인지상정이겠지만, 그 방식과 표현에 따른 차이는 크다. 부모님의 잣대, 곧 프레임이 자녀에게 어떤 영향을 미치는지를 극명하게 드러내는 이야기가 있다. SNS에서 유명해진 두 컷 만화인데, 제목은 다소 불편할 수 있다. "한국 부모와 외국 부모의 차이." 각색하자면, 폐휴지를 처리하는 노인이 힘겹게 리어카를 끄는 장면을 본 두 어머니의 반응이 다르다. 한 어머니는 곁에 있던 아이에게 말했다. "너, 저렇게 되기 싫으면 열심히 공부해!" 또 한 어머니는 이렇게 말했다. "저렇게 힘든 일도 다 해주시네. 저런 사람도 다 같이 잘 사는 세상을 만들려면 너 열심히 공부해야겠지?" 전자의 아이 마음에는 어떤 싹이 트게 될까. 물론 삶의 경험들로 바뀔 수는 있겠지만, 일단 세상을 이분(二分)하고, 직업의 귀천과 경제적 부와 가난에 대한 극명한 대립으로 사람을 평가하는 색안경을 쓰지는 않을까 걱정이다. 후자는 어떨까. 아이는 세상을 어우러져 살아갈 공간, 서로 아끼고 돌보며 존중하고, 열심을 내어 살아갈 무대로 여기게 될 것이다.

부모의 프레임이 아이의 성장과 발달에 부정적인 색안경으로 작용하지 않도록 주의해야 하겠다. 성장 과정에서 어떤 결핍이 있는 경우에는 오히려 반대 작용으로 자기애가 극도로 높아지는 심리 과정을 겪기 때문에 항시 마음을 살펴야 할 것이다. 심리학자들은 이러한 자기애를 극복하기 위해서는 "충분히 수용 받는 경험"이 필요하다고 하였다. 여기서 수용이라는 것은, 영어로는 "containing," 즉 "담겨진다"라는 의미인데, 내가 부족하고 불완전하지만, 그런 내 모습까지도 충분히 온전히 껴안아 수용해 주는 누군가와의 관계를 경험하는 것이 그 결핍을 메우는 계기가 된다. 타인과의 경험에서만이 아니라 자신이 스스로 충분히 인정하고 사랑하는 것도 마찬가지로 중요하다. 다른 사람의 평가에 따라 혹은 거기 맞춰 살지 않고, 자신의 기준을 갖고 '내 가치는 남의 평가에 있지 않다'라는 깨달음을 스스로 자주 상기시킬 필요가 있다. 우리가 어떤 프레임으로 사물과 사람, 그리고 대상을 바라보는가에 따라서 마음가짐 자체가 달라지기 때문이다.

나의 사고의 틀은 무엇인지, 긍정적이고 건강한 양식인지를 생각하며 마들렌을 만들어 본다. 마들렌은 프랑스어로 *madeleine* 혹은 *petite madeleine*으로 프랑스 북동부 로렌 지역의 뫼즈주 코메르시에서 유래한 전통 과자이다. 전통적인 마들렌은 길쭉한 조개 모양인데, 조가비 모양의 틀을 사용하기도 한다. 조개 모양의 부드러운 카스테라에 버터와 레몬 향이 풍성하게 스며있는 공감각적인 연합은 마치 작업기억[152]을 평가하는데 사용되는 스트루프 테스트 Stroop test를 연상시킨다. 스트루프 효과 혹은 스트루프 검사는 미국 심리학자 존 리들리 스트루프(J. R. Stroop: 1897~1973)가 1935년 고안한 검사로서, 주의에 따라서 어떤 과제에 대한 반응시간의 변화를 측정한다. 가령, '빨강', '초록', '파랑'이라는 단어가 그 색상으로 표기될 때보다 의미와 실제 색상이 불일치하는 경우, 가령 '빨강'이라는 단어가 파란색으로 표기되면 글자의 색상을 말하는데도 시간이 오래 걸리고 잘못 읽는 빈도도 더 잦다는 것이다. 스트루프 검사는 자극의 시각적인 특성[색상]과 의미적인 특성[의미], 그리고 대상의 인지적 특성[인지]을 상정해서, 의도적으로, 반응이 지연되는 두 지점이 충돌하도록 만든다. 이는 1929년 독일에서 처음 고안되었지만, 이후 영어로 최초 보고한 스트루프의 이름을 따서 스트루프 검사라고 칭했다. 그래서 틀 모양은 조개인데 레몬빵, 레몬 쿠키를 구워내는 마들렌은 스트루프 테스트에 버금가는 뇌의 활성을 일으키지 않나 장난스럽게 생각해 본다. 다만, 우리는 이미 조개 모양 마들렌에 익숙하여 '레몬'이 첨가된 '조개' 형태 '마들렌'이라는 이질적 단어들에서 오후의 한가로운 휴식과 즐거운 식사 후 디저트를 연결 지을 줄 안다. 기존의 사고 틀에서 벗어난 새로운 생각이며, 다시 익숙해지는 과정이기도 하다.

스스로 경험을 판단하고 숙고하고 인지할 때, 또 타인의 행동을 평가하고 판단할 때, 내 생각과 감정을 둘러싼 인간관과 세계관은 과연 어떤 틀로 요리되고 있는지 숙고하는 것은 마음 짓기에 도움이 된다. 나에게 씌운 프레임이 올가미는 아닌지, 또 배우자와 자녀, 혹은 동료에게 적용하는 프레임과 도식이 지나친 기대와 이기심으로 숨 막히는 틀은 아닌지 돌아보아야겠다. 나 자신에게도, 또 타인에게도 가급적 산소 같은 존재, 비타민 같은 존재가 되면 좋지 않겠는가. 숨 쉴 수 없는 진공백이 되지 않도록 매 순간 점검이 필요하다. 오늘 나는 어떤 프레임으로 나 자신을 보고, 또 세상을 바라보는가, 생각해 보는 하루가 되면 좋겠다. 발랄한 노랑의 레몬 마들렌과 따뜻한 차 한 잔이 신선한 자극이 되어 마음을 환기해 줄 것이다.

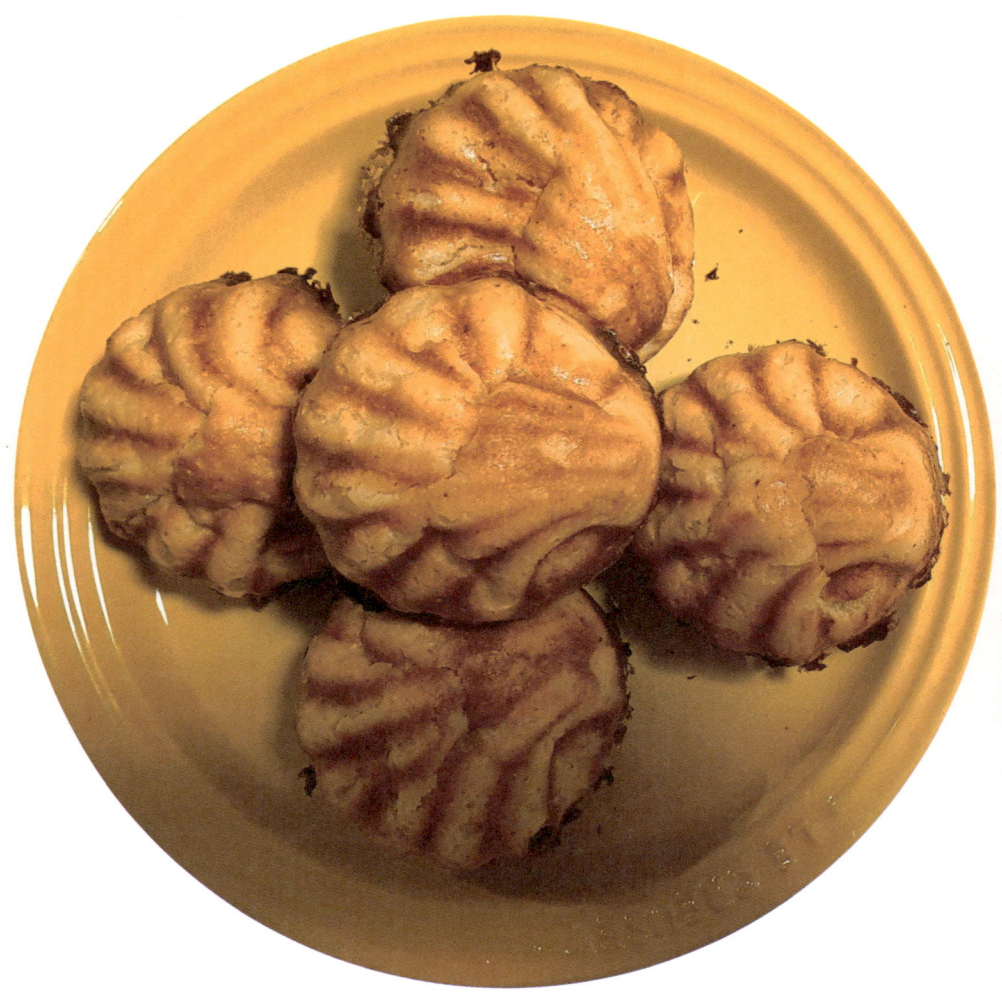

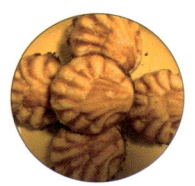

레몬 마들렌

재료

달걀 2개, 설탕 1/3컵, 소금 소량,
바닐라 익스트랙 1/2 작은술, 밀가루 1/2 컵,
레몬제스트, 녹인 버터 4큰술

방법

1. 오븐은 190°C로 예열하고, 마들렌 틀에는 솔을 사용하여 버터를 발라둔다.
2. 큰 그릇에 달걀, 설탕과 소금을 섞어 5분간 휘핑하고 바닐라 익스트랙을 넣는다.
3. 2에 밀가루를 넣어 잘 섞고, 레몬제스트와 녹인 버터를 넣어 섞는다.
4. 반죽을 마들렌 틀에 담고 예열된 오븐에 10분가량 앞뒤로 굽는다.
5. 잘 익은 마들렌을 시원한 틀에 꺼내어 식힌다.

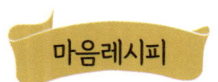

마음레시피

건강한 프레임으로 마음 짓기

1. 같은 상황이라 하더라도 어떤 틀로 해석하느냐에 따라 우리의 마음과 행동이 달라진다.
2. 내 생각과 감정을 둘러싼 판단과 해석, 그리고 평가는 과연 어떤 틀로 요리되고 있는지 숙고하는 것은 마음 짓기에 도움이 된다.
3. 나의 프레임이 스스로 올가미는 아닌지, 타인에게 지나친 기대와 이기심으로 숨 막히게 하는 틀이나 진공백은 아닌지 돌아보고, 산소 같은 존재, 비타민 같은 존재로 살아가자.

4. 아몬드 프랄린 아이스크림
편도체와 아몬드, 프로이트가 알지 못했던 것, 기억과 뇌활용

우리 뇌에는 '아몬드'가 있다. 대뇌에는 변연계라는 부위가 있는데, 여기에 바로 아몬드 모양의 '편도체'가 있다. 편도체는 인간의 감정을 조절하고, 공포를 학습하고, 기억을 담당하는 부분이다. 그 역할이 부실하거나 과도하여 조절력에 문제가 생기면 이것이 감정과 기억, 혹은 행동 문제로 확장될 수 있다. 가령, 우울증이나 불안증에서는 이 편도체가 비정상적으로 활성화되어 있다. 공포에 과도하게 활성화되다 보니 불안과 두려움을 크게 느끼기도 하고, 감정 조절에 어려움을 겪는다. '아몬드' 편도체의 중요한 역할 중 하나는, 어떤 고통스러운 사건을 겪을 때 그 고통의 경험, 그 경험의 기억을 기록하는 일이다. 달리 표현하면, 공포 그 자체보다는 공포의 기억과 감정을 기록해서, 정서 생활에 중대한 영향을 끼친다. 곧 '감정 기억'이라는 것으로, 이것은 우리가 무엇을 떠올리고자 하면 떠오르는 그런 류의 기억이 아니라, 상황이 그 기억을 소환할 때, 즉 불안과 공포, 그리고 위기의 상황과 고통의 시기와 유사한 상황과 환경에서 유발되는 기억이자 그때의 감정이다.

그러고 싶지 않지만, 부정적인 기억과 생각이 자동으로 떠올라 과거 고통을 재현해서 더 두렵고 불편해지는 악순환을 겪는다. 그런 상황과 자신의 마음을 부정하고 떨쳐버리고 싶지만 그 또한 쉽지 않아 본인의 마음에

'아군'이 되지 못하고 오히려 '적'이 되는 상황이다. 『프로이트도 몰랐던 것들』(*What Freud Didn't Know*)[153]에서 티모시 B. 스톡스(Timothy B. Stokes)는 30년간 했던 정신분석 경험을 바탕으로, 정신분석만으로는 해결할 수 없었던 다양한 정신의학적인 문제를 정신분석과 뇌과학, 그리고 심리학을 아우른 정서적 웰빙으로 추구하였다. 저자는 정신분석을 받으러 오는 사람들이 마음에 떠오르는 여러 생각의 가닥을 잡고 헝클어진 부분을 풀 수 있도록, 그래서 그 마음을 끌어안도록 도와준다. 사실 "인간의 마음은 무엇보다도 자신의 동맹"[154]이다. 스스로 마음에 따뜻한 연민과 자신감으로 능숙하게 다가갈 때, 그 마음이 무한한 자유를 제공하는 아주 넓은 공간이라는 사실을 깨닫게 된다. 그러나 마음의 적이 되는 상황에서는 부정적인 감정만 되풀이할 뿐이다.

스톡스는 프로이트가 실수를 한 부분이 있다고 지적한다. 즉, 프로이트는 자아와 무의식을 인간 정신에 잠재된 어둡고 위험한 부분으로 묘사해서, 우리가 자기 마음을 인정하지 않고, 믿지 못하도록 할 우려가 있었다는 것이다. 더군다나 최근에는, 마음의 문제를 병리학적이고 생물학적인 비정상의 결과로 치부하다 보니, 또, 역으로, 정신 작용의 근간이 되는 일에 관여하는 것을 불신하게 만든다. 이 모두가 인간 이해를 위한 다양한 접근 방식일 텐데, 어느 경우이든 우리는 마음의 건강한 부분과 한 편인 동맹이 되어야 함에는 틀림 없다.

편도체에 새겨진 감정 기억은, 따라서 현재의 삶에도 상당한 영향을 끼친다. 편도체가 활성화되어 그 기록의 영향을 받으면, 현실에서의 현재 경험이 왜곡된 것으로 경험된다. 편도체 기억이 처음 새겨졌던 그 당시 그 현실의 감정으로 받아들이기 때문이다. 30년간 정신분석을 했던 저자도 그래서 프로이트의 이론에 최근의 인지행동치료, 신경생물학 같은 뇌과학적인 지식, 그리고 알아차림mindfulness 명상 등을 접목하여 새로운 치료법을 연구했다. 프로이트의 관점에서도, 현대 과학과 의학의 관점에서도, 인간은 감정적으로 활성화된 상태에 대한 인식이 여전히 부족하다고 여겨, 알아차림 같은 명상 활동을 중시하고 있다.

전술하였듯 우울증은 편도체가 비정상적으로 활성화된 상태라서, 우울증 치료에서는 생각하고 판단하는 역할을 하는 전두엽과 대뇌피질의 기능을 좀 더 강화하고자 한다. 전두엽의 저하된 기능을 좀 더 끌어올려 효과적으로 작동시키고 편도체의 비정상 활성은 억제하도록 약물을 사용하고, 인지행동치료를 하게 된다. 그래서 그때 그 감정이 또 올라오는 상황이 되면, 뇌를 활용해서 그 부정적 감정에서 벗어날 힘을 얻는 연습을 한다. 뇌를 활용한다는 것은 생각하고 분석하는 힘을 기르는 것이다. 복잡한 감정의 소용돌이에 휘말리거나 부정의 감정과 그 공포에 압도되지 않도록 차라리 그 감정에 이름을 붙여보거나, 한 걸음 떨어져 그 마음을 들여다보는 작업이 불안과 공포에서 벗어나는 해법으로 작용하기도 한다.

아몬드로 요리를 한다고 가정해 보자. 아몬드를 볶던 중 갑자기 아몬드에 불이 붙었다고 치자. 너무 놀라고 당황해서 '어쩌지? 어쩌지?' 하다 보면 가슴이 두근거리기 시작한다. 그러다 일순간 '이 불을 꺼야 한다'는 생각도 떠올라 가스불을 끄고 물을 끼얹을 것이다. 자, 그럼, 이번에는 입체적인 뇌를 상상 속에 그려보자. 아몬드를 똑 닮은 편도체가 뇌의 안쪽 중심부에 있다. 거기가 과도하게 활성되어 마치 아몬드에 불을 붙이듯 뜨겁게 달아오른다. 마음은 불안하고, 과거 경험 속 그 공포감이 밀려온다. 몸도 덩달아 반응해 가슴이 뛰고 숨이 차고 땀이 난다. 당장 찬물이라도 끼얹어 불을 꺼야 한다. 뇌에서 차가운 물의 역할을 하는 것이 바로 신피질 부분이다. 굳이 뇌의 구조를 모르더라도 이미 많이들 활용하고 있는 활동일 테다. 즉, 공포의 늪에서 잠시 깨어나, '생각'을 가동하는 것이다. 어떤 감정이나 공포반응이 툭 튀어나오면, 그 순간에 '알아차림' 하는 훈련으로, '어? 이 마음이 뭐지? 왜 이런 기분이 드는 거지?' 의문을 가져본다. 그 순간에 그럴 정신이 어디 있나 싶지만, 해보면 도움이 된다. 이 감정 반응에 이름도 붙여 보고 분석하고 평가하는 작업이 공포의 기억과 마음의 반응을 객관화하도록 도와준다. 그럼 빨갛게 달궈졌던 아몬드에 '분석'과 '판단'이라는 '사고력'의 찬물이 끼얹어지면서 아몬드가 식고, 본연의 색상과 기능을 회복한다. 단번에 되지는 않더라도 꾸준하고 지속적으로 노력하고 훈련하면 불안과 공포를 통제하는데 도움이 된다.

    인간의 마음에 대한 탐구는 오랜 세월 있어 왔다. 그런 역사를 거치면서, 그래서 우리는 인간의 마음과 감정, 정서 상태를 더 잘 알게 되었는지 자문해 보게 된다. 인간이라니 너무 거창하고, 사실 나 자신의 마음 상태조차 제대로 알아차리지 못하는 것이 바쁜 현대인의 실상이 아닌가 싶다. 이제 아몬드를 먹을 때마다 뇌 안의 '아몬드', 편도체를 떠올려 보았으면 한다. 감정을 조절하고, 공포를 학습하게 하고, 그 감정을 기억하느라 편도체가 지나치게 달궈졌다면, 그 '아몬드'를 식히기 위해서 내 감정을 살피고, 알아차리고, 이름 붙여 보고, 생각하는 힘을 활용하기를 추천한다. 이런 작업이 결코 쉽지는 않더라도 할 만은 하다는 것, 그리고 그런 연습을 통해서 내 마음의 '적'이 아니라, 스스로도 마음 편안해지고 어떤 감정도 다 소화해 내는, 내 마음의 진정한 '친구'가 될 수 있을 것이다.

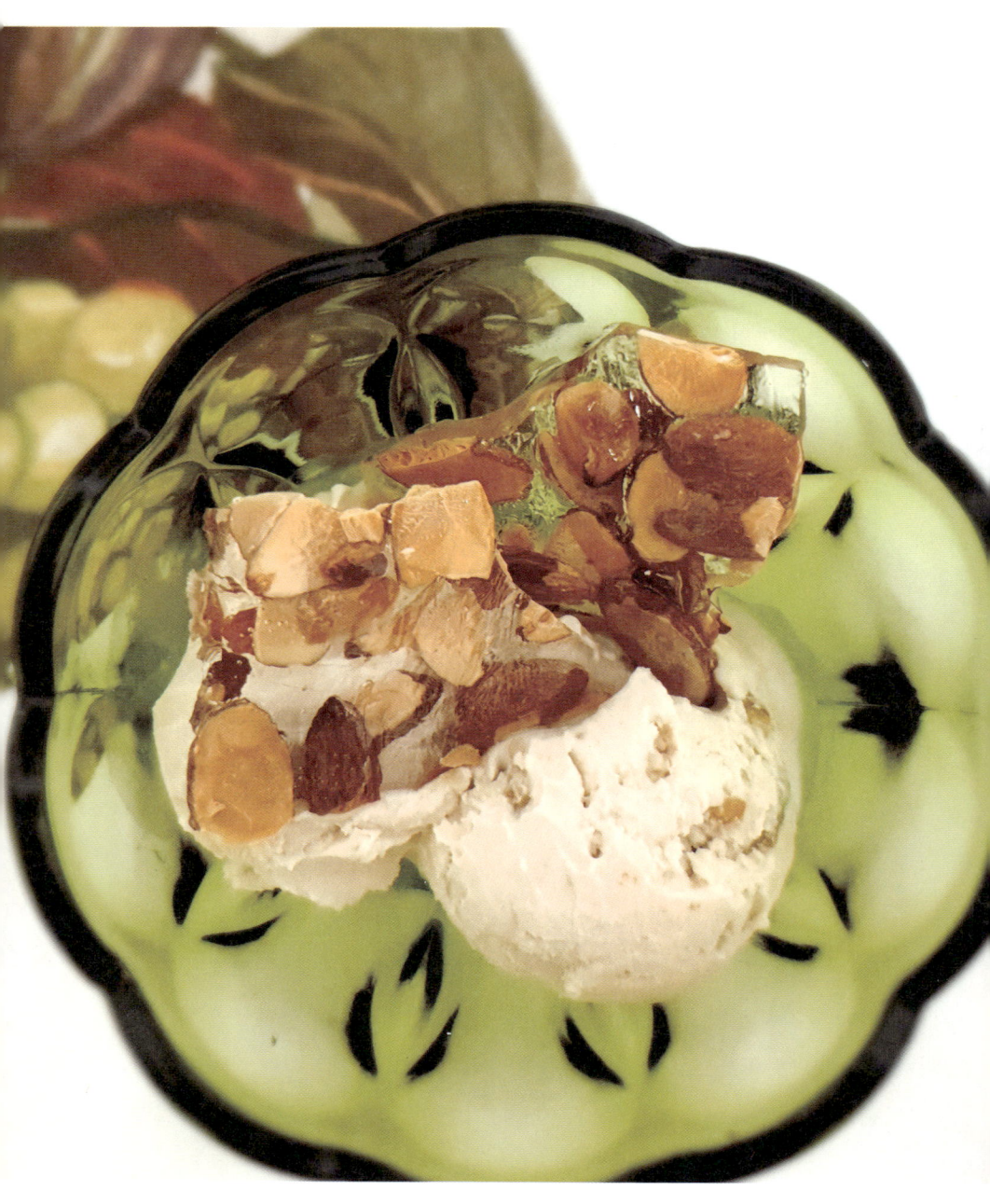

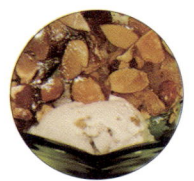

아몬드 프랄린 아이스크림

재료

얇게 썬 아몬드 1.5컵, 설탕 2컵, 버터 1큰술,
물 1/2컵, 레몬즙, 아이스크림

방법

1. 오븐을 180°C로 예열하고, 얇게 썬 아몬드를 오븐 팬에 넓게 펼쳐 10분 정도 굽는다.
2. 오븐 팬에 유산지를 펼쳐 버터를 발라두고, 소스 팬에 설탕과 물을 넣어 중불에 끓인다.
3. 보글보글 끓기 시작하면 캬라멜 색상이 될 때까지 10분 정도 휘젓지 않고 둔다.
4. 색상이 적당히 갈색을 띠면 바로 불을 끄고 버터와 아몬드를 넣어 잘 섞은 뒤 즉시 2에 붓고 펼쳐 식힌다.
5. 아몬드 프랄린이 식으면 원하는 크기로 부수어 아이스크림 한 스쿱과 함께 담아낸다.

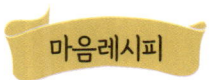

마음레시피

불안 타파를 위한 뇌활용

1. 우리 머릿속 '아몬드' 편도체는 고통스러운 일을 겪을 때의 경험, 그 경험의 기억과 감정을 기록한다. 그래서 어떤 상황에 대한 우리의 해석이 중요하다.
2. 우리 각 사람은 자신의 가장 절친한 친구가 될 수 있다.
3. '아몬드' 편도체를 식히기 위해 감정을 살피고, 마음을 알아차리고, 이름 붙여 생각하는 힘을 기르자. 자신의 감정을 다스리게 될 것이다.

5. 송편
추석과 감사, 긍정심리학, 소망 빌기, 상향나선과 행복공부

매년 민족의 대명절인 추석이면, "더도 말고, 덜도 말고, 한가위만 같아라!"는 말을 주문처럼 읊게 된다. 한가위는 오곡백과가 무르익는 풍성한 음력 8월, 보름달도 충만하게 밝은 날, 풍년을 기원하고 또 한 해를 잘 지내도록 기원하는 절기이다. 한국의 '추수감사절'인 추석이 지나고, 캐나다는 10월의 둘째 월요일에, 미국은 11월의 넷째 목요일에 추수감사절로 지낸다. 절기는 그러하나, 사실 이 무렵 지구상의 현실은 치솟는 물가에, 태풍과 허리케인, 지진 소식, 이외에도 다양한 자연재해와 국내외적인 사건 사고들에 낙담하고 우울할 이유가 많기는 하다. 그럼에도 불구하고 꺼져가던 행복과 감사의 불꽃을 되살리기 위해서는 '행복 공부'가 필요하다.

행복을 공부할 수 있다는 것은 특히 긍정심리학positive psychology 분야에서 강조되는 내용이다. 심리적인 문제를 다룰 때는 대개 걱정과 우울, 불안, 화 등이 '없는' 상태를 추구하는 경향이 있다. 그러나 긍정심리학은 말 그대로 인간의 긍정성을 탐구한다. 있는 그대로의 나를 인정하고 긍정적으로 생각하는 것을 '자기긍정감'이라고 하는데, 긍정심리학에서는 인간이 '이미' 다양한 긍정 정서와 강점을 갖추고 있어서, 이것을 발견하고 계발하고 연습함으로써 긍정 정서와 행복을 키워나갈 수 있다고 본다. 긍정심리학을 처음 주장한 사람은 1998년 미국의 마틴 셀리그만(Martin Seligman: 1942~

현재)이라는 미국의 심리학자였고, 국내에는 2000년대 초반에 도입되었다. 셀리그만은 누구나 행복을 '배울 수 있다'라는 사실을 과학적으로 입증한 셈이다. 그는 "행복을 원한다면 지금까지 당신이 갖고 있던 행복에 관한 시각부터 바꾸라"고 권한다. 자기긍정감을 무리해서 높이려 애쓰지 않고, 지금 가능한 일부터 시작해서 차근차근 그리고 꾸준히 높여나가자는 것이다.

이제 "'이미'... 긍정정서와 강점을 갖추고 있다"라는 부분에 좀 더 주목해 보자. 대개 우리는 심리적인 '문제'를 다루면서, 우울감과 무력감, 불안 같은 그 '문제'에 초점을 맞춘다. 그렇지만 긍정심리학은 상황 해석이나 양식 습관을 낙관적으로 바꾸고 그런 긍정의 정서를 습관화하도록 권한다. 사랑과 감사, 즐거움, 용서, 혹은 일의 만족도 같은 좋은 정서를 '긍정정서'라고 하는데, 우리의 시선과 평가가 부정적인 면에 더 치우쳐져서 불만이 많고 만족이 없는 삶을 살고 있다면 잠시 멈추어 보자는 권면의 말이다. 각자에게 긍정 정서가 있다는 것은, 이제껏 발견하지 못한 채로 그냥 묻어 두었지만, 사실 그 긍정적인 정서적 특성이 '이미' 엄존한다는 것이다. 강점은 창의성과 용감성, 감상력, 호기심, 그리고 열정을 일컫는다. 이것이 각 삶에서 어떻게 발휘되고 작용하여 어떤 결과를 가져왔는지를 살펴보면 자신의 긍정성의 정도를 파악하기도 수월해진다. 셀리그만은 강점과 미덕과 탁월함을 누구나 갖고 있다고 보았다.[155] 그래서 행복을 배우는 첫 단계가 개인의 강점을 파악하는 것, 그 다음이 계발하는 것임을 강조한다. 우리가 이미 갖춘 특질, 즉 우리가 장착한 긍정의 특성들을 발굴하고 다듬는 식으로 행복을 공부하면서 강점을 찾아 계발하면, 그것을 일과 사랑, 자녀 양육, 그리고 여가 활동 같은 일상의 현장에 확장해 적용할 수 있다. 이런 경험과 시간의 경험치가 쌓여서 진정한 행복을 실현하고 유지하도록 이끌어 줄 것이다.

하버드 대학교의 '행복' 강의는 세계 3대 명강의에 속한다. 이 강의를 이끈 탈 벤 샤하르(Tal Ben-Shahar) 교수도 행복에 관한 유사한 지적을 하고 있다. 『행복이란 무엇인가』에서 그는, 행복이 어느 날 갑자기 찾아오는 것도, 원하는 목표를 이룰 때 얻어지는 것도 아니라고 말한다.[156] 그 순간에는 행복할 수 있겠지만, 그 행복감이 지속되는 것은 또 다른 이야기이다. 행복 전문가들이 공통되게 이야기하듯 행복은 끊임없이 발견하고 선택하는 것이고, 무엇보다 훈련이 필요하다. 행복과 기쁨이 없어 보이는 상황에서도 마찬가지이다. 그런 면에서 '감사하기'를 연습하면 도움이 된다. 뇌의 시상하부는 인체의 내분비 기능, 체온과 수면, 생식, 그리고 대사 등을 조절한다. 우리가 힘겨운 현실에서도 사고를 전환하여 낙관적으로 생각하고 감사 거리를 찾아내면 시상하부가 긍정적으로 활성화된다. 즉 혈압이 안정되고, 호흡과 맥박, 체온이 일정하게 유지되면서 몸이 편안함을 느끼니 숙면하게 되고, 식욕과 성욕 등 전반적인 인체의 기능이 조화롭게 조절된다. 대사가 활발하게 일어나면서 행복 호르몬이라고 알려진 세로토닌이 증가하여 행복감을 느끼고, 운동기능을 조절하고, 동기부여 기능을 하는 도파민이 분비되면서 감사와 기쁨의 행동을 의욕적으로 찾아서 하게 되는 식으로 생각과 감정, 그리고 행동이 변화한다. 행복의 선순환이 시작되는 것이다.

탈 벤 샤하르도 감사를 생활화하고 행복을 누리기 위해 몇 가지 지침을 제안한다. 그는 우선 행복에도 목표 설정이 필요하다고 하였다. 원대한 목표가 아니더라도 사소한 것에서부터 행복을 찾아보는 연습이다. 자존감을 키우고, 스트레스를 시시때때로 적절히 해소하는 것도 당연히 중요하다. 더

불어, 어떤 일을 수행할 때는 완벽주의자보다는 최적주의자가 되는 것이 낫다. 나의 완벽 성향은 높은 기준을 고수하는 것과 불가능한 기준을 고집하는 것 사이 어디쯤 있는지를 점검하면서 "부적응적 완벽주의"에 빠지지 않도록 주의하자.[157] 최선의 결정이면 더할 나위 없이 좋겠지만, 최고가 아니더라도 그럭저럭 괜찮은 결정 또한 말 그대로 '괜찮다.' 완벽한 최선의 것을 기다리다가 아무것도 하지 않는 것보다는 부분적이더라도 일단 무엇인가를 시작하겠다고 결정하고 시도하여 실행하는 것이 낫다. 결정력, 곧 실행력 자체가 정신 건강의 초도이기도 하고, 이것이 우울감을 벗어나는 힘이기도 해서이다.

이 지침들에는 자신과 가족, 친구, 다양한 대인관계를 아우르는 실천적인 내용이 포함되어 있다. 감사를 표현하고, 긍정의 마음을 오래 유지하기 위해서 일기나 편지 쓰기 같은 단순하고 수월한 방법은 물론, 친밀하면서도 적당한 거리를 둔 대인관계를 유지하는 것도 도움이 된다. 잠시간 행복한 기억을 떠올려도 좋다. 자기 전에 행복한 기억을 한 가지씩 되새기면 뇌의 전방대상피질에 세로토닌 활성이 증가하여 삶의 에너지가 완충된다. 어쩌면 많은 이들이 이미 하고 있는 활동 중에서 긍정성에 좀 더 무게를 두었다고도 할 수 있겠다.

문턱 증후군이라는 개념이 있다.[158] 문지방 신드롬이라고도 하는데, 어떤 문턱에만 들어서면 인생이 달라질 것이라는 잘못된 믿음을 일컫는다. 행복에도 적용되는 말이다. A만 하면 (혹은 있으면) 행복할 것 같아 A를 했는데 현실은 녹록치 않다. 잡히지 않는 무지개처럼, 손만 뻗으면 닿을 것 같은데 닿지 않는 것이 현실이고 행복이라 매번 허탕 치는 느낌이 들 수도 있다. 그렇지만 매번 실망하고 비관하여 거기서 그치거나, 내일은 어떨지 막연한 불안감에 사로잡히기에는 뭔가 아쉽고 억울하다. 다행히 우리는 어려서부터 "행복의 파랑새" 이야기를 접해서 잘 알고 있다. 행복의 파랑새는 잡히지는 않지만, 항상 우리 곁에 존재하고 있었다는 깨달음을 갖는 것, 그래서 가까이서부터 행복 찾기 연습을 하고 습관을 들이자고 했었다. 일어나지 않은 일을 걱정하고 지레짐작해서 불안하게 여기고 심지어 실망하기보다는 지금, 이 순간에 존재하면서 현실을 음미하고 지금-여기에서의 삶을 충실히 맛보기를 권한다. 오늘부터 그런 선택을 해보자.

긍정심리학은 이 책의 몇 페이지에 담아내기에는 너무나 큰 개념이다. 그러나 소박하게나마 이 지면을 빌어 소개하고 잠시 행복 공부를 해보았다. 내가 하는 생각과 말과 행동이 '사소하다', '보잘것없다'라는 생각에 움츠러지지 말고, 아주 작은 것에서부터 시작해 보길 바란다. 신경과학자인 앨릭스 코브는 『우울할 땐 뇌과학』[159]에서 모든 것이 연결되어 있다는 사실을 재차 강조하였다. 신체 상태와 우울감, 이외에도 다양한 정서가 서로 연관된다는 의미이다. 신체의 상태는 기분이나 생각, 그리고 행동에 영향을 미치고, 기분과 생각과 행동은 역으로 신체 에 영향을 미친다. 긴장하면 배가 불편하고, 우울하면 두통이 오거나 소화가 안 되고, 몸이 아프니 의욕이 없고 식욕도 없는 식이다. 그러니 기분이 별로라 움직일 수 없다거나 손가락 하나 까딱할 힘이 없다고 할 일이 아니다. 이제 몸이 따라줄 때까지, 혹은 기분이 좀 괜찮아질 때까지—라는 '부정적인 기다림'은 종료하고 몸과 맘을 벌떡 일으킬 때다. 일단 감사하기로 시작해 보자. 감사는 수면의 질을 높이고, 잠은 통증을 줄이고, 통증이 완화되면 기분이 좋아지고, 기분이 좋아지면 집중하기도 계획을 세우고 실천하기도 더 수월해진다. 집중과 계획은 의사결정을 돕고, 결정을 내리면 막연한 불안이 줄어들고 즐거움과 보람이 채워진다. 즐거워지면 감사할 일은 더 많아진다. 행복 감정이 상향 나선으로 선순환이 일어나 더 큰 행복감을 맛볼 수 있다.

추석 송편은 '빚는다'는 표현을 쓴다. 짓는 것도, 담그는 것도 아니다. '만든다'라고도 하지만 더 깊은 의미는 '빚는다'로 드러나는 것 같다. 시인 박노해도 "세상은 마음과 마음이 만나는 곳"이며 "삶은 마음과 마음이 빚어내는 것"[160]이라고 읊지 않았던가. 우리가 인생을 능동적으로 대처하며 반죽하면, 나와 당신의 마음이 함께 삶으로 빚어진다. 달콤한 인생을 기원하면서 소망의 송편 소를 두둑이 채우고, 도자기를 빚듯 정성스레 빚어낸 송편은 빛나는 형태를 취한다. 비록 상황은 어지럽고 어렵고 힘들더라도 매년 맞는 한가위, 추석 무렵마다 힘겨운 가운데서도 빛나고 있는 자신의 긍정성을 발견하면 좋겠다. 긍정성을 발휘하고, 그 보람과 뿌듯함으로 또 가을과 겨울을 살아갈 따뜻한 힘을 제공받도록 행복을 빚어보길 열원한다.

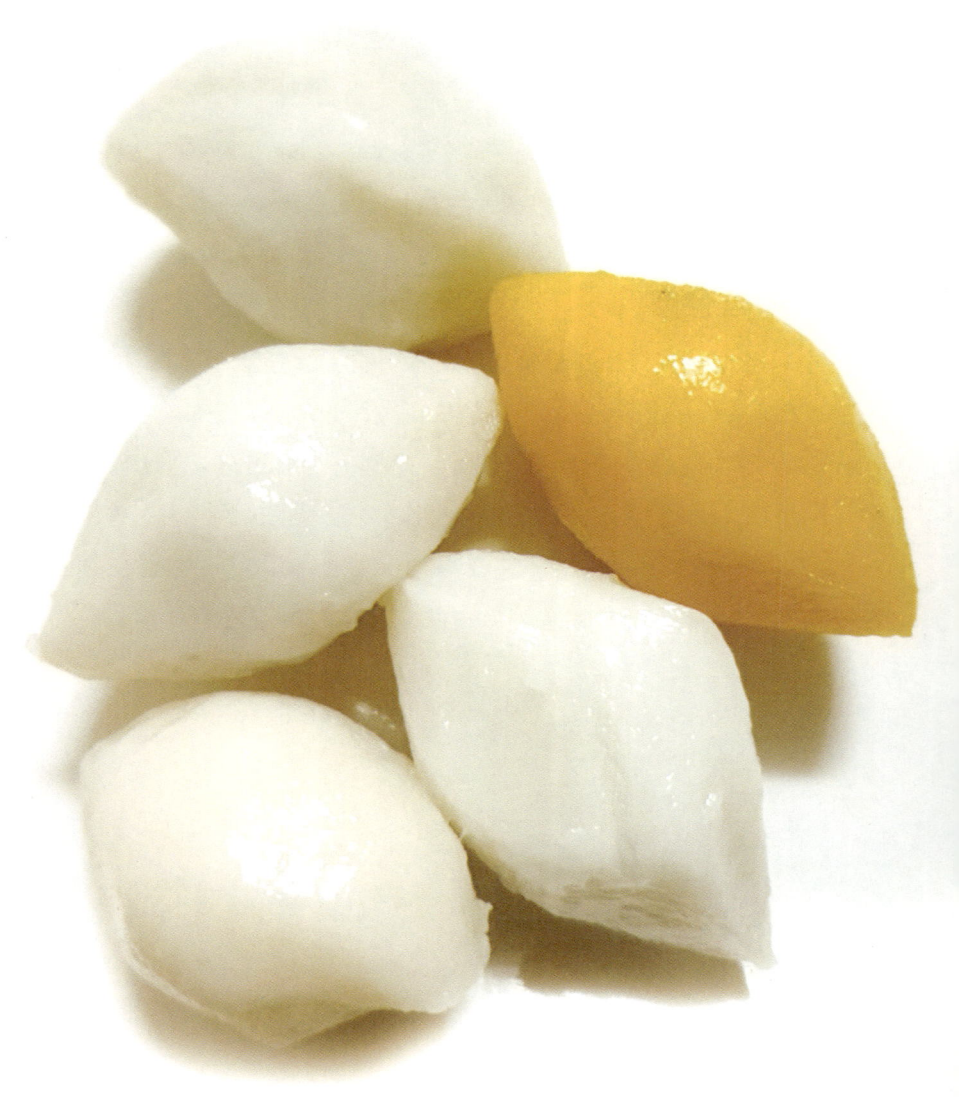

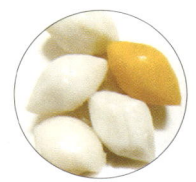

송편

재료

쌀가루, 뜨거운 물,
통깨, 설탕, 소금

방법

1. 통깨와 설탕에 소금을 약간 넣고 갈아준다.
2. 쌀가루에 뜨거운 물로 익반죽한다.
3. 반죽을 조금씩 떼 내어 모양을 잡고 홈을 만들어 1을 넣고 봉한다.
4. 찜기에 넣고 찐다.
5. 잘 익은 송편을 꺼내 참기름을 살짝 바르고 접시에 담아낸다.

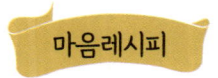

행복 공부, 감사 공부

1. 인생을 능동적으로 대처하고 반죽하며 우리의 마음을 삶으로 빚어내자.
2. 오늘은 '이 정도도 괜찮다'는 마음으로, 만족스런 자신을 응원하는 연습을 해보자.
3. 사소해 보이는 행복과 감사라 할지라도 일단 시작하면, "시작이 반이다." 감사와 행복의 선순환이 '오늘부터 1일'로 상향 나선을 그려나갈 것이다.

6. 무지개 과일꼬치
던바의 수, 친구와 우정

양궁 경기나 사격, 혹은 다트에 사용되는 과녁은 확실한 목표를 설정해 준다. 과녁을 사용하는 스포츠 경기들에서는 표적 중앙에 가까운 결과물일 수록 높은 점수를 매긴다. 우리 각자가 설정한 다양한 목표는 표적의 중심만큼 구체적이거나 명확하진 않지만, 그 목표를 설정하고 이루어 가는 과정은 과녁의 중심 맞추기에 버금갈 정도로 어렵기도 하다. 과녁에 펼쳐진 여러 개의 원을 보고 있으면, 고독과 친구, 그리고 우정이라는 다양한 관계와 목표가 떠오른다.

올림픽 양궁 경기에서 선수들이 서 있는 지점에서 표적까지의 거리는 70m 정도로 상당히 멀다. 이 원거리에서 표적의 중앙을 정확히 보기란 거의 불가능하고, 선수들이 말하듯 '감으로' 활시위를 당겨야 한다. 목표가 제대로 보이지 않다 보니 막연하고, 불안하기도 하고, 굉장히 고독한 싸움이다. 마치 우리의 삶과도 닮아있다.

고독은 누구나 어디서든 경험했을 매우 외롭고 쓸쓸한 상태이며, 고독과 외로움 모두, 인생의 중요한 시기마다 특히 학교나 직장에 들어가면서 많이들 호소한다. 다른 사람들은 이미 어떤 집단을 형성하여 잘 지내는데, 왠지 나만 동떨어진 느낌, 소속감 없이 외로운 섬처럼 떠도는 기분이 들기도 한다. 사실, 주변 사람들과 친해지고는 싶지만, 내가 먼저 다가가려니 방법을 몰라 꺼려지고, 남이 먼저 다가와 주면 좋겠는데, 그래서 그저 망설이다가 한 마디도 못하고 귀가하는 경우도 있다. 세상에 나 홀로 던져진 느낌이다. 더 나아가서 '사람들이 나를 무시한다', '나만 따돌린다'는 피해 사고를 호소하기도 한다. 옥스퍼드대학교 실험심리학과 로빈 던바(Robin Dunbar) 교수는 우정과 인간의 사회성을 뇌과학적으로 풀이하면서, 우정과 고독을 "사회적 동전social coin의 양면"161이라고 하였다. 동전의 양면처럼 함께 존재하기 때문에 고독하면서 우정을 경험하기도 하고, 친구가 있더라도 고독할 수 있다는 것이다. 양면성을 지닌 우정, 그리고 친구라는 존재를 숙고하고, 밝은 면을 함께 보자. 우리의 판단과 행동에 따라 새로운 관점도 취해보자.

친구는 갈등의 씨앗이 되기도 하지만, 사실 건강과 행복의 원천이다. 줄리안 홀트-룬스타드(Julianne Holt-Lunstad) 박사는 '정말 그럴까?'라는 의문에 천착하였다. 그녀는 미국 유타 주 브리검 영 대학교 "사회적 관계와 건강 실험실"에서 대인관계와 고독이 삶의 기회에 어떤 영향을 미치는지에 관해 연구했다. 인간의 사망 위험에 영향을 주는 요인을 연구한 논문 148편에서 역학 조사를 분석해서, 총 30만 명이 넘는 환자의 표본을 추출했는데, 워낙 대규모 연구이다 보니 결과도 신빙성이 높았다. 흥미롭게도 연구 대상자들의 생존 확률에 가장 큰 영향을 미쳤던 것은 '사교 활동 수치'였다. 결과를 가장 잘 예측하게 하는 변수는 사회적 지원을 자주 받는 사람들과 그렇지 않은 사람들의 차이를 나타내는 수치와 지역 공동체나 사회적 네트워크에 얼마나 안정적으로 소속되어 있는가를 평가하는 수치였다. 그 영향은 금연과 비슷한 정도로서 사교 활동이나 소속감이 없는 사람과 비교한 생존 확률이 50퍼센트나 높았다.

소속과 관계가 상처의 원인이 되기도 하지만, 소속감이나 우정을 제대로 경험하면 단점보다는 마음의 안정이나 신체 건강에 이로운 점이 많다. 던바 교수의 연구 결과에 따르면 소속감을 경험한 사람들은 덜 아프고 더 오래 살았다고 한다. 그렇다고 무작정 모임에 자주 가서 사람들을 사귀고 친구 풀pool을 늘리란 것은 아니다. '관계의 양'뿐만 아니라 '관계의 질'도 함께 높여서, 한두 명이라도 제대로 잘 지내면 건강에 이로웠다. 던바 교수는, 여러 조직에 소속되어 다양한 사람을 사귀는 "사회적 나비"가 되는 경우와 친밀한 한두 명을 깊게 사귀는 경우가 아주 다르다고 평가한다. "사회적 나비"는 단체의 일원이라는 느낌을 받지 못하는 경우가 있어서, 사교 활동으로 정말 바쁜데, 그럼에도 불구하고 외로울 수 있다. 여러 커뮤니티에 소속되어 바쁘기보다는 소수의 사람들과 함께 시간을 보낼 수 있는 여유와 편안함이 오히려 긍정적이라고 한다.

사실 친구가 많다 하더라도 사회적 관계의 최대치는 150명 정도라고 알려져 있다. 던바 교수는 SNS 팔로워나 페친 수에 치중하는 현대의 무제한적인 인간관계를 지적하면서, "우리가 개인으로 알고 지내고, 믿고, 감정적으로 호감을 느끼는 사람 수는 최대 150명"이라고 밝히며, 그 수를 "던바의 수"라고 칭하였다. 150명 이상은 인간의 뇌가 수용하지 못하기 때문이다.[162] 내 삶의 경계선 안에 포함된 사람은 몇이나 되는지, 또 그 150명은 누구일지 떠올려 보는 것도 흥미로운 작업이다.

친구와 우정의 유익함은 신체와 마음의 연결과 편안함, 그리고 호르몬의 작용으로도 드러난다. 우정이 건강에 이로운 이유를 설명하면서, 영미권에서는 음식을 예시로 든다. 친구들이 흔히 치킨 수프를 끓여 병문안을 오고, 우리도 음료나 '집밥' 등 먹거리를 챙겨 간다. 친구와 음식이 충분한 쉼과 영양 보충으로 신체 회복을 돕는다고 알려져 있다. 그렇게 지인들과 함께함으로 경험하는 즐거움과 심리적 안정이 뇌의 엔도르핀 시스템을 활성화시킨다. 엔도르핀은 마약인 모르핀과 비슷한 화학구조를 가진 신경전달물질로서, 우리가 친구나 가족과 함께 웃고 서로 쓰다듬을 때 더욱 촉진되어 스트레스를 줄이고 면역 체계를 강화시켜 회복을 앞당기는 효과가 있다. 혹은 애초에 질병 가능성을 낮춘다는 가설이다.

그렇다면 어떤 친구들을 어디서, 그리고 어떻게 만날까 하는 의문도 제기된다. 흔한 고민이기도 하다. '친구를 사귀겠다' 작정하고 만남의 기회를 찾기도 하고, '자만추', 즉 '자연스러운 만남을 추구한다'는 신조어처럼 어떤 상황에서 자연스럽게 만난 사람들이 친분을 쌓아가기도 한다. 그런데 SNS가 활기를 띠면서 더욱 두드러지게 '골라서' 사귀는 경우도 있다. 자신에게 이롭다고 '판단되는' 사람 위주로, 화려하고 저명한 인사들에 기대어, 그 후광효과를 함께 누리고자 하는 심리가 드러나기도 한다. 자기 발전을 위해 롤 모델을 설정하여 기대하며 닮아간다는 측면에서는 일리가 있다. 그렇지만, 자신의 판단과 경험, 그리고 생각으로 필터링하여 거르기만 하지 말고, 내가 설정한 기준에서는 '제외된' 사람들에 대해서도 한 번쯤은 재고해 보아도 좋겠다. 판단의 불완전성 때문이기도 하고 타산지석으로 발전적인 교훈을 얻을 수도 있을 테니 말이다.

진료실에는 그렇게 제외'되는' 사람도, 또 제외'시키는' 사람도 모두 내원한다. 상대방이 지금은 비록 보잘것없어 자신을 돋보이게 하지 못하여 제외하고 소외시키지만, 사람의 미래를 누가 알겠는가. 오히려 스스로 누군가에게는 가능성을 키워주는 친구가 되어 주어도 의미가 있고, 서로의 감정을 상하게 하거나 자신의 시야를 축소하지 않도록, 타인에 대한 자신의 판단이 잘못되었을 수도 있다는 가능성은 늘 염두에 두는 것이 좋겠다. 그 이후에 자신의 특성, 곧 나의 건강한 판단과 나만의 향기를 유지하고 되새기고 강화해야 할 것이다.

앞서 고독과 우정은 "사회적 동전의 양면"이라고 하였다. 그리고 절친(切親)을 찾기 어려운 세상이라고 하지만, 그럼에도 진정한 친구와 소속감은 신체적·정신적 건강에 중요하다. '던바의 수' 150명은 사실 던바 교수가 발견한 여러 '우정의 원' 가운데 한 층이다. 그는 여러 개의 사회적 층이 약 5명, 15명, 50명, 150명, 500명, 그리고 1,500명이라는 형태로, 하나의 층이 순차적으로 다음 층에 포함됨을 발견했다. 일상적인 용어로 이 원들의 개념을 다시 표현하면, 5명으로 구성된 원은 '절친한 친구들', 15명의 원은 '친한 친구들', 50명의 원은 '좋은 친구들', 150명의 원은 '그냥 친구들'로 표현된다. 500명의 원은 '지인'으로 함께 일하는 사람이나 그냥 알고 지내는 사람들이고, 1,500명의 큰 원은 '이름만 아는 사람들'이라고 한다. 내 표적의 중심에는 어떤 사람이 있는지, 그리고 내 절친의 범위에 누가 포함되는지 되새기고 생각하는 하루가 되면 좋겠다. 던바 교수에 따르면, "우정의 질은 그 사람과의 관계에 투자한 시간에 직접적으로 의존한다"[163]고 하니, 행복한 기쁨의 시간도 충분히 갖도록 하자.

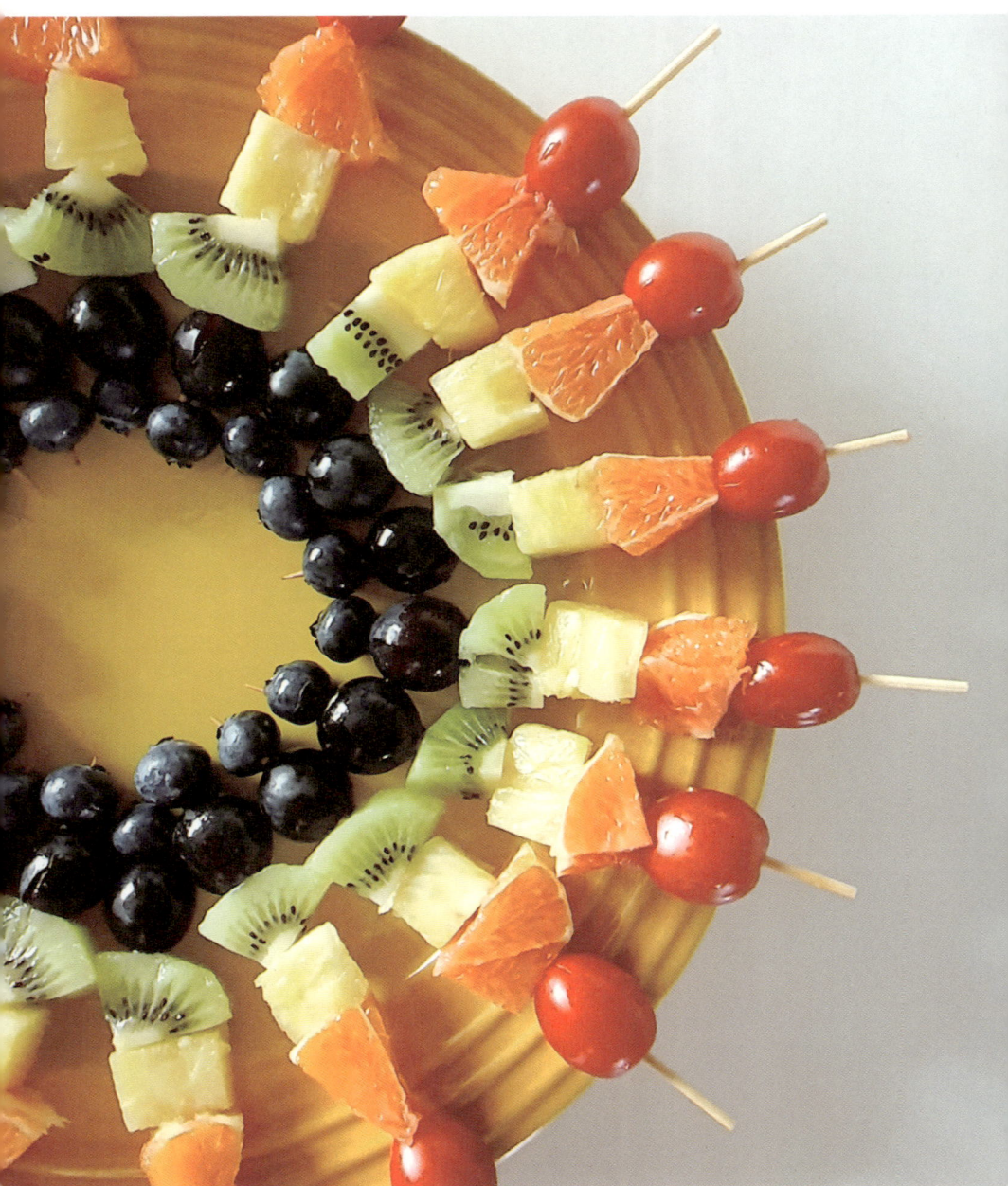

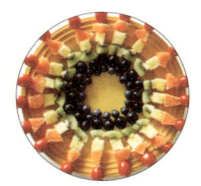

무지개 과일 꼬치

재료

각종 과일.
방울토마토, 오렌지, 파인애플, 키위, 포도, 블루베리,
꼬치

방법

1. 원하는 재료를 준비한다.
2. 조심스럽게 깨끗이 세척한다.
3. 필요하다면 원하는 일정한 모양 혹은 크기로 자른다.
4. 무지개 색깔 배열대로 꼬치에 꽂는다.
5. 접시에 과녁 모양으로 차례로 담아낸다.

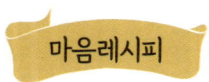

우정의 과녁

1. 내 우정의 원, 내 행복한 삶의 경계선에 속한 사람들을 떠올려 보자.
2. 관계의 양과 질을 함께 고려하여 내가 포함한 사람들과 제외한 사람들을 생각해 보고 그 가운데도 각자의 장점을 하나씩 찾아보자.
3. 우정과 고독이 동전의 양면이라고 한다면 남을 돌봄과 동시에 스스로도 돌볼 수 있어야겠다. 건강한 판단으로 자신의 향기를 만들고 주위로 번지자.

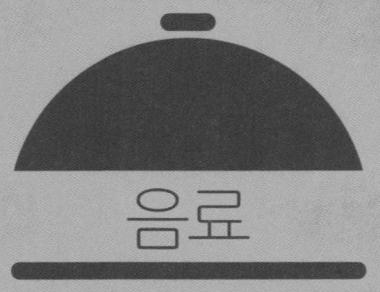

음료

1. 물
물중독, 마음과 관계의 자연스러운 흐름을 찾아서

해가 거듭될수록 자연재해가 심각해지고 지구촌 곳곳 앓는 소리로 우리도 함께 아픔을 겪는다. 홍수, 해일, 가뭄, 태풍, 지진 등의 위협이 끊이질 않아 우리는 매해 또 다른 걱정과 우려 속에 산다. 여느 해처럼 홍수가 심했다. 국립국어원 『표준국어대사전』에서 홍수는 '넓을 홍(洪)'에 '물 수(水)'자를 써서, "비가 많이 와서 강이나 개천에 갑자기 크게 불은 물," 곧 "큰물"을 일컫는다.[164] 이름 따라 가는 건지, 이름을 잘 지은 건지 물난리가 정말 그렇게도 크고 넓을 수가 없다. 온 천지가 물로 뒤덮여 끝없는 바다, 물바다가 된다. 그런데 또 아이러니하게도 이렇게 넘쳐나는 큰물에 우리가 마실 물은 오히려 부족하다. 수재민들에게 가장 시급하게 필요한 구호물품 중 하나가 식수라는 사실이 많은 생각거리를 준다.

물은 충분하고 적당해야 한다. 생명과 삶을 위해서 그렇다. 인체만 보더라도 수분은 적정량을 유지하는 것이 필수이다. 인체는 60~70%가 수분으로 이루어져 있다. 인간의 체내 수분 함량은 연령에 따라 다소 차이가 있어서, 유아는 체중 대비 70% 정도, 성인은 약 50~60% 정도로 본다. 생명을 유지하기 위해서 체내 수분 함유량이 부족해서도 안 되지만 그렇다고 넘쳐서도 안 된다. 수분이 부족하면 인체의 신진대사가 원활하게 이루어지지 않고 각 기관과 세포들이 제 기능을 발휘도 유지도 못할 뿐 아니라 체내 독소를 배출하지 못해 각종 증상이 난무한다. 세포 단위, 또 그보다 더 작은 단위에서부터 신체와 정신 기능에 이르기까지 적당량 물의 역할은 지대하다. 그래서 세계보건기구(WHO)에서는 하루의 물 섭취량을 1.5~2리터로 권장하고 있다.

이토록 중요한 물이 인체에서 홍수 상태가 되면 생명을 위태롭게 한다. 물 중독, 수분 중독 water intoxication이라고 하는 상태가 있다. 짧은 시간 동안 물을 너무 많이 마시면 혈중 전해질 농도가 낮아져 어지러움, 구토, 의식저하 및 소실, 경련, 심지어 사망에 이르게 되는 질병이다. 예를 들어, 운동을 하면서 땀을 많이 흘린 이후에 전해질 부족을 교정하지 않고 과량의 물을 마시는 경우가 있다. 또 계속 목이 마르다는 생각에서, 불안과 분노, 욕구불만 상태 등에서 물을 갈망하는 심인성다음증 psychogenic polydipsia이나, 물을 많이 마셔야 하는 경쟁 상황에서나 항정신병 약물을 복용하는 환자들에게도 나타난다. 과도한 수분 섭취로 나트륨과 칼륨 같은 전해질의 균형이 깨졌다고 마구잡이로 나트륨이나 칼륨을 보충할 수도 없는 노릇이다. 저나트륨혈증이 경미한 경우에는 짠 음식이나 느린 속도의 수액 처치로 교정이 되지만 뇌부종을 유발할 수 있어 주의해야 한다. 칼륨은 세포 내에 가장 많은 전해질로 인체에서 세포 내 삼투성 농도를 조절하는데 막대한 역할을 한다. 신경 자극을 전달하거나 심장과 골격근, 평활근 수축을 돕고, 세포 대사에도 빼놓을 수 없는 주 활동원이다. 수분섭취가 과다해 혈중 칼륨이 감소하는 저칼륨혈증이 되면, 경미할 때는 별 증상이 없지만, 그 농도가 감소함에 따라 피로감, 근육통, 무기력, 심지어 전신 마비 증상이 나타나고, 장폐색, 부정맥 등이 나타날 수도 있다. 심각한 경우는 사망에 이르기도 하므로 내과적 처치와 면밀한 관찰을 요한다.

그렇다면 삶의 원리 중 하나인 과유불급(過猶不及), 적당함, 중용의 정량이 더욱 중요하고 절실해진다. 주지하다시피 과유불급은 『논어』의 「선진편(先進篇)」에 나오는 말로 "지나친 것은 부족한 것과 마찬가지"라는 의미이다. 정도를 지나치면 아예 그곳에 미치지 못함과 같다는 것이다. 적당한 수분섭취의 중요성을 강조하면서 이제 우리 마음의 평온함과 물 흐르듯 자연스레 흐르는 대인관계를 위한 몇 가지 교훈을 새겨보려고 한다.

우선 물은 위에서 아래로 '흐른다.' 그게 자연스럽다. 마음이 고인 물로 썩지 않고 자연스러운 흐름을 이어가면서 자연스러운 관계를 유지하는 데에는 몇 가지 규칙이 있다. 물 흐르듯 흘러가는 관계는 일단 '친절함'을 기본으로 한다. 가정에서나 학교에서나 직장에서 윗사람에게도 친절하고 아랫사람에게도 친절한 태도와 언행을 실천하는 것은 친밀한 관계의 흐름이라고 할 수 있다. 그러나 그 흐름이 어색한 사람도 있다. 대인관계나 직장 생활에서 그런 사람을 만난 경험이 있을 것이다. 윗사람에게는 과하다 싶을 정도로 순종적이고 지나치게 친절하며 잘 보이려고 애쓰는 모습이 다분한데, 동료나 아랫사람은 종 다루듯 한다거나 아예 경시하는 이들이 있다. 말과 행동과 몸에 밴 태도가 모두 이런 자세를 증언한다. 그가 그렇게 행동하는 이유야 다양할 테다. 지나치게 엄격한 부모의 양육 스타일 때문에 주눅이 들어 권위자의 눈 밖에 나지 않으려는 조심스러움이 이유일 수도 있고, 불안 수준이 높아 윗사람의 흥분과 비난을 견디지 못해 아예 그런 상황을 만들지 않기도 한다. 다소 철없음에, 인격이 여전히 다듬어지는 과정에 있기도 하고, 부모에게 학대받은 경험 때문에 제대로 된 감정 표현이나 대인관계 기술을 습득하지 못해서이기도 하고 이외의 다른 이유들 때문이기도 하다.

무엇보다 물은 '위에서 아래로' 자연스럽게 흐른다. 자연의 법칙에 따른 자연스러운 흐름과 자율성으로 흘러간다. 인간관계에서도 이런 '자연스러움', 곧 타인을 얽어매지 않는 자타의 '자율성'을 존중하는 자세가 필요하다. 친구나 연인 관계에서 자신의 관심과 사랑을 받아주지 않는다 하여 적개심을 쌓고 쌓다가 폭력성으로 폭발시키는 안타까운 일이 있다. 고백으로 본인의 마음을 드러내고 표현하여 전하되, 그 우정과 사랑을 받아들일지 말지는 상대방의 선택이다. 진정한 우정을 원하고 진실하고 성숙한 사랑을 하고 있다면 그 사람의 선택이 자신의 목적이나 소망과 다르다 할지라도 인정해주어야 하지 않을까. 가슴 아픈 일이기는 하나 숙고해 볼 내용이다.

타인에게 청하는 요구에 나의 기준만을 강조하여 지나침이 없는지도 생각해보자. 내 기준에서 또 타인의 기준에서도 사랑과 애정에 '적당함'이 유지될 때 그 관계는 비로소 온기와 빛을 발할 것이다. 부모의 사랑이라 하더라도 그것이 지나쳐 자녀의 일거수일투족을 감시하고 조종하려 든다면 그 아이의 신체적, 정신적, 경제적 독립은 머나먼 일이 된다. 배우자의 사랑이(라고 부르는 행동이) 과해서 상대방을 '사랑과 관심'이라는 미명 하에 간섭하고 지시하고 통제하고자 요구한다면 그것은 이미 사랑의 물 잔이 넘쳐버린, 사랑이 아닌 상태이다. '첫사랑'이라는 마음의 물이 고이고 고이다 변질되고 상해버린 것과 별반 다르지 않을 것이다.

물처럼 자연스러움의 회복, 물처럼 맑고 투명한 관계의 회복을 위해서는 나에게도 남에게도 마땅히 맞는, 즉 적당('맞을 적[適]'에 '마땅할 당[當]'을 쓴다)한 수준의 관심과 사랑이 필요하다. 관계의 '자율성'이다. 이것을 다르게 표현하자면 억지로 요구하지 않는 태도가 되겠다. 영어 속담에 "말

[馬]을 물가로 끌고 갈 수는 있어도 물을 억지로 먹일 수는 없다"라고 하지 않는가.[165] 누군가에게 무엇을 쉽게 해주거나 기회는 주되 강요할 수는 없다. 선택은 그의 몫이다. 그리고 우리는 그 선택을 인정하고 존중하는 것으로 충분하다.

자연스러움과 자율성이 확립된 관계는 거기서 한 걸음 더 나아갈 수 있다. 더 나아간다고 더 거창한 것은 아니고, 오히려 기본과 본질에 더 가까워진다고 하겠다. 『논어』를 한 번 더 인용하자면, 「위령공편」에서 공자는 "자신이 원하지 않는 일을 남에게 시키지 말아야 한다"고 기록하였다.[166] 이것이 그 유명한 "기소불욕 물시어인(己所不欲 勿施於人)"이라는 구절이다. 내가 원하지 않는 일이라면 상대방에게도 그것을 강요하지 않는 것, 그런 태도를 갖춘다면 관계의 삐걱거림도 방지할 수 있을 것이다.

사람은 모두가 고귀하다. 모두가 인체의 60~70%는 물로 이루어진 맑은 이들이다. 인간은 그 물이 조금이라도 부족하면 면역 체계나 신체 기능, 인지와 정서적인 정신 기능 모두에 지장을 받고, 또 그 물이 과잉해지면 그 또한 다양한 신체, 정신적인 문제가 생기는 역동적인 생명체이다. 그 어느 누구도 경시하고 무시할 수는 없다. 그것이 내가 낳은 자식이라 해도, 내가 선택한 배우자일지라도, 심지어 나 자신이라 할지라도 그 누구도 함부로 말하고 신체, 언어, 심리적 폭력을 가할 대상이 아닌 고귀하고 맑은 생명들이다. 마지막 정언명령 같은 '물 흐르듯 자연스러운 관계'의 비법은 성경에서도 찾을 수 있겠다. 앞서 언급한 "기소불욕 물시어인"에서 또 한 단계 더 나아가 이제 남을 나보다 낮게 여기는 자세를 실천해보자. 바울은 「빌립보서」에서 이렇게 권하였다. "어떤 일을 하든지 다툼이나 허영으로 하지 말고 겸손한 마음으로 하고 서로 자기보다 남을 낫게 여기십시오"(2장 3절).**167** 남을 '낮게' 여기라 하지 않고 '낫게' 여기라고 적었다. 'ㅈ' 받침과 'ㅅ' 받침의 차이를 주목하기 바란다. 남을 나보다 낫게 여기는 관계에서 다툼과 비교와 무시가 비집고 들어갈 틈은 없다. 상대를 존중하고 배려하고 공감하는 자세가 결국 '우리'와 우리의 '관계'를 함께 성장시켜줄 것이다.

너무 도덕적인 이야기라 '꼰대'스럽고 흥미를 떨어뜨릴지도 모르겠다. 그렇지만 모든 음료 가운데 가장 본질적인 것이 물이고 인체에 지대한 구성 성분이자 필수 물질이듯, 그래서 공기와 더불어 너무 당연시 여겨 잊기 쉬운 부분을 잠시 짚어보고자 하였다. 우리가 컵에 담긴 물을 보고 그 물을 마실 때마다, 나의 마음 담기가 적당하고 적절한지, 과하게 마음 '쏟을' 만큼 넘치는 건 아닌지, 사랑도 애정도 부족해 감정이 '메마른' 상태는 아닌지, 내 말[馬]을 억지로 물가로 끌고 가서 물을 마시라 강요하고 있었던 것은 아닌지, 아래로 잘 흐르는 물을 굳이 위로 끌어당겨 제대로 흐르지 않는다며 낙망하고 불평하고 있지는 않았는지 점검해 보는 시간으로 삼았으면 한다. 그래서 맑고 투명한 마음 간직하며 사랑과 존중의 관계가 우리 삶에 자연스레 흘러가기를 소망한다.

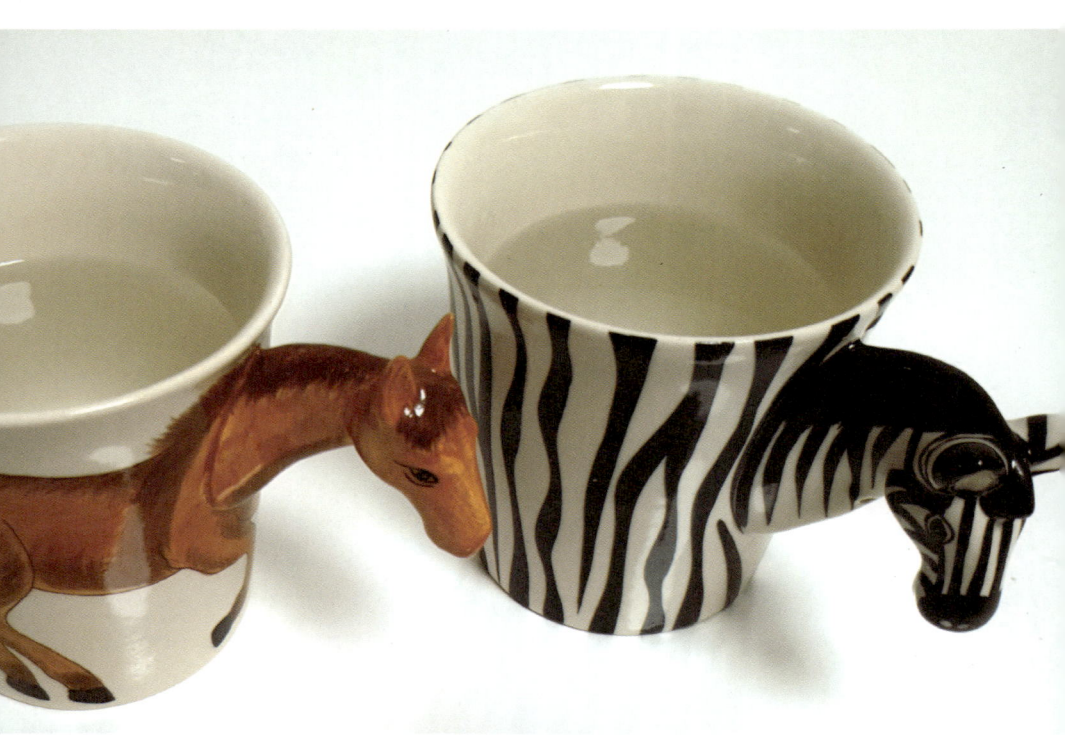

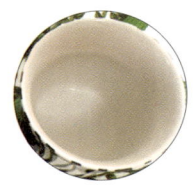

물

물을 담는 컵의 모양에 따라 물의 모양도 바뀐다.
무색, 무향, 무취의 물이 요리의 기본이 되고 우리 인체와 삶에 필수 구성성분이니,
물을 마실 때마다 반가움과 뿌듯함으로 자기를 성찰하여 보자.
깨끗한 물을 깨끗한 컵에 담아 마신다. 투명 유리컵이라면
우리 마음의 투명성을 기원하고, 건장한 말 모양의 컵에 물을 따를 때는
"말을 물가로 끌고 갈 수는 있어도 물을 억지로 먹일 수는 없다"는 속담을 상기하며
자연스러움과 자율성에 대해 생각해보자.

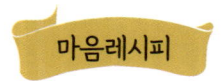

마음과 관계의 흐름을 점검

1. 친절함을 덧입는 오늘을 살자.
2. 자타의 자율성을 존중하여 내가 원하지 않는 일은 남에게도 강요하지 말자.
3. 나보다 남을 낫게 여기는 아량을 베풀어보자.

2. 커피

카페인의 역습, 불면의 밤, 수면 장애, Wake up! vs. Sleep tight!, 수면위생

커피는 향도 좋고 맛도 좋다. 아무리 마셔도 씁쓸하기만 했던 시기를 지나고, 이제는 향기롭게 볶은 원두를 잘게 분쇄하여 적당히 데워진 물을 붓고 걸러 핸드 드립 커피로 마시면서 커피의 맛과 향을 조금씩 깨달아가고 있는 중이다. 다양한 원두를 시도하던 차에 정감 가는 원두를 하나 발견했다. 이름하여 "파나마 보케테 예니 게이샤 워시트(Panama Boquete Yeni Geisha Washed)"이다. 여기서 파나마는 이 원두가 재배된 나라, 보케테는 지역, 예니는 농장, 게이샤는 품종, 워시트는 원두의 처리방식을 나타내는 표기라 한다. 간략하게는 대개 '게이샤 커피'라고 부르지만 아무래도 친근한 쪽으로 마음이 가다 보니 '예니 커피'라고 불러야 하는 게 아닌가 싶은 장난기가 발동한다. 아직은 드립 기술이 정교하지 못한 탓에 이 맛과 향이 맞는 건가 싶긴 하지만 그래도 무척이나 반가운 아침이다.

커피는 맛과 향이 예술이다. 원두를 볶거나 분쇄하는 과정에서는 물론이고 적절한 온도로 데워진 물에 걸러지며 뿜어내는 그 향은 세상 어디에도 없을 진귀한 향이다. 이 커피로 세계 곳곳에서는 각기 다른 방식으로 놀라운 컬래버collaboration를 이룬다. 독일 뤼데스하임Rüdesheimer coffee 지역에서는 커피에 럼주를 넣고 불을 붙여 알코올 성분이 휘발되면 진한 커피를 붓고 휘핑크림을 잔뜩 얹어 주고, 비엔나커피로 유명한 오스트리아 빈의 아인슈페너einspanner는 생크림을 마치 만년설처럼 소복이 얹어 준다. 커피가 에디오피아에서 터키로 전파되던 그 옛날부터 이슬람 사람들은 커피에 소금을 넣어 마시기도 했다. 아시아에서는 대만에서 유명해진 소금 커피로, 소금의 짠 맛이 커피의 쓴 맛을 잡아주면서 색다른 맛을 선사한다. 일명 방탄커피Bulletproof coffee로 알려진 커피도 있다. 방탄커피는 커피에 무염 버터와 코코넛 오일을 넣은 고지방, 저탄수화물 음료이다. 한때 국내에서는 달고나 커피가 인기였다. 드라마를 통해 세계적 인지도를 높인 달고나 덕분에 인스턴트커피와 설탕, 우유로 거품과 단 맛을 내는 달고나 커피도 덩달아 유명세를 탔다.

커피는 음악과 문학에도 활용되는 소재였다. 바흐는 그의 작품 「커피 칸타타」에서 커피를 놓고 벌이는 딸 리센과 아버지 쉬레드리안의 갈등을 음악적으로 표현하고 있다. 리센은 하루 세 번 커피를 마시지 않으면 죽을 것 같다고 할 만큼 카페인 의존적인 여성이다. 그녀에게 "커피는 키스보다도 더 달고 와인보다 더 부드럽고 마음을 기쁘게 해주는 것"이기 때문이다. 리센은 커피만 끊지 않는다면 결혼을 안 시켜줘도 되고, 산책을 가거나 유행하는 옷을 사주지 않아도 괜찮다고 아버지에게 얘기 할 정도로 커피에 대한 애착이 강하고, 이런 욕망과 갈등이 바흐의 유려한 선율과 경쾌한 리듬으로 아름답게 연주된다.

커피애호가이지만 절대 간과할 수 없는 것이 있다. 잠을 깨우고 정신을 바짝 들게 하는 카페인의 위력이다. 수면과 카페인은 그 누구도 떼어놓지 못할 '절친'이지만 자칫 잘못하면 '원수'나 '적'이 될 수 있는 관계이기도 하다. 정신건강의학과 내원객이 가장 흔하게 호소하는 증상 가운데 하나가 수면장애, 즉 불면증이다. 최근 3~4개월 동안 외래에 불면증 환자가 눈에 띄게 늘었다. 병력을 청취하다 보면 커피를 하루 7~8잔씩 마신다거나 커피 한 잔을 두고 하루 종일 조금씩 마시는 경우, 혹은 콜라 같은 탄산음료를 즐기거나 술자리가 잦은 등 카페인이나 알코올이 수면 방해의 명확한 원인인 경우가 드물지 않았다. 우리가 인생의 3분의 1 정도를 할애하는 잠은 '맛있게' 그리고 '달콤하게' 자야 개운하고 생활에 능률도 오른다. 그래서 우리는 '꿀잠'이라고 하는 달콤한 숙면을 추구하며 산다.

커피의 '절친'이자 '적'이 되기도 하는 잠에 대한 이야기를 좀 더 해보자. 잠은 중요하다. 잠은 하루를 마무리하는 쉼이자 회복의 시간이고 내일을 위한 준비이기도 하다. 셰익스피어의 4대 비극 중 하나인 『맥베스』 2막 2장에는 잠에 대한 유명한 대사가 등장한다.

> 어디선가 이렇게 외치는 소리가 들렸고.
> "더 이상 잠들 수 없어! 맥베스는 잠을 죽여 버렸어."
> 그 죄 없는 잠을, 명주타래처럼 얽히고설킨 근심을 풀어 주는 잠,
> 하루하루 삶의 종착역이고, 고달픈 노동의 피로를 씻어 주는 물이고,
> 상처받은 마음을 달래 주는 향유이고, 대자연이 베푸는 맛좋은 음식이고,
> 인생의 향연에서 으뜸가는 자양분인 잠을.[168]

셰익스피어 시대는 현대 뇌과학 지식이 전무한 때였지만 수면의 긍정적 역할에 대해서는 충실히 기록하고 있다. 숙면이 신체의 피로를 해소할 뿐만 아니라 마음을 진정시키고 위안이 되며 상처를 치유하는 능력까지 있다는 것이다. 그래서 잠을 제대로 못 자면 하루가 피곤하고, 집중하기 어렵

고, 짜증이 난다. 잠의 명확한 기능에 관해서는 계속 연구되고 있지만, 일단 장기간 수면이 부족하면 심각한 신체적인 문제, 심리 증상, 인지 장애를 가져오고, 심한 경우 사망에 이르기도 한다. 그래서 잠은 (이전 장의 '물'과 더불어) 인간 생존에 필수요소이다. 잠을 충분히 그리고 제대로 못 자면 체온 조절 체계에 이상이 온다. 몸이 으슬으슬 춥고 괜히 식은땀이 나기도 하고, 멍한 상태로 생각하고 판단해서 일의 진행이 더디고 심지어 그르치기도 한다. 잠과 기분의 상관관계도 커서, 단기간 잠을 못 자면 기분이 다소 들뜨는 경향이 있지만, 만성화되면 짜증나고 무기력해진다. 불면은 그 자체로도 질병으로 분류되지만, 그 증상은 정신과의 특정 질환에 동반되기도 하고, 사실 거의 모든 정신질환에 나타난대도 과언이 아닐 것이다.

불면이 동반된 증상이나 질환인지, 수면 자체의 문제인지 감별하는 것은 주로 병력 청취를 통해 이루어진다. 환자가 호소하는 증상의 시작과 양상, 경과, 또 주위의 물리적인 환경과 심리적인 상태와 환경 등을 탐색하다 보면 환자 스스로 그 촉발 원인을 알아차리기도 하고, 면담 중에 드러나기도 한다. 실제 타과 질환 때문에 불면증이 생겼다면, 우선 그 원인 질환을 함께 치료하는 것이 바람직하다.

수면 장애도 수면 이상과 사건 수면으로 크게 구분된다. 불면증이나 과다수면, 기면증, 수면 무호흡증 등은 수면 이상에 해당하고, 악몽이나 야경증, 몽유병 등은 사건 수면으로 분류한다. 불면증은 술이나 커피 같은 물질을 과다 섭취하거나 혹은 그 물질을 끊는 단계에서 금단증상으로, 또 여러 약물의 상호작용으로 생기기도 해서 원인이 다양하다. 심지어는 수면 환경 탓인 경우도 있다. 침실의 조명과 소음 정도, 온도 같은 외부 환경과 배우자의 수면 습관 등도 환경에 해당한다. 그래서 수면 설문지에는 배우자의 수면 관련 항목도 있다. 배우자가 코를 고는지, 자는 동안 자꾸 호흡을 멈추는지, 또 다리를 움찔거리거나 발차기하거나, 그 때문에 잠을 못 잔 적이 있는지를 확인하는 것이다. 불면증이라 해도 잠이 드는 게 어려운지, 수면을 유지하기가 어려운지, 혹은 너무 일찍 깨서 더 못 자는지에 따라서 각각 입면 장애, (수면) 유지 장애, 조기 각성으로 구분하고, 각 경우에 따라 고려하는 약제가 달라진다.

그래서 불면증 치료에는 바로 수면제를 처방하지는 않는다. 그보다는 우선 수면장애의 다양한 양상을 파악하고 환경적인 요인을 고려한다. 한때 불면증으로 내원하는 환자들이 부쩍 수면제를 요구하는 일이 잦았다. 특히 여러 매체를 통해 유명세를 탄 특정 수면제를 요구하는 경우가 흔했다. 저자는 수면제를 쉽게 처방하지 않아 실랑이를 벌이기도 했다. 흔히 불면증은 단독적인 증상 항목이기보다는 다른 정신질환인 우울증, 공황장애, 조울증 등에 동반된다. 내과나 신경과 등 타과 질환이 아니더라도 기분장애나 불안으로 불면증이 생기기도 한다. 그런데 이 잠이란 것이 5시간미만을 자도 개운하고 업무나 기분에 전혀 지장이 없는 사람도 있고, 8~9시간을 자도 피곤하기도 한 개인차가 존재한다. 따라서 개인적 차이와 특성, 다른 질환과의 연관성을 함께 고려하여 치료하게 된다.

불면증의 원인은 다양하지만, 우선 수면을 이해하면 불면증을 알고 극복하기도 수월하다. 대개는 낮에 활동을 많이 하고 피곤해지니 밤이 되면 졸리다고 생각한다. 여기에 덧붙이자면, 수면 조절은 뇌의 여러 부위와 다양한 호르몬, 신경전달물질이 상호 작용해서 이루어지는 기능이다. 그중에도 생체리듬, 일주기 리듬이라는 개념이 있는데, 이것은 인체에서 일정하게 조절하는 생활 리듬이자 꿀잠을 누리는 해법이다. 뇌의 시상하부에 있는 뇌하수체가 신경계를 내분비계와 연결하고 우리 몸의 특정 대사 과정과 자율신경계 활동에 중요한 역할을 한다. 체온 조절이나, 배고픔, 갈증, 그리고 수면과 일주기 리듬 같은 활동을 조절한다. 미간 안쪽 송과체에서 멜라토닌이 분비되는데, 낮에는 그 분비가 억제되었다가 어두워지면 잠자는 스위치처럼 멜라토닌이 분비된다. 이것이 일주기 조정자circadian pacemaker역할, 즉 생체 시계 역할을 한다. 우리 몸에 시계가 있다는 말이 그래서 나왔다. 낮 동안 (외부의 빛 자극이 없더라도) 분비되는 호르몬과 신경전달물질이 있고, 충분히 햇볕을 쬐면 체내에 저장되어서 밤에 멜라토닌으로 자동 전환이 되니, 인간이 본디 밤에는 꿀잠 잘 수 있도록 세팅이 되어 있는 셈이다.

그렇지만 나이가 들면 일주기리듬이 달라지고 수면주기와 양상이 변한다. 전 생애를 놓고 볼 때 수면 시간은 U자 곡선 형태를 취하고 있다. 유아와 노인의 수면시간이 길고, 청년의 수면 시간이 상대적으로 짧다. 특히 노년에는 일주기리듬의 변화로 밤에 깊이 못 자고 자주 깬다거나, 저녁에 일찍 잠오고 새벽에 일찍 잠깨는 변화가 생긴다. 몇몇 환자들은 수면장애를 호소하지만 정작 저녁 7~8시에 취침하여 3~4시에 기상하는 경우도 있었다. 이미 7~8시간 잠을 자는 성인임에도 새벽 이른 시간에 잠을 깬다는 판단으로 수면에 대한 주관적인 만족감이 없던 것이다. 그는 투약 시간과 취침, 기상 시간을 조절하는 것만으로도 만족스러운 수면 패턴을 회복할 수가 있었다. 아무래도 겨울철 일조량이 적은 탓에 불면증 환자가 늘기도 하고, 추위와 코로나 확산 시기 활동량이 줄어든 것도 불면의 원인이 되었다.

불면을 극복하기 위해서는 수면 위생sleep hygiene이라는 '건강한 수면을 위한 지침'이 필요하다. 꿀잠을 위한 신체적, 환경적인 상황을 최적화하는 방법이다. 대한수면학회에서 권고하는 수면위생법을 소개한다.[169]

1) 잠자리에 드는 시간과 아침에 일어나는 시간을 일정하게 한다.
2) 낮에 40분 동안 땀이 날 정도의 운동은 수면에 도움이 된다. (그러나 잠자기 3~4시간 이내 과도한 운동은 피하는 것이 좋다.)
3) 낮잠은 가급적 안 자도록 하고, 자더라도 15분 이내로 제한한다.
4) 잠자기 4~6시간 전에는 카페인이 포함된 음식을 먹지 않도록 하고, 하루 중에도 카페인 섭취를 최소화하는 것이 좋다.
5) 담배는 끊는 것이 좋은 수면에 도움이 된다.
6) 잠을 자기 위해서 늦은 밤에 알코올(술)을 마시지 않는 것이 좋다.
7) 잠자기 전 과도한 식사나 수분 섭취를 제한한다.
8) 잠자리에 소음을 없애고, 온도와 조명을 안락하게 조절한다.
9) 수면제는 매일, 습관적으로 사용하지 않는 것이 좋다.
10) 과도한 스트레스와 긴장을 피하고 이완하는 것을 배우면 수면에 도움이 된다.(요가, 명상, 가벼운 독서 등)
11) 잠자리에 들어 20분 이내 잠이 오지 않는다면, 잠자리에서 일어나 가벼운 독서 등을 하며 이완하고 다시 졸리면 잠자리에 들도록 한다. 이후 다시 잠이 안 오면 이러한 과정을 잠들 때까지 반복한다.

수월해 보이지만 실천하고자 할 때는 다소 불편한 점도 있다. 다소 불편하기는 하나 하루하루 실천할수록 습관이 들고 숙면과 꿀잠으로 보상받는 경험을 하게 될 것이다.

"잘 자!" "꿀잠 자!"에 해당하는 영어 표현으로 "Sleep tight!"가 있다. 이 표현의 기원은 셰익스피어 시대로 거슬러 올라간다. 중세에는 밧줄로 묶인 침대를 주로 사용했다. 매트리스가 침대에 줄로 매여 있어서 격자무늬로 놓인 줄을 끌어당기면 매트리스가 평평해지고 침대가 탄탄해져 편안히 잠을 잘 수 있었다. 중세 유럽에서는 탐탁지 않은 손님이 방문하거나 늦은 손님을 내쫓아야 할 때 수동공격적인 방식의 일환으로 잠자리를 불편하게 만들기 위해서 침대의 끈을 느슨하게 풀어두기도 했다고 전해진다. 그래서 "Good night! Sleep tight!"는 "푹 자!"라는 의미이고, '꽉 조이는'이라는 뜻의 단어 'tight'는 '안정되게', '푹'이라는 의미를 내포하게 되었다.

불면증을 극복하고 꿀잠을 자기 위해 다소 엄격한 이야기만 한바탕 늘어놓은 것 같다. 커피도 줄이라, 담배는 끊으라, 술도 자제하라는 등 '하지 말라'는 내용이 가득했다. 그러나 이번 장의 내용을 정리하면서 "수면위생을 하자"라고 권면하고 싶다. 잘 자는 습관을 만드는 게 중요하다. 잠자는 환경, 몸의 상태와 마음 상태, 그리고 주위의 환경을 꿀잠을 위한 최적의 환경으로 만들고, 그러기 위해서 누구나 해볼 수 있는 일들, 즉 낮에 충분히 햇볕을 쬐며 걷고 운동하고, 말 못 할 고민거리는 언제든 이야기하고, 수면 환경을 적절하게 갖추어 보자. 커피는 가능하다면 오후 2시를 넘지 않게 오전에 한 잔 정도 마시기를 추천한다. 수면위생법을 하나씩 실천하면서 날마다 꿀잠을 맛보는 달콤한 기쁨을 누리길 바란다.

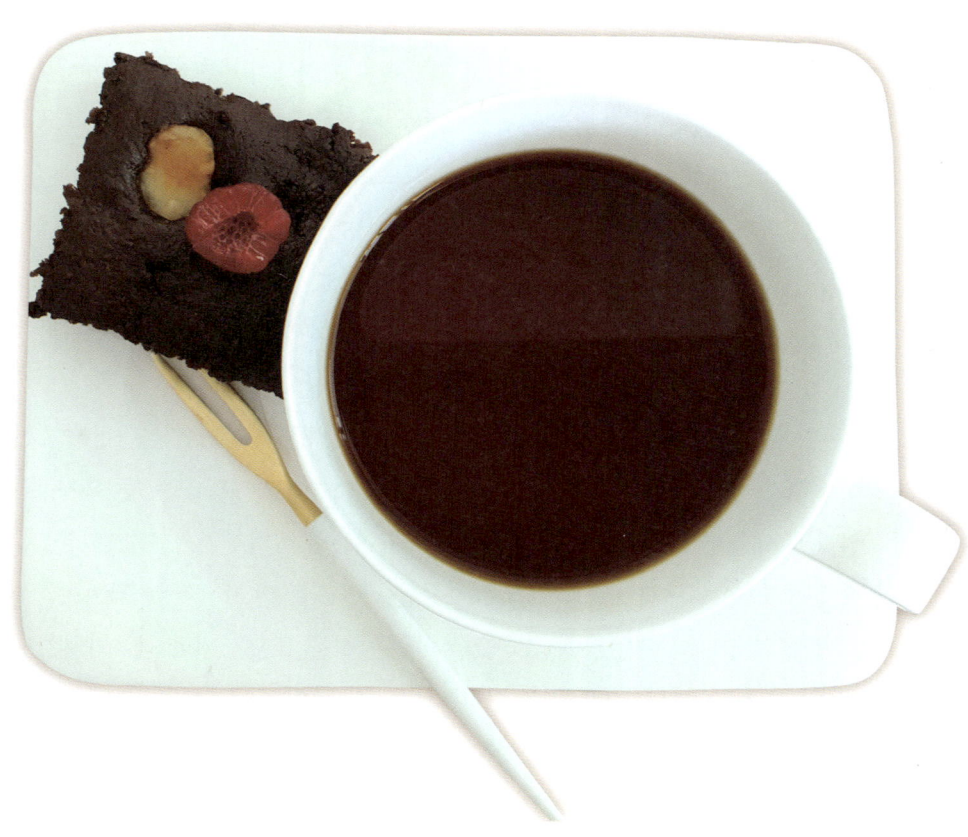

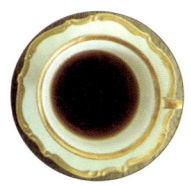

핸드 드립 커피

방법

1. 커피 원두 20~30g을 분쇄하여 필터에 평평하게 담는다.
2. 물을 끓여 드립용 (주둥이가 좁은) 주전자에 옮겨 담고 85~92°C 정도로 식힌다.
3. 원두를 고루 적신다는 느낌으로 서서히 물을 붓되, 필터지에 물이 닿지 않게 한다.
4. 젖은 원두에서 가스가 빠져나와 부풀어 오르면 약 10초간 관찰하며 뜸을 들인다.
5. 이후 3의 동작을 점차 물의 양을 줄여가며 한두 번 반복한다.

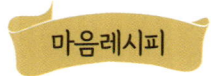

숙면을 위한 커피 활용법과 수면위생으로 챙기는 마음 건강

1. 커피향 은은한 공간에서 기분 좋은 생각을 하며 잠시 눈을 붙여보자.
2. 꿀잠을 위해 커피 섭취는 오후 2시 이전에 마치도록 하자.
3. 수면위생을 하나씩 실천하면서 오늘도 숙면하자.

3. 진소이
가루, 관계, 터치(접촉)의 힘

요리에는 가루가 빠질 수 없다. 한 꼬집 양으로도 감칠맛을 내는 가루가 있는가 하면, 밀가루나 쌀가루, 혹은 찹쌀가루처럼 가루 자체가 요리의 주재료로 활약하기도 한다. 가루에 반죽이라는 접촉^{touch}이 가해지면 어떻게 되는가 하는 이야기는 이 책의 <요리의 기술과 도구> 제2장에서 다루고 있다. 요리에 필수인 가루에 대해 논하다 보면, 사실 과거에 유명했던 광고 문구가 떠오른다. "이 소리가 아닙니다. 이 소리도 아닙니다. ○○○은 소리가 나지 않습니다." 광고 카피 문구만으로도 어떤 제품인지 바로 생각날 테다. 가루는 관계에 관한 중요한 메시지를 전한다. 대인관계에서는 흔히 부정적인 마찰로 관계가 삐걱대고 분주하고 불쾌한 소리가 난다. 그런데 사실 제대로 부드러운 가루는 소리가 나지 않는다. 그렇다면 가루의 역할과 특성을 본받아 이 재료의 방향성, 그리고 관계의 문제를 짚어볼 수 있겠다.

가루를 두고 방향을 논한다는 표현이 다소 의아할 수도 있다. 이것은 일단 '자발성의 방향'이라고 해두자. 첫 번째로, 외부요인이 아닌 내적인 방향, 즉 나에서 나에게로 가루를 빻는 것[↻]은 남이 나를 가루로 만드는 것이 아니라, 스스로 가루가 된다는 마음으로 매사에 열과 성을 다한다는 의미이다. 스스로 (긍정적인 의미에서) 가루가 되어보려는 열심과 적극성은 업무에 능률을 올리고 실력을 향상시킨다. 그렇다고 호되게 자신을 채찍질하라는 말은 아니다. "다 타서 재가 되어 없어질 정도"로 과도하게 가열해서 소진하라는 것도 아니다. "내 모든 걸 불태우리라"는 견고한 목표 의식과 최선의 정성어린 노력으로, 결국 "하얗게 불태웠다!"고 자랑스레 고백할 수 있을 정도의 열심과 자신감을 장착하고 실천하자는 것이다. 그래서 "온 힘을 다해서 했다"는 소회를 할 수 있다면 그것으로 충분하다.

자발성이 자신을 향하면 상술한 열심이나 실력 향상과 더불어 인격이 성장하고 성숙하는 상승 나선Upward spiral을 그릴 수 있다. 인격 다듬기나 성격 다듬기의 일환으로 가루를 생각해 볼 수 있다. 위에서 언급했던 광고 문구와 비슷하게 조정민은 『사람이 선물이다』라는 책에서 이렇게 적고 있다. "왜 소리가 큽니까? 부딪치는 알갱이 때문입니다. 곱게 빻아져서 가루가 되면 소리 나지 않습니다. 내가 여전히 소란스러운 까닭은 내 안에 아직 부서져야 할 것들이 있기 때문입니다."[170] 굉장히 부담스러운 표현이지만, 정신의학적으로 도움이 되는 말이기도 하다. 나의 지식과 생각, 그리고 내 가치관만 옳다고 주장하며 그것을 다른 사람에게 주입하려 하면 갈등의 불씨가 타오른다. 오히려 내면의 본모습을 직면해서 통찰하고 결점과 편견을 점검해서 다듬을 때, 우리 인격은 부드러운 가루로 일상의 부적절한 소음에서 벗어날 수 있을 것이다.

두 번째로, 자발성의 방향이 역(逆)으로 과도하게 작용하는 경우는 다소 해롭다. 비자발적으로 가루가 되는 상황은 두 방향으로 나눠볼 수 있다. 우선 '남에 의해' 자신이 가루가 되는 상황[←]은 억눌리고 자존감이 저하되는 상처로 이어지는 경우가 많다. 상처 입히는 사람의 입장, 즉 나 아닌 '남을' 가루로 만들고자 하는 것[→]은 공격성이다. 스스로 울퉁불퉁 모가 나 있어 어디서든 마찰을 일으키고 부딪침에도 불구하고, 자신의 거친 모습은 깨닫지 못하고 상대방만 다듬어 가루로 만들려는 사람이 있다. 뉴스에 간혹 등장하는, 직장 문화의 비극적인 장면인 "태움"도 그 일례가 된다. "태움"의 사전적 정의는 "영혼이 재가 될 때까지 태운다"라는 의미로, "선배가 신임을 가르치는 과정에서 괴롭힘 등으로 길들이는 규율을 지칭하는 용어"로 정의되었다. 병원은 특히나 인간의 생명을 다루는 곳이고, 실수가 곧 사망과 직결될 수 있어 엄격하고 철저한 교육과 훈련이 필요하기는 하다. 그렇지만 업무에 관한 교육과 철저한 훈련이 의과학적인 기술과 술기, 지식적인 측면의 향상이 아닌, 인격적인 모독으로 표현되거나 집단 내 따돌림과 괴롭힘, 심지어 폭력 등으로 변질시키는 것은 절대 금물이다. 갈등의 씨앗이 될 뿐 아니라 심리적·육체적·관계적 피폐함을 가져오기 때문이다.

타인의 성격이나 행동, 혹은 태도를 고치기는 쉽지 않다. 불가능하기도 하다. 자신의 마음과 성격을 고치기도 힘들지 않은가. 일상생활과 대인관계에서 불편한 사람들이 있을 것이다. 물론 상대방의 말과 행동, 그리고 태도가 갈등을 일으키기도 하지만, 사실 그것은 그 사람의 문제이다. 내가 손댈 수 있는 나의 문제와 상대방이 해결해야 할 그의 문제를 분리하면 의외로 관계의 스트레스가 줄어든다. 상대의 문제를 굳이 끌어와서 다투면서 변화시키고자 하는 것, 어떤 상황에서는 그런 자세가 필요하기도 하지만, 우선은 나 자신을 돌아보고 가다듬는 태도가 선행되어야 하겠다.

주위의 부정적인 영향을 덜 받기 위해서, 그리고 긍정적인 영향을 끼치기 위해서는 가루의 방향성을 재정립하는 것이 좋겠다. '나는 왜 저 사람만 보면 이렇게 속이 불편하지?', '저런 사람은 어딜 가나 꼭 있네', '왜 자꾸 나랑 부딪히는 걸까?' 싶은 경험들이 있을 것이다. A를 피해서 부서를 옮기고 심지어 직장까지 옮겼는데 그곳에도 비슷한 A'가 있어 신기하더라는 하소연을 왕왕 듣는다. 피한다고 해결될 일이 아니다. "천적은 내 모난 것을 깎아서 인격을 다듬어" 준다고 하였다. 미운 사람을 계속 비난하고 구박만 하며 속앓이할 것이 아니라 우리 두뇌를 깨워 생각을 가동해 보자. '저 사람은(보통은 '저 인간은'이라는 주어가 익숙하겠지만, 뭐, 어느 표현이든 괜찮다) 대체 나를 얼마나 위인으로 만들려고 저렇게까지 할까?'라는 생각만으로도, 들끓던 뇌가 잠시 멈춰 환기하고 사고를 전환하여 스트레스를 줄여줄 것이다. 그럼 눈이 뜨이고 새로운 면이 보이기 시작한다.

도(道)정신치료를 개척한 이동식 박사에 따르면 깨달음의 상태가 (자주, 그리고) 오래갈수록 정신이 건강하고 도가 높다.[171] 깨달음을 지속하면서 살기가 쉽지는 않다. 깨달음은 어느 순간의 경험일 수도 있다. 그런데 그 "깨달음을 놓친 순간에 남에게 책임을 전가"하게 되고, 내 마음이 그런 것을 알아차리지 못하고 남이 그렇다며 투사해서 착각하고 갈등을 일으키는 일이 흔하다. 상대가 잘못되었을 수도 있지만 (나에게서 비롯된) "내 문제"일 수도 있다는 가능성을 고려하는 것, 그것이 안정된 마음과 원만한 관계의 시작이 된다. 그래서 정신건강이란 "자기 위치를 찾고 잘 지키는 것이고, 남에게 침범을 당하지도 않고 침범을 하지도 않고, 남에게 불필요한 간섭을 받지도 않고 남에게 하지도 않는 것이며, 자기 책임을 다하는 것이고 바른 관계를 맺는 것"으로 요약된다.[172]

『명심보감』에서 공자는 이렇게 말했다: "君子(군자) 求諸己(구저기) 小人(소인) 求諸人(구저인)." 이것은 직역하면 군자는 자신에게서 구하지만,

소인은 타인에게서 구한다는 뜻이다. 의역해 보면 군자는 잘못을 저지르면 자신을 탓하고 자신에게서 그 원인을 찾고자 하지만, 소인은 남을 탓하며 남에게서 그 잘못의 원인을 찾는다는 의미이다. 모름지기 군자는 매사에 우선 스스로 잘못이 없나 먼저 살핀 이후에 과오가 없다고 판단되면 그제야 타인이나 외부 상황을 검토한다. 군자와 소인의 차이가 결국 인격의 성숙에 있다는 것인데, 이동식 선생은 책임을 '지는가' 아니면 책임을 '전가하는가'에 정신 건강이 달려 있고, 그렇게 책임질 수 있는 힘이 건강한 상태라고 하였다.[173]

책임을 '지는 것'이 인생의 경기에서 '지는 것' 즉 패하는 것은 아님을 명심하자. 책임과 더불어 사랑의 힘도 크다는 사실을 기억했으면 한다. 우울과 불안 같은 신경증은 물론이고, 조현병 같은 정신병, 그리고 치매와 발달장애에서도 사랑과 인정, 정겨운 대화, 자신감을 주는 긍정적인 태도는 치유력이 있다. "마음을 편안하게 해주고 자신감을 불어넣어 주면 모든 게 끝난다."[174]고 할 정도로, 이것은 일상의 다양한 관계에서 꼭 새겨야 할 말이다.

이 장은 『사람이 선물이다』라는 책의 한 구절로 정리하려고 한다. 저자는 오십 중년에 깨달은 바를 이렇게 소회하고 있다. "스물에는 세상을 바꾸겠다며 돌을 들었고, 서른에는 아내 바꾸어 놓겠다며 눈초리를 들었고, 마흔에는 아이들 바꾸고 말겠다며 매를 들었고… 쉰에야… 바뀌어야 할 사람이 바로 나임을 깨닫고 들었던 것 다 내려놓았습니다."[175] 이 말이 위로와 깨달음이 되기를 바란다. 그래서 오늘도 나 다듬기를 실천하고, 아울러 내가 처하는 관계마다 맛깔스럽고 풍미를 돋우는 그런 가루로 살자는 다짐도 곁들여 보면 좋겠다.

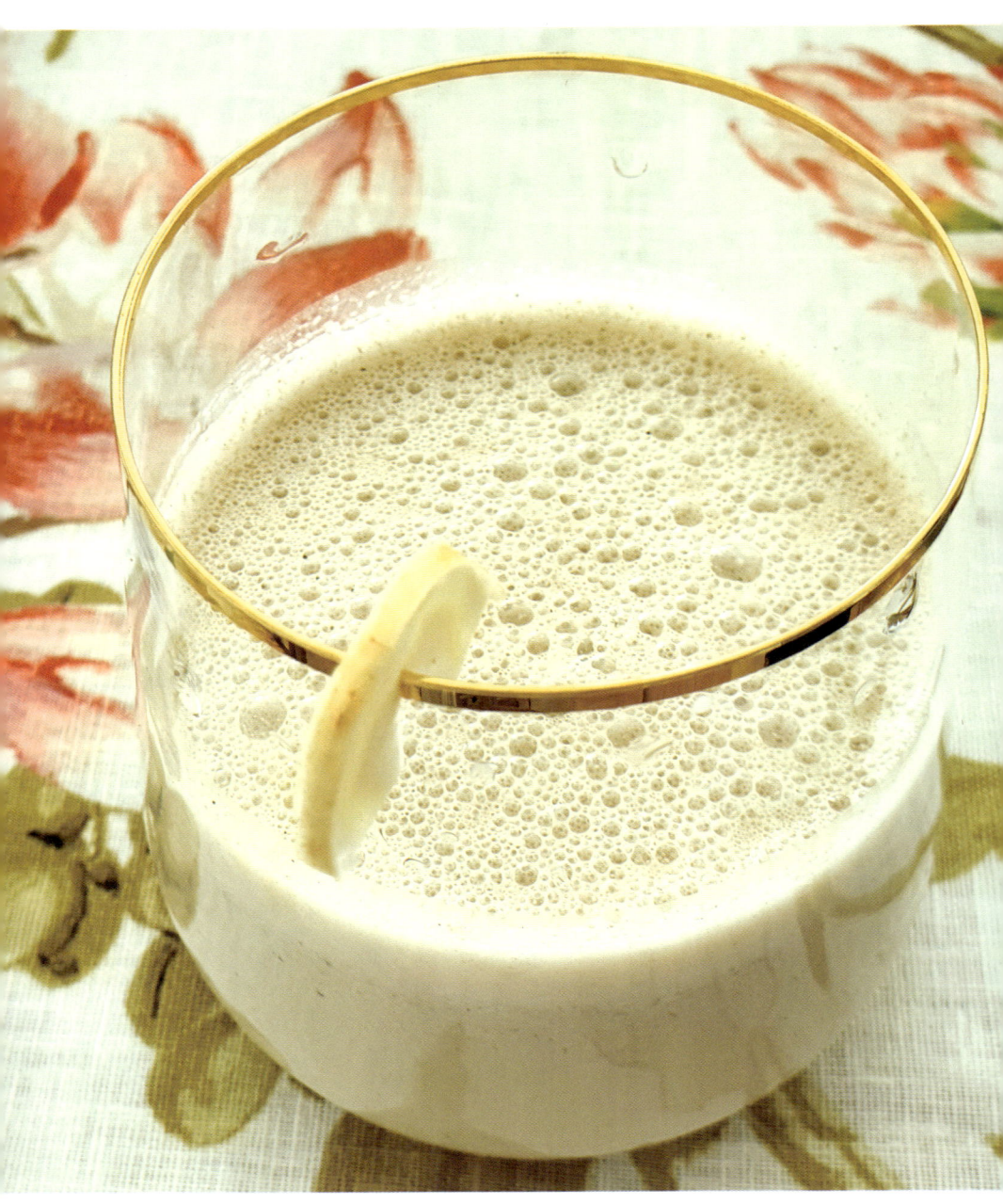

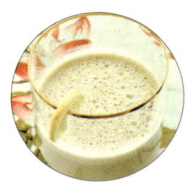

진소이 Gin-Soy

진소이는 '인삼'을 뜻하는 영단어 ginseng[진 생]과 '두유'인 soymilk[쏘이 밀크]의 합성어로 수삼, 두유, 꿀을 배합한 건강 음료이다.

재료

두유, 수삼, 꿀, 물,
각종 곡식 가루(선식이나 미숫가루 등 취향대로 준비한다)

방법

1. 수삼을 준비해 깨끗이 세척한다.
2. 블렌더에 수삼과 두유, 꿀을 넣고 원하는 정도로 잘 갈아준다.
3. 2에 선식이나 미숫가루를 취향껏 1~2스푼 첨가한다.
4. 원하는 정도의 묽기를 위해 물을 넣고 블렌딩하기를 반복한다.
5. 컵에 담아 헴프 씨드 등을 뿌려 마신다.

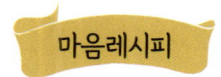

자발적 가루의 인생

1. 책임을 '지는 것'이 인생의 경기에서 '지는 것' 즉 패하는 것은 아님을 명심하자.
2. 깨달음의 상태가 자주 그리고 오래갈수록 정신이 건강하다.
3. 자발적인 열심과 열정, 그리고 최선으로 오늘도 하얗게 불태우자!

4. 오이 목테일

칵테일파티 효과, 선택적 주의, 주의집중, 고릴라 실험

    오랜 동안 철저한 격리와 엄격한 거리두기의 시기를 겪고, 이제 다시 각종 모임이 활기를 띠며 일상이 정상화되고 있다. 어느 모임이든 음료가 빠지지 않는다. 물은 기본이고 커피나 탄산음료, 혹은 술을 곁들인다. 칵테일 cocktail을 주로 하여 여러 음식을 차리고, 선 채로 자유롭게 이야기를 나누는 일종의 스탠딩 파티인 칵테일파티 cocktail party를 즐기기도 한다. 칵테일은 대개 위스키나 블랜디, 진 등의 양주를 넣어 감미료나 과즙 등을 얼음과 함께 혼합한 술이다. 알코올 없이 청량감을 느끼고자 한다면 비알코올 청량음료인 목테일 mocktail을 권한다. 한때 팬데믹으로 인해 칵테일파티에 참석하진 못했지만, 오이칵테일로, 혹은 알코올을 넣지 않은 오이목테일 한 잔이 청량한 위로가 되었다. 같은 위로가 독자분들에게도 전해지기를 바라며, 이 장에서는 '칵테일파티 효과'라는 개념으로 주의와 집중에 관해 살펴보고자 한다.

    '칵테일파티 효과'의 의미를 설명하기 전에 우선 파티장 안을 떠올려 보자. 일단 스탠딩 파티장은 많은 사람으로 붐벼 굉장히 시끌벅적하다. 사람들의 웅성거림이 배경 음악과 뒤섞이고, 잔을 부딪거나 칵테일을 만들고 기계가 작동하는 등 온갖 소리로 그득하다. 그런데 누군가 나의 이름을 부른다. 아무리 시끄러운 파티장이라 하더라도 자신의 이름이 불리는 소리는

들리니 신기하다. 소음으로 가득한 공간에서 내 이름은 알아듣는 '소머즈' 급의 신통력이 발휘된다. 이것은 선택적 지각이라 하는데 그때의 주의집중이 바로 '칵테일파티 효과'이다. 인간이 모든 감각 자극에 다 반응할 수는 없지만, '선택적 주의'라고 하여, 여러 자극 중에서 특정한 것에만 주의를 할당한다. 더 뚜렷한 자극이라든지 평소 관심 가졌던 정보에 더 주의를 기울이고, 그렇지 않은 자극은 무시하는 선택적인 능력 발휘인 셈이다. 뇌가 인지적인 과정을 처리하자면 에너지를 소모하다 보니 모든 자극 정보를 한꺼번에 처리하기는 어렵고, 가급적 자신과 관련되는 것에 좀 더 집중하게 된다. 그래서 수많은 대화와 다양한 잡음 가운데 자기 이름은 걸러내어 들을 수 있는 것이다.

두뇌에서 자연스럽게 일어나는 선택적 주의 과정 말고도, 다른 어떤 뚜렷한 자극이 있다면 거기에 더 주의를 기울이게 된다. 이것을 두고, 다양한 요인들이 어떤 대상을 '현저성으로 이끈다'라고 표현하는데, 자극의 뚜렷함과 같이 자극 자체의 특성, 자극이 맥락에 부합하는 양식과 정도, 그리고 관찰자의 내부 인지 상태에 따라서도 현저성을 갖게 된다. 우리는 관심 있는 것에는 더 집중하기 마련이다. 정보를 처리하고 주의를 기울일 때 뇌가 자극이 갖는 물리적인 특성과 특수성에 이끌려서 주의를 집중하는 경우는 뇌의 하부에서 상부로, 상향적bottom-up 방향의 정보처리가 일어나지만, 기존에 갖고 있던 지식과 개념에 따라 정보를 처리하는 경우는 뇌의 상부에서 하부 방향으로, 하향식top-bottom 정보처리가 일어난다.

하향식 처리는 고위 뇌영역에서 하부로 정보처리가 이루어진다는 의미이다. 인지심리학자인 차브리스와 사이먼스가 했던 유명한 고릴라 실험이 이를 잘 설명해 준다. 국내에는 『보이지 않는 고릴라』(*The Invisible Gorilla*)[176]라는 제목으로 2011년에 번역 출간되었다. 이 고릴라 실험은, 실험 대상자들에게 농구 게임 장면을 보여주면서 "흰옷을 입은 사람이 농구공을 패스하는 횟수를 세어라"는 미션을 주고, 그 사이에 고릴라 인형 옷을 입은 사람을 지나가도록 하여, 이후 그 고릴라를 알아차렸는지 확인한 유명한 실험이다. 그런데 흥미롭게도 많은 사람이 이 고릴라를 알아차리지 못했다. 앞서 언급하였듯 뇌의 인지 작용은 선택적으로 이루어지기 때문이다. 이 실험에서는 인지 자원을 "흰옷을 입은 사람이 농구공을 패스하는 횟수"라는 특정 지시에만 집중적으로 사용했기 때문에, 즉 그때의 선택적 주의에 의해서, 불필요한 자극이나 잡음(여기서는 고릴라 인형 옷)은 자체적으로 제거하여 고릴라를 인지하지 못한 결과로 나타났다.

선택적 주의는 우리가 멀티태스킹multitasking이라고 부르는, 동시에 하나 이상의 작업을 처리하는 활동에도 작용한다. 인간의 주의력은 한시적이며, 외부 자극과 정보를 두뇌에서 처리하는 과정은 일단 자극을 '지각'한 다음에 '주의'로 이어진다. 그때 주의는 동시다발적이지 않고 순차적으로 이루어진다. 어떤 과학자는 이것을 "병렬적이지 않고 직렬적"이라고 설명하기도 한다. 멀티태스킹이 가능하다고 하지만, 실제는 여러 개의 직렬적인 처리 과정이 빠르게 교차한다 함이 더 일리 있는 설명일 것이다. 그러나 자신의 목표와 관련있거나 어떤 무의식적인 영향력이 높을수록 불필요한 자극은 무시하고 그 자극에만 주의를 기울일 수 있게 되는 것일 뿐 인간은 본디 멀티태스킹에는 취약한 존재이다. 동시에 여러 일을 수행하는 것이 아니라 짧은 시간에 주의력을 자주 전환하는 것에 불과해, 주의를 전환하고 다시 본래의 주의력을 되찾느라 오히려 시간이 더 낭비되기도 한다. 인지 신경과학자 얼 밀러(Ear Miller)는 이를 두고 '멀티태스킹의 함정'에 집중력을 도둑맞는 셈이라고 표현하였다.**177**

    선택적 주의집중은 학습과 기억에 그 진가를 발휘한다. 선택적 주의 과정은 일종의 필터 역할을 하여 두뇌에 입력된 여러 자극 중에서 다음 기억 단계까지 가져갈 것을 선택하고 결정할 수 있다. 그래서 선택적인 주의와 집중, 그리고 짧은 시간의 집중 경험을 학습에 활용해 보면 좋다. 오래 집중하기 어렵다면 집중할 수 있는 시간을 먼저 잡아 보자. 특히 아이들에게 활용하면 효과적이다. 만일 10분도 집중하기 어려운 아이가 있다면, 일단 더 짧은 시간을 주어 '할 수 있다', '해냈다'라는 자신감을 먼저 확립하는 것이 좋겠다. 5분미만 책을 읽고, 읽은 내용을 요약해 이야기를 나누어 보고, 그 이후에 그 시간을 30초씩, 1분씩 늘여가는 것도 집중력 향상에 도움이 될 것이다. 아이에게 그런 자신감과 성취감의 경험이 중요하다.

    인간의 주의력, 그리고 기억 가능한 정보의 양이 제한적이라는 점을 다르게 생각해 볼 여지도 있다. 우리가 선택적으로 지나치게 주의를 기울이다 보면, 주의를 기울이지 않는 부분은 무시해서 놓치기 일쑤다. 이것을 '부주의맹'inattention blindness이라고 하는데, 주의를 기울이지 않으면 보이지 않는 셈이다. 그러니 한 번씩 휴식으로 주의를 환기하고, 적당히 주의를 기울이며 그 주의를 적절하게 분산하는 연습도 함께 하면 균형 유지에 도움이 될 것이다. 내가 집중하고 주의하는 부분과 제외된 부분을 함께 생각해 보는 여유를 발휘하였으면 한다.

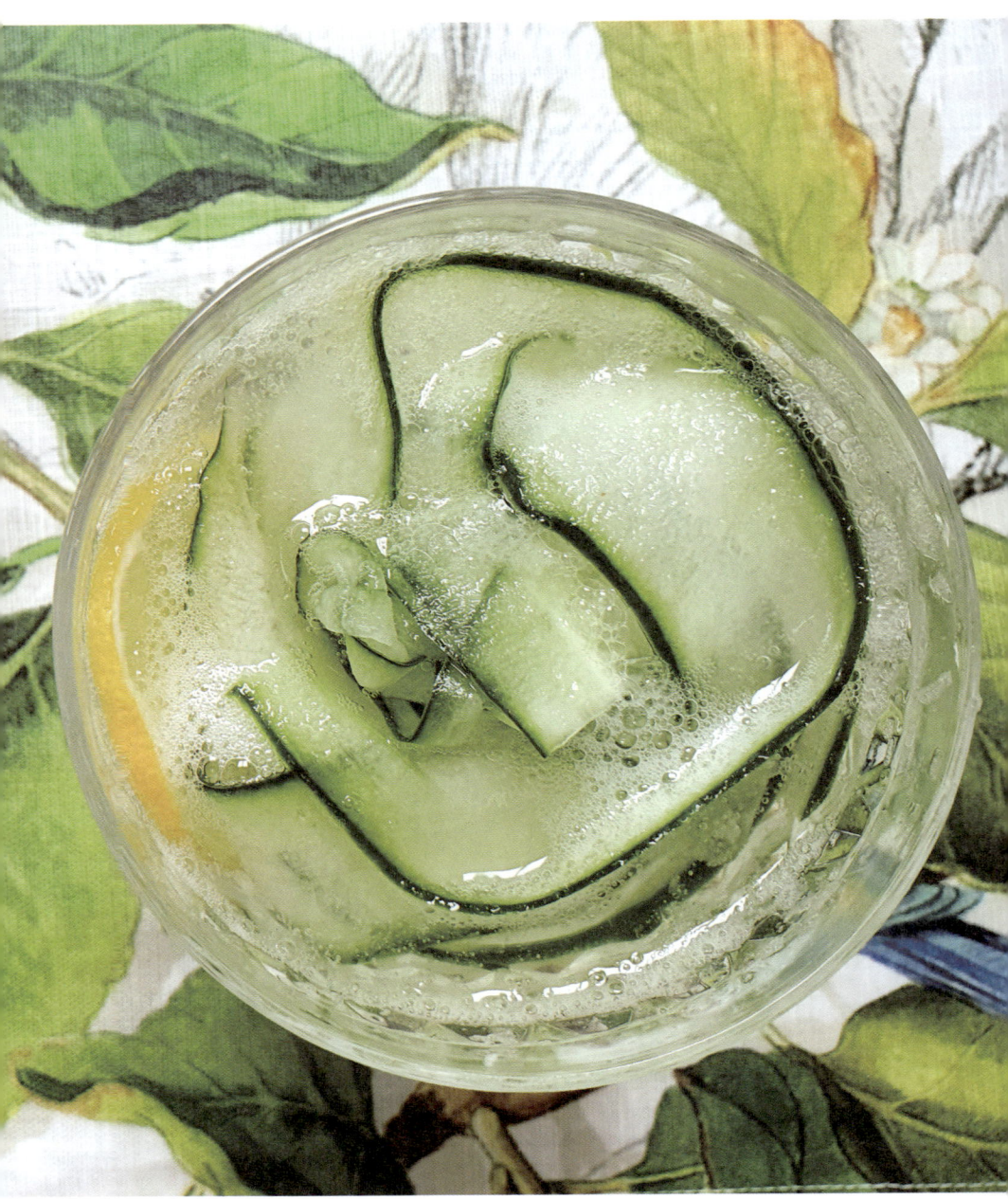

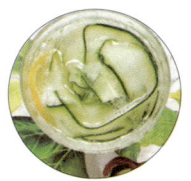

오이목테일

재료

오이, 레몬,
스프라이트(혹은 탄산수와 꿀도 무방하다), 민트

방법

1. 오이와 레몬, 민트를 세척한다.
2. 시원한 오이는 길쭉한 모양대로 얇게 썰어 향과 즙의 최대치를 끌어내도록 한다.
3. 레몬도 얇게 썰어 오이와 함께 유리잔에 넣는다.
4. 민트를 소량 빻아 3에 넣고 탄산음료를 부어준다.
5. 오이나 레몬, 혹은 민트 잎으로 장식한다.

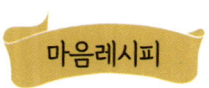

마음레시피

아이와 함께 책읽기로 주의집중 훈련하기

1. 5분간 책 읽고 내용을 요약한다.
2. 잘 듣고 피드백한다.
3. 자신감을 획득한 다음에는 30초씩 혹은 1분씩 시간을 늘려, 읽고 말하는 연습을 하자.

5. ABC 디톡스 드링크
팝콘브레인과 디지털 디톡스, 스마트 에이징

영화관 먹거리의 꽃으로는 단연 팝콘을 꼽는다. 오다리(오징어 다리) 버터구이나 츄러스, 핫도그, 각종 음료도 인기 종목이긴 하나 팝콘의 고소함을 그냥 지나치기란 여간 어려운 일이 아니다. 팝콘이라 하면 함께 떠오르는 개념이 바로 "팝콘 브레인"Popcorn brain이다. 코로나-19 이후 디지털 기기 사용량이 늘면서 이 현상을 겪는 이들이 많다. 팝콘 브레인이란, 단어 그대로 '뇌가 팝콘처럼' 변한다는 말이다. 생김새나 해부학적인 구조가 울퉁불퉁 솟아오르거나 터진다는 말은 물론 아니다. 오히려 추상적인 성격의 변화라고 하는 것이 옳은 표현일 테다. 팝콘 브레인은 옥수수 알갱이에 버터(와 캬라멜)를 곁들여 전자레인지에 넣고, 1분 45초 정도면 팝콘이 즉시 튀어 오르듯, 뇌가 어떤 즉각적인 현상에만 즉시 반응하도록 변화하는 것이다. 다시 말해 두뇌가 디지털 기기나 영상의 빠르고 강렬한 자극에 익숙해져 그런 자극에 반응하면서 더 강한 자극을 원하는 상태로 변하는 것이다.

팝콘 브레인이라는 용어를 처음으로 사용한 것은 2011년 미국 워싱턴대학의 데이빗 레비(David Levy) 교수였다. 현대인은 이메일과 채팅, SNS 등을 통해 새 게시물을 즉각 확인할 수 있고, 하이퍼링크까지 추가되면 끊임없이 새롭고 다양한 정보에 닿는다. 그래서 첨단 디지털 기기를 지나치게 사용하면 상대적으로 편리하고 즉각 보상되는, 즉각 반응하는 자극원에 더 몰두하고 인지적으로도 활력을 유지하며 깨어있게 된다. 반면, 눈에 보이지 않거나 느리게 진행되는 일, 느리게 변화하는 현실, 혹은 타인의 감정을 읽거나 그 감정에 닿아 서로 조율하고 공감하고 공명해야 할 상황에는 무감각해지는데 이것이 팝콘 브레인의 특성이다.

뇌가 팝콘처럼 형태를 바꾸지는 않더라도, 기능적이고 구조적인 변화를 겪는 것은 사실이다. 인터넷 사용 시간이 하루 10시간 이상인 경우와 2시간 미만인 대학생을 비교한 연구를 보면, 인터넷을 오래 사용할수록 전전두엽의 크기가 작고, 생각을 담당하는 회백질도 크기도 감소한다. 전전두엽이 작으면 사고력과 인지력이 감퇴하는데, 다시 말해, 즉각적인 현상에만 반응하고, 미묘하고 잔잔한 요소들에는 다소 무감각해진다. 뇌가 당장 반응하는 데만 치중하다 보니, 주의 지속 시간도 줄어들고 쉽게 지친다. 자극적인 영상에 시각과 청각은 고도로 자극되지만, 다른 감각은 상대적으로 무뎌진다. 성장기 특정 시기에 다양한 감각을 고루 발달시키지 못하면, 특히 여전히 뇌가 발달 중인 소아·청소년 시기의 뇌신경회로의 형성과 발달의 조화와 균형이 깨져버린다. 인터넷이나 전자 게임을 중독 수준으로 과도하게 사용한 초등학생의 뇌기능 평가 결과는 일반 아이와 비교하여 자극을 느끼는 속도가 아주 빠르거나 반대로 아주 느린, 양극화 경향을 보인다.[178]

실제로 뇌 기능을 다양하게 발휘해서 여러 감각에 제대로 반응하고 고차원적인 기능을 수행하려면 좌뇌와 우뇌가 서로 정보를 교환하고 연합해야 한다. 그러나 스마트폰이나 게임에 지나치게 몰두하면 우측 전두엽이 둔해지고, 좌뇌와 우뇌를 번갈아 사용하는 활동이라든지 시각 정보를 처리하는 기능이 충실히 발달하지 못한다. 게임 같은 자극에 신경 경로가 장시간 노출되면, 이후 거기에 필적하는 자극이 없을 때는 오히려 뇌 활성이 급격히 떨어지는 것이다. 시각 자극은 후두엽에서 주로 처리하는데, 생각하고 판단하는 전두엽에까지 이를 만한 정보가 없는 것이나 마찬가지이다. 그래서 이 현상이 주의 집중 장애나 정서불안, 혹은 학습장애로 기울어지기도 한다. 게임이나 영상과 비교하여 상대적으로 흥미와 재미가 덜한 책, 흰 종이와 검정 글자만으로는 무료할 수 있어 책과도 멀어진다. 지루한 책을 읽거나 사람들과 단조로운 이야기를 하는 상황에서는 관심이 격감 되어 뇌가 제대로 반응하지 않기도 한다. 인터넷을 과도하게 사용하는 아이들이 보이는 전두엽 활성은, 보통 중독자들 연구에서도 나타나는 일종의 갈망상태였다.[179] 공부라는 활동은 즉각적으로 어떤 보상이 주어지는 게 아니라 6개월, 한 학기, 혹은 몇 년 같은 장기적인 시간 투자로 보상받는 행동이다. 이와 달리 인터넷 게임은 몇 초 만에라도 당장에 보상이 주어지니 인내심에도 차이가 벌어질 수밖에 없다.

과도한 디지털 기기 사용은 아이의 성장과 발달을 저해하고 가정이나 학교, 성장해서는 직장에서 맞닥뜨리는 다양한 갈등의 요인이 되기도 한다. 팝콘 브레인 상태는 주의 지속 시간을 단축하는 것으로 알려져 있다. 주의 지속 시간이란, 방해받지 않고 어떤 일에 집중할 수 있는 시간으로, 어떤 목표를 성취하려면 주의집중이 필요하다. 영국 일간지 「데일리 텔레그래프」지에 따르면, 인간의 주의 지속 시간이 지난 10여 년간 절반 정도로 짧아져 5분 정도로 줄어들었고, 특히 청소년의 주의력 집중 범위가 많이 줄었다고 한다. 미국 생명공학정보센터의 한 연구도 인간의 평균적인 주의 시간이 2000년 12초에서 2013년 8초로 감소된 결과를 보였다. 대개 기억력이 나쁜 사람을 '금붕어 IQ'라고 폄훼하는데, 8초는 그 금붕어(의 주의 지속 시간인 9초)보다도 1초 낮은 결과이다. 이것을 '금붕어 효과'라고 한다.[180] 아동의 주의집중 시간은 대개 20분 정도로 보는데, 게임이나 SNS 사용이 지나치면 집중 지속 시간이 짧아지고, 집중 범위가 줄고, 기억도 감퇴한다. 영국의 사회학자 데이빗 목슨의 연구에서는 지인이나 친척에 관한 정보를 잊어버리는 사람이 25%나 되고, 본인 생일을 순간적으로 깜빡하는 사람도 7%였다고 하니, 새로운 정보를 빨리 획득하도록 뇌를 리셋, 재구성하고, 강렬한 자극에만 반응하는 결과가 어떠한지 가늠할 수 있을 것이다.

그렇다면 팝콘 브레인의 예방법이나 해결책, 혹은 치료법으로는 어떤 것이 있을까. 우선 하루 인터넷 사용 시간과 사용량을 정해두고 지키자. 승승장구하는 게임을 도중에 그만두기란 어렵지만, 스스로 시간을 정하고 가능한 범위에서 지켜보도록 하자. 디지털 활동을 안 하는 사이 시간에는 잠깐이라도 좋으니, 창밖을 응시해서 눈의 피로를 풀거나 활동으로 뇌를 환기하고 쉼을 갖는 것이 좋다.

학령기 이전은 비언어적인 기능을 담당하는 우뇌가 주로 발달한다. 그런데 한쪽 뇌만 지나치게 자극하여 뇌가 균형 있게 발달할 기회를 차단하면, 또래보다 말이 늦어지기도 하고 특정 물건과 행동에 집착하거나 발달장애가 생길 수도 있다. 고른 발달을 위해서는 인터넷 사용이나 디지털 게임에서 끝나지 않고, 이것에 대해 이야기하고 글로 표현하는 훈련이 의외로 도움이 된다. 게임의 내용과 상황, 그리고 자신의 전략과 전술을 '이야기'하고 '글쓰기'하는 '소재'로 삼는 것이다. 아이는 자신의 전략과 내용을 글이나 말로 풀어내고 부모님은 '경청'한다. 그러면 아이가 보았던 영상이나 게임이 뇌에 일방적으로 들어오는 시청각 자극제로만 작용하지 않고, 이야깃

거리, 즉 이야기의 소재가 되고, 다양한 사고력과 판단력을 키우는 재료로 전환된다. 실제 고등학교 60명을 대상으로 한 주에 두 차례씩, 21주에 걸쳐 이와 같은 실험을 하고 참여자들의 뇌파를 측정했더니, 말하고 글쓰기 교육을 받았던 학생들은 그 교육을 받지 않았던 학생들에 비해 게임 영상을 보았을 때 뇌가 덜 흥분하는 결과로 나타났다. 실제 게임 시간도 평균 151시간에서 126시간으로 감소했고, 말하기와 글쓰기 같은 언어 구사력이 상당히 향상되었다.[181]

'디지털 디톡스'도 필요하다. 몸의 독성을 배출하고자 각종 과일과 채소를 갈아 마시는 '디톡스'를 이제 마음과 뇌에도 실행해야 할 때이다. '디지털 디톡스'는 전자기기를 전혀 사용하지 않는 시간을 정해서 실천하는 것으로, '인터넷 금식'이라고도 한다. 인터넷 서적 대신 종이책을 읽고, 문자나 메신저보다는 전화 통화를 하는 식으로 변화를 주고, 아예 전자기기 없이 자연을 거닐며 사색하는 시간도 값지다. 이 모든 과정에서 부모도 그 시간을 함께 지키는 협력자가 되는 것이 중요하다. 어떤 가정에서는 그래서 '가족 스마트폰 보관함'을 만들기도 한다. 가족이 한자리에 모이는 시간을 따로 혹은 식사 시간으로 정해서 휴대폰 없이 담소를 나누며 하루를 돌아보고, 회복과 공감의 시간으로 삼아 가족의 유대를 강화할 수도 있다.

휴대폰이나 전자기기를 사용할 때는 바른 자세를 유지하고 습관화한다. 휴대폰이나 컴퓨터 사용이 의자질환sitting disease과 거북목을 야기하는 것으로 알려져 있다. 즉 비만, 심혈관 문제, 눈의 피로와 충혈, 피로감, 관절 통증이 흔하다. 휴대폰이나 컴퓨터를 하는 상황에도 바른 자세를 유지하고, 사용 중에 적당한 체조나 눈의 피로를 푸는 체조를 하고, 기기 사용 후에는 스트레칭하고, 충분히 걸어야 몸이 상하지 않는다.

팝콘은 달콤하지만, 팝콘 브레인은 씁쓸하다. 자녀는 팝콘 브레인 상태에서는 부모가 부르는 정적인 자극이나 일상의 대화에 웬만해서는 반응하지 않는다. 뭔가 소리를 지르고 혼내는 좀 더 자극적인 강렬함이 첨가되어야 그제야 반응한다. 그나마 다행인 것은 뇌에는 신경가소성neuroplasticity이라는 성질, 곧 새로운 경험으로 뇌가 성장하고 재조직하면서 스스로 신경회로를 바꾸는 능력이 있다. 중앙대학교 병원 정신건강의학과 한덕현 교수팀의 연구에 따르면 인터넷 게임 장애가 있는 사람들에게 인지행동치료와 결합한 신체 운동 중재가 인터넷 사용의 심각성과 우울감을 개선하고 좌측 전두엽의 활성도 향상시켰다.[182] 그러니 운동과 활동으로 생리적, 신체적 기능뿐 아니라 판단하고 통제하고 계획하는 인지적이고 정서적인 뇌기능도 함께 증진시킬 수 있다.

최근 「네이처」(Nature)지에 발표된 연구가 있다. 미국 워싱턴 대학병원 에반 고든 교수 연구진은 운동 기능을 담당하는 전두엽 운동 피질에 단순히 신체 각 부위를 움직이는 영역 뿐만 아니라 '신체-인지 동작 네트워크 Somato-Cognitive Action Network, SCAN라고 하는 새로운 부분을 발견하였다. 인체 "여러 근육이 같이 움직이는 계획적인 동작이나 인체 생리 작용을 조절하는 네트워크"도 존재한다는 것, 그래서 인체의 움직임과 생리 활동이 통합되는 기능적 연결성을 확인하였다.[183] 일리노이 주립대학교 어바나-샴페인 심리학과의 연구에서는 9개월간 일주일에 5일씩 60분 이상의 신체 활동에 참여한 8세에서 9세 아동의 주의 집중력과 인지 제어 능력이 향상되었다고 하니 인터넷 디톡스 실행과 함께 운동하지 않을 이유가 없다.[184] 실제 미국에서 시행한 한 연구에서도 대상자들을 48시간 동안, 길게는 2주 동안 인터넷 게임을 끊고 운동과 활동에 참여시킨 결과 사고력과 기억력, 계획 및 문제해결 등을 관장하는 전두엽 활성도가 개선되었다.

이들 연구 결과는 건전하고 긍정적인 새로운 경험과 활동이 팝콘 브레인이나 중독 회로에서 고심하는 두뇌를 긍정적으로 변화시킬 수가 있음을 시사한다. 사람은 원래 자신이 즐기던 것을 계속하려는 습성이 있어서 뇌도 그쪽으로 더욱 발달하게 되는 법이다. 그러나 이제 자신의 인터넷 사용량과 사용 정도를 점검하며 스스로 진단해 보자. 그리고 개선이 필요하겠다는 판단이 서면 여러 가지 디지털 다이어트와 디톡스 처방을 활용하여 건강하고 건전한 인터넷 사용자가 되어보자.

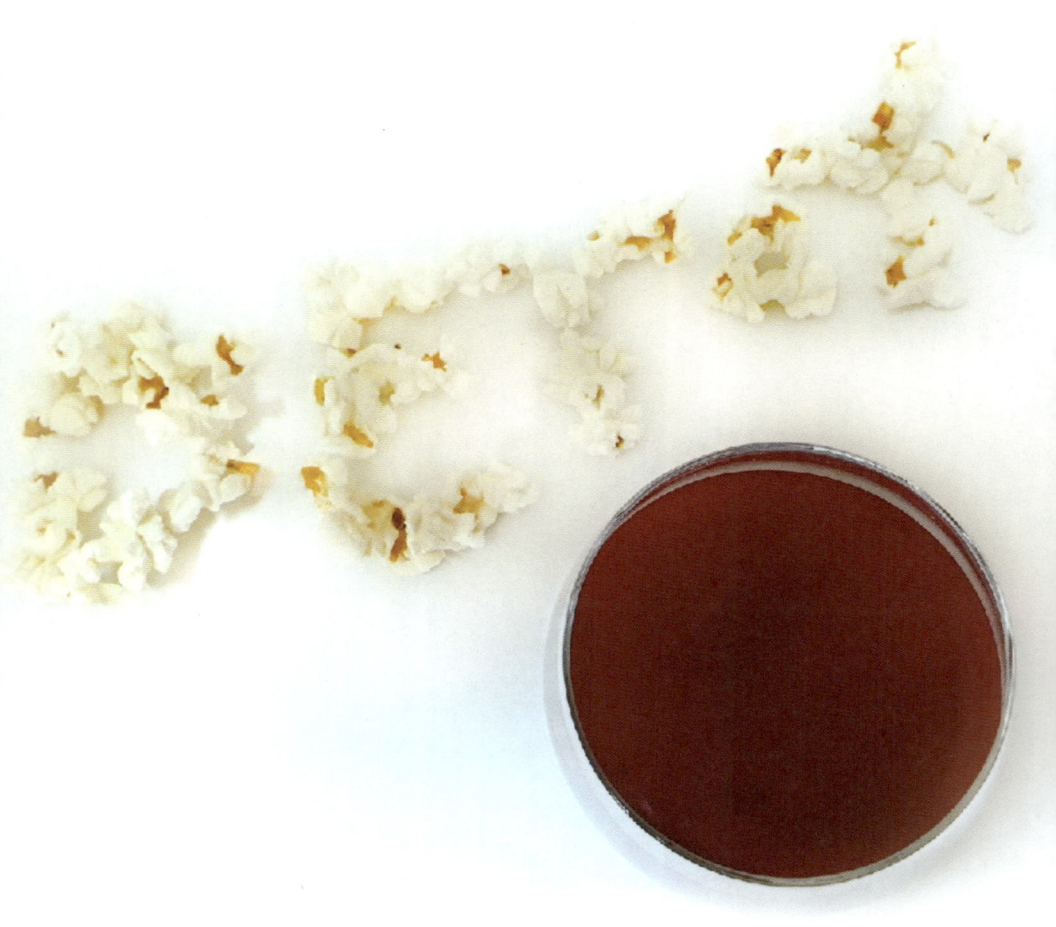

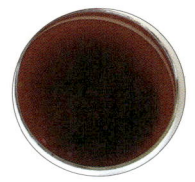

ABC 디톡스 음료

외국어를 공부할 때 알파벳 송을 배운다.
영어로는 "에이-비-씨-디," 독일어로는 "아-베-체-데"로 시작한다.
알파벳은 곧 '기본'이다. 디지털 다이어트와 디톡스를 기억하며
우리도 기본에 충실한 ABC 디톡스 음료, ABC 해독 주스를 만들어 보자.

재료

A(Apple, 사과) 1-2개, B(Beetroot, 비트) 1/2개, C(Carrot, 당근) 1개,
생강 1작은 술, 라임 1/2개

방법

1. ABC 재료를 깨끗이 씻어 잘게 썬다.
2. 생강과 1의 재료들을 블렌더에 넣고 간다.
3. 곱게 갈린 음료 그대로도 좋고 깔끔한 목 넘김을 원한다면 체에 걸러도 좋다.
4. 물과 꿀을 첨가해도 좋다.
5. 라임을 얹고 얼음을 넣어 시원하게 즐긴다.

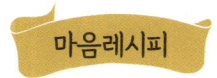

팝콘 브레인 예방법, 디지털 다이어트

1. 하루 인터넷 사용 시간을 정하여 지키고, 바른 자세 습관을 들이자.
2) 인터넷 게임의 내용과 과정, 전략 등을 이야기하고 글로 써보자.
3) 전자기기를 전혀 사용하지 않는 '디지털 디톡스' 시간을 정해두고 휴식하자.

6. 레모네이드

위기=위험+기회, 트라우마 탈출, 글쓰기의 힘과 치유력

무더위에는 시원하고 상큼하면서 피로도 회복되는 레모네이드 한 잔이 절실하다. '레몬'이라는 단어만 들어도 금세 입안에는 침이 고인다. 뇌가 기억하는 레몬의 상큼함이 침샘을 자극하고 이미 몸은 레몬을 한잔 들이켠 듯이 반응하니 신기할 따름이다. 몸의 이런 자동 반응을 다른 시각에서 파헤쳐 보자. 레모네이드와 관련된 영어 표현 중에는, '위기'의 상황에서 '위'험을 '기'회로 삼는 적극적인 삶의 자세를 권면하는 말이 있다. 무더위에 상큼한 기운을 가져다주는 응원의 메시지이다.

새콤달콤한 레모네이드를 만들기 전, 레몬만 살짝 맛보면 시고, 쏩쓸하고, 떫은 텁텁한 맛이 느껴진다. 영어에 "삶이 당신에게 레몬을 주거든, 레모네이드 만들어 보라(When your life gives you lemon, make some lemonade)"는 표현이 있다. 간단하게 "레몬으로는 레모네이드를(Lemonade out of lemons)" 혹은 "레모네이드를 만든다"라고 하면 우리가 처한 곤경을 딛고 올라섬을 의미한다. 더 나아가, "끔찍한 환경에서 오히려 최선을 취해서 타인을 돕는 것"을 뜻하기도 한다.[185] 여기서 레몬은 삶의 역경과 고난을 일컬으며, 그런 삶의 역경을 전화위복의 기회로 만들라는 격려의 메시지이다. 맛있는 레모네이드를 만들려면 희망과 긍정의 자세를 잃지 말아야 하고, 그럴 때 진정으로 진한 달콤함을 맛볼 수 있다는 것이다.

임상 사회복지사이자 심리치료사로 활동하는 바베트 로스차일드(Babette Rothschild)는 그의 저서 『마음의 깊은 상처를 입은 이들을 위한 트라우마 탈출 8가지 열쇠』에서 류마티스 관절염이 심해서 휠체어를 의지해 지내던 어느 환자의 사례를 소개하고 있다. 오랜 질병 경험으로 삶의 질이 많이 낮아졌을까 싶은 일반적인 예상과 달리 그는 삶에 대한 신념과 유머 감각을 잃지 않았다. 그는 사회복지사로서, 사람들을 돕고자 하는 열망을 실천하며 살았다. 심지어 은퇴 후에도 몸이 불편한 사람들을 도와 제대로 레모네이드를 만든, 이 레모네이드 개념에 잘 들어맞는 사람이었다.

그런데 '위기에서는 무조건 위험을 기회로' 삼아야 한다거나 '지금 당장 일어나서 달콤한 레모네이드를 만들자'는 것은 아니다. 부정적인 경험이나 아픔을 겪을 때, 레몬이 주어진 상황과 그 치유 과정 중에 이 레모네이드 만들기를 언제 추가할지, 그 시기는 각자의 환경과 상황, 그리고 역량에 따라 다르다. 트라우마를 경험한 사람이 그 사건을 정리할 새도 없이, 주위에서 자꾸만 그 기억을 끄집어낸다든지, 도움을 준다는 명목으로 오히려 의존심을 유발하거나 강화한다면 그건 오히려 치유를 방해하는 행위일 수 있다. 앞서 <스프, 죽, 국> 제4장에서 "콩나물국" 이야기를 했었다. 콩나물 비린내를 막으려면 냄비 뚜껑을 덮은 채로, 혹은 열어둔 채로 "그쯤 해두라," "그대로 두라," "Let it go," "Let it be" 하자고 했었다. 트라우마는 더더욱 그러하다. 레모네이드를 언제, 어떻게 만들 것인가는 상황에 맞춰야 한다. 트라우마 후유증에 휘둘리고 있는 단계에서는 흘려보내는 시간을 그저 함께 보내는 것, 곁에 함께 있어 주는 것만으로 도움이 되기도 한다. 내 의지와 욕심대로 당장 레모네이드를 만들려는 어리석음을 범하지 말고, 잠시 쉬면서 레모네이드 만들기의 적합한 때를 잡아야 한다.

자신의 상처는 물론이고, 타인의 상처도 어느 정도 시간을 갖고 기다리면, 어느 순간 도움과 회복이 필요한 시기가 떠오른다. 교육지원청의 학생 상담센터인 위(Wee)센터에서 학생들과 이야기를 나눠보면, 장래에 상담사가 되고 싶다는 아이들이 의외로 많다. 학교 폭력이나 가정의 아픔을 겪은 아이들의 장래 희망이 상담사라는 사실을 여러 차례 접하면서, 이 아이들이야말로 아픔을 겪어내고, 일어서고, 자신과 비슷한 경험을 겪은 사람들을 돕고 싶은 마음이 생긴, '레모네이드를 만드는 아이들' 같다는 생각이 든다.

　과거에는, 트라우마를 겪고 그 아픔과 상처를 그저 '견디던 시절'이 있었다. 상처 입은 사람들을 어떻게 도와야 하는지 아무도 몰랐고 스스로도 몰라서 그저 견디고 삭히던 때였다. 전쟁과 가난을 겪었던 노인들은 젊은 세대의 아픔에 공감하지 못하는 것 같고, 위로는커녕 괜히 더 상처 되는 말이나 한다고 비난받기도 했다. 그런데 어찌 생각해 보면, 그들도 제대로 위로받은 경험이 없고, 위로하는 방법을 배운 적도 없어서, 그리고 치유의 관계를 맺어보지 못한 탓에 그럴 수도 있을 테다. 부모가 자식을 생각하면 참 안타깝고 너무나 마음이 아픈데 표현할 방법을 몰라서 자녀의 아픔에 함께 분노한다는 것이, 버럭 소리를 질러 오히려 자녀를 더 불편하게 상처 주는 애처로운 결과처럼 말이다. 표현 방법은 다르더라도 누군가의 내면에는 위로와 공감, 어쩌면 더 큰 아픔의 마음이 있었을 수도 있지 않을까. 상처받은 아이들을 보면서, 이 레모네이드는 섣불리 만들 것이 아니라 다 때가 있구나, 확인하게 된다.

　신체적, 정신적으로 어려움을 겪는 상황에서는 삶의 질서order가 흐트러져, 문자 그대로 질병disorder 상황이 된다. 이때 자기 삶의 이야기나 증상 표현, 질병 서사는 순서와 강조점이 뒤바뀌기도 하고 논리가 빈약하고 뒤죽박죽 섞인다. 사용하는 언어와 문체와 표현이 급작스럽게 변하고 혼란스러워지기도 한다. 그렇지만 점차 회복하면서 신체적, 정신적으로 질서가 잡히면 이들의 이야기와 서사에도 논리와 응집력이 생겨 일목요연하고 지켜보는 입장에서도 더 잘 이해된다. 그 과정에 레몬이 활용되어 자타의 회복에도 일조한다.

글쓰기는 일상의 위기라는 레몬을 레모네이드로 만드는 작업이다. 수동적인 상황을 능동적으로 만들어 글이라는 형태를 부여함으로써, 막연히 두려운 어떤 존재, 그 때문에 다시 불안해지고 공포를 느끼는 예기불안에서 벗어나 특정 실체를 입어 구체화한다. 그래서 원인을 찾고 그것을 헤쳐나갈 수 있는, 종국에는 넘어설 수 있는 것으로 (그것을 인식하는 우리의 감각을) 새롭게 받아들이도록 한다. 『생존의 시학』에서 시인 그레고리 오어(Gregory Orr)는 창조적 글쓰기가 가져오는 질서의 감각에 대해 이렇게 서술하고 있다.

"우리는 세계를 혼란과 혼돈 상태로 경험한다. 특히 위기 상황에서는 더 그렇다. 우리 일상의 의식은 우리 삶, 욕구 속 무질서의 힘, 존재와 질서 감각의 필요 사이에서 계속 변하며 오락가락하는 인식으로 특징지을 수 있다. (중략) 시를 쓸 때 일상과는 다른 중요한 일이 적어도 두 가지 일어난다. 첫째, 우리는 위기를 견딜만한 거리로, 상징이지만 생생한 언어적 세계로 옮겨놓는다. 둘째, 우리는 삶의 경험을 수동적으로 견디는 대신 우리 상황의 모형을 능동적으로 만들어 형태를 부여한다."[186]

언어의 세계에서 우리의 부정적인 경험과 아픔은 수동적으로 견디는 모호한 대상이 아니라 능동적으로 만들어 형체를 입히는 구체적인 것으로 변화한다. 우리가 부여하기에 따라 글쓰기는 치유의 작업이 된다.

다행히도 요즘은 워낙에 교육 프로그램이 많고, 심리 치료나 정신 치료에 대한 접근도 수월한 편이다. 트라우마를 겪은 사람들을 위한 정보도 많고, 치유를 위한 선택사항이나 전략, 도서나 강의, 인터넷 자료로 많다. '트라우마 레몬'으로 '레모네이드'를 만드는 다양한 방법이 있는 것과 같다. 일단 내가 회복하면 주변이 눈에 들어온다. 거창하거나 드러나지 않더라도 누군가를 돕는 작은 행동이나 한마디 말이 맛있는 레모네이드를 완성해 준다. 이런 도움을 통해서 트라우마를 벗어나 그 '다음' 활동에 마음과 정성을 쏟고 계획할 수도 있다. 충격과 상처에 압도된 상태, 즉 후유증이 나의 더 나은 삶을 파괴하도록 하지 않고 거기서 일으켜, 스스로 삶의 시간을 통제하고 질서를 정비하여 주체적이고 진취적으로 살아가는 힘이 생기는 것이다. 연구에 따르면 "뚜렷한 목적의식이 트라우마 치유에 엄청난 영향을 행사한다."[187] 목적의식에 통제력이 결합하면 그 긍정적인 효과가 배가될 것이다.

인생의 역경이라는 쏩쏠하고 신 레몬으로 청량하고 달콤한 레모네이드를 만들어 보자. 우리가 겪은 아픔과 충격, 그리고 상처가 아물 무렵에, 자신과 타인을 돌보는 마음으로 어떤 목적의식을 찾고, 내 시간과 내 삶의 통제력을 회복한다면 성공적인 레모네이드를 완성할 수 있을 것이다. 다른 사람을 돕는 이들을 인터뷰해 보면, 그렇게 돕는 행위를 통해 그 도움을 받는 사람만큼, 혹은 그보다 더 큰 도움을 그들 자신도 받고 있다고 이따금 고백한다. 아픔을 겪은 사람들은 무언가 변화가 생길 때까지, 변할 때까지 기다리고 또 기다리는 경향이 있다. 그러나 오래 기다릴수록 더 마비되고 공허해지기도 한다. 자신을 위해서 무엇을 하는 것이 최선일까 하는 의구심과 회의만 자꾸 드는 것이다. 그런데 무엇이든 좋으니 나와 남을 위해 무엇인가를 시작해 보는 것이 좋은 출발이 되기도 한다. 타인을 위해 하는 일이 본인에게도 좋게 작용할 수 있으니 그렇다. 레모네이드를 만드는 시기는 상황과 요구, 또 몸 상태에 따라 각자 차이가 있지만, 일단 몸을 움직이는 작은 활동에서 시작해도 좋다는 점을 강조하고 싶다. 도움을 청하고, 도움을 받고, 또 도움을 주는 것이 모두 이롭다는 사실을 기억하였으면 한다.

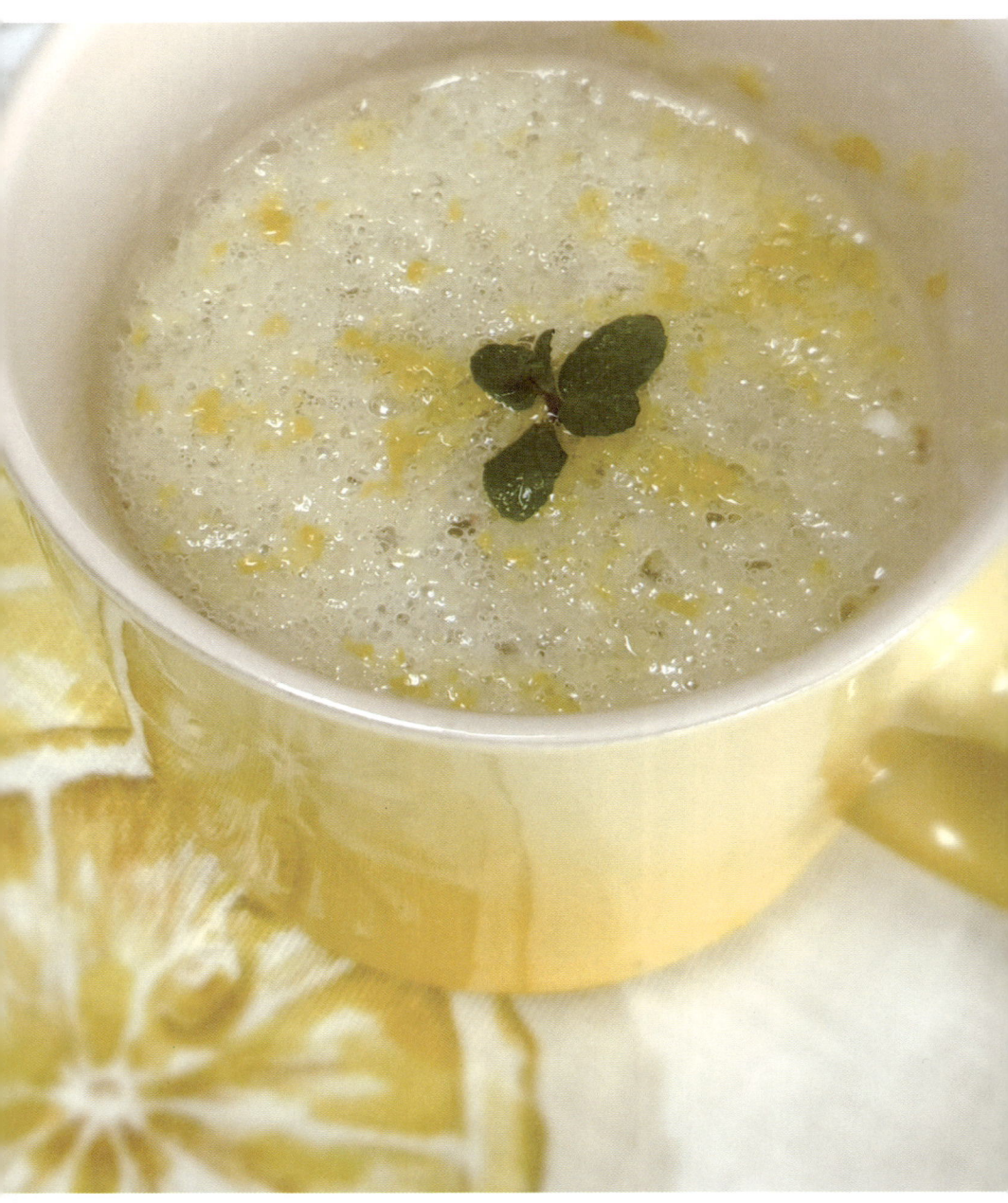

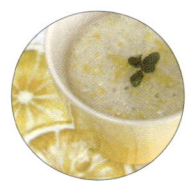

레모네이드

재료

레몬, 탄산수, (사이다 같은 탄산음료),
꿀, 민트

방법

1. 레몬을 깨끗이 씻는다.
2. 레몬을 반으로 잘라 즙을 낸다.
3. 즙을 체에 걸러두면 텁텁함을 줄일 수 있다.
4. 탄산수에 꿀을 넣거나 혹은 꿀 없이 사이다 같은 탄산음료에 레몬즙을 섞는다.
5. 얼음을 넣고 민트와 슬라이스 레몬을 얹어 마신다.

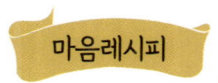

위기를 기회로 전환하는 삶

1. 스트레스가 왔다. 상처를 받았다.
2. 일단 기다린다. 내 마음이, 당신의 마음이 좀 안정될 때까지.
3. 그러고 나서 위기를 기회로 만들 듯, 레모네이드를 만든다. 나를 일으키고 나와 남이 연결되어 함께 이겨나갈 힘을 얻는다.

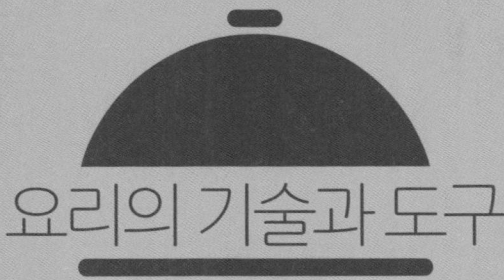

요리의 기술과 도구

1. 영점조절

기본에 충실한 삶, 장-뇌-축, 몸의 언어에 경청하기

조리에는 밀리그램(mg)의 정확성에서부터 '한 꼬집', '이 정도', '아주 조금'과 같은 두루뭉술한 용량 단위까지 다양한 표현이 존재한다. 그 덕에 조리법으로 남겨진 기록과 요리사가 소통하고, 그렇게 만들어진 음식으로 가족과도 손님과도 소통한다. 유명 식당과 카페들이 그 맛을 유지하면서 2호점, 3호점을 낼 수 있는 것도 각 재료의 양을 정확히 명시한 레시피가 전해져 가능한 일이다. 영화「줄리 앤 줄리아」에서처럼, 줄리아 차일드의 레시피를 50여 년 이후 줄리 파월이라는 또 다른 요리사가 재현하는 것도 정확한 측정치를 곁들인 설명과 세월을 뛰어넘는 열정과 소통의 힘이 있어 가능했다. 심지어「라따뚜이」같은 에니메이션 요리의 세계에서는 생쥐와 인간 셰프도 연결되고 있다.

우리네 어머니들은 굳이 정확한 용량을 계측하지 않고서도, '이쯤', '약간만', '살짝', '조금만'이라는 마법의 레시피로 그렇게나 맛있는 된장국을 끓여내고, 여느 식당보다 담백한 '우리집'만의 꽃게탕, 삼계탕, 추어탕을 식탁에 올린다. 그러나 모두가 요리박사이지는 않은 터라 대개는 재료의 양을 구체적으로 명기한 조리법을 가이드로 삼고, 적정량을 재고자 저울을 사용한다. 그 저울에는 영점조절 버튼이 있다. 빈 용기를 얹었을 때의 무게를 기준 0으로 맞추어 두면, 내용물을 그 용기에 넣었을 때 정량을 넘거나 부족하지 않은 일정한 분량을 맞출 수 있다. 요리하고 조리하듯 마음짓기에도 영점조절이 필요한데, 그것은 건강을 위한 영점조절이자 몸의 소리에 경청하는 비법이기도 하다.

심리 상태를 점검하거나 정신 질환을 진단하고 치료하기 전 영점조절은 필수적이라 할 만하다. 특정 신체 증상이나 마음의 증상이 순수하게 정신의학적인 문제인지 아니면 신체 문제에서 비롯된 정신·심리적인 문제인지, 그것도 아니면 역으로 심리 상태에서 비롯된 신체 증상인지를 면밀하게 분석하고 파악해야 적확한 치료를 할 수 있기 때문이다. 그러려면 몸 상태를 제대로 알고 몸의 언어인 각종 증상을 바르게 읽어내야 할 것이다.

몸과 마음, 곧 신체와 정신은 연결되어 있다. 19세기와 20세기에 뇌와 위장관 사이의 상호작용에 대한 연구가 활발해지면서 이 두 기관이 양방향으로 영향을 주고받는 것으로 알려졌다.[188] "뇌-장 축"brain-gut axis 혹은 "뇌-장-미생물 축"이라는 개념은 뇌의 기능변화가 장의 생리적 기능에 영향을 주고, 이 영향이 장내 미생물총에까지 미치는 일종의 축이 작용한다는 의미이다. 이후 대두된 "장-뇌 축"gut-brain axis은 장내 미생물총이, 숙주인 인간의 건강과 뇌 기능에 상당한 영향을 미친다는 사실이다. 그래서 프로바이오틱스, 유산균 섭취가 유행처럼 퍼진 바 있다. 단것을 먹으면 기분이 좋아진다거나 스트레스를 받으면 소화 기능이 떨어지는 것, 즉 불안이나 적개심, 자책감 같은 정서적인 변화가 대장 운동과 점막출혈에 영향을 주는 것도 이들 축으로 설명되었다.[189] 그런 면에서 장-뇌 연결 축은 장과 뇌 사이에 생체신호를 주고받는 일종의 '정보의 고속도로'가 있음을 시사한다.

그렇다 보니 마음을 읽어내는 작업에 몸의 상태를 빼놓고는 이야기할 수가 없다. 우리가 먹는 음식은 물론, 먹기 전후의 심리 상태나 신체 상태를 알아차림도 중요하다. 실제로 1800년대 프랑스의 쟝 앙텔므 브리야-사바랭(Jean Anthelme Brillat-Savarin: 1755~1826)은 『미식예찬』[190]이라는 그의 저서에서 "당신이 무엇을 먹는지 이야기해 주면 내가, 당신이 어떤 사람인지 이야기해 줄게요."라고 적고 있다.[191] 당시에는 신분에 따라 먹는 음식이 구분되어 있었다. 2004년 무렵 KBS에서 「중국 음식에는 계급이 있다」[192]라는 제목의 다큐멘터리를 방영한 적이 있다. 현대에 여전히 존재하는 계층에 따른 중국 음식의 차이가 충격적이리만치 여실히 드러났다. 계급은 차치하고서라도 이후 음식과 신체, 그리고 건강 이야기들은 결국 우리가 택하고 먹는 음식이 우리의 몸 상태를 알려준다는 이야기에까지 이르게 되었다. "내가 먹는 음식이 곧 나다" 혹은 "음식이 곧 당신이다"와 같은 문구도 유행처럼 등장했고, 최근까지도 작가나 식품영양학자 들이 이 말을 수정하여 여러 지면에서 활용해 오고 있다.

옳은 부분도 그른 부분도 있지만, 특정 식습관이 그 사람의 정신·심리 상태를 알려주는 신호가 될 수 있음은 자명하다. 가령, 이식증^{pica}이라는 일종의 섭식장애가 그렇다. 이식증은 별 영양가가 없고 흔히들 먹지 않는 음식을 규칙적으로 먹는 것으로, 영·유아 때 잘 나타나고 성장하면서 자연스레 사라지기도 하는 증상이다. 아기가 흙이나 종이를 먹는 장면은 종종 볼 수가 있었을 것이다. 그런데 청소년기나 성인이 되어서도 여전히 이식증이 있거나 재발하는 경우가 있다. 원인은 불명확하지만, 스트레스나 우울과 불안, 또는 발달장애가 원인으로 추정된다. 특히 얼음섭취증^{pagophasia}은 빙섭취증이라고도 하는데 문자 그대로 얼음이나 얼음 음료를 강박적으로 계속 찾는 증상이다. 이 증상은 드물지 않게 철 결핍성 빈혈이 있을 때 나타나니, 진단을 위해 꼼꼼한 병력 청취와 이학적 검사가 필수적이다. 철분 보충만으로도 그 증상이 호전되기 때문이다.

정신건강의학과에 내원하는 환자나 가족들 가운데는, 간혹 특정 음식만 섭취하거나 입맛이 없어 굶는 것, 혹은 폭식하는 것을 무조건 우울증이나 불안증, 혹은 식이장애 같은 질환 때문이라고 치부하는 경우가 있다. 식이 습관과 일상 활동에 관한 병력 청취는 신체 증상과 정서적 상태와 함께 점검받아야 할 중요한 정보를 내포하고 있다. 일례로, 유명한 신경의학자이자 작가였던 올리버 색스(Oliver Sacks: 1933~2015)는 과하게 "차와 토스트만" 먹고 지내던 노인을 소개했다.[193] 그는 말이 느리고, 단어를 잘 떠올리지 못하는 등 인지·기억 저하 증상이 두드러졌고, 피로감에 간간이 어지럼증도 호소했다. 그때 영민한 의사의 판단으로 그 증상들은 비타민 B12(코발라민) 결핍 증상과 유사했다. 얼핏 치매나 뇌혈관 문제 때문에 나타나는 증상으로 착각하기 쉽지만, 비타민 B12 결핍으로도 신경 손상이 촉발되어 손발 저림이나 감각 상실, 근육 쇠약, 보행 곤란, 착란과 치매 증상을 초래할 수 있다. 이 결핍은 비타민 B12 보충제를 복용하지 않는 채식주의자나 흡수 장애 환자에게서 잘 나타난다. 그래서 "차와 토스트만" 먹던 이 노인은 비타민을 주사제로 보충한 이후로 언어도 유창해지고, 기억력과 인지력 또한 상당히 회복되었다. 우울증이나 치매 때문이기 이전에, 비타민 B12의 부족이 초래한 결과였다.

불면증으로 수면제를 요구하는 내원객들도 정신과적인 어떤 '질환 때문'이기보다는 흔히 식습관과 생활 습관에서 그 원인이 드러난다. 그런 경우는 약 없이 생활 습관 교정만으로도 불면 증상이 해소된다. 이 불면이 정서적인 문제로 인한 것인지, 신체 이상 때문인지, 생활상으로 혹은 식습관에서 비롯된 것인지 등 증상을 탐색하다 보면 과도한 카페인 섭취로 귀결되는 경우가 적지 않다. 커피를 저녁 식후 한 잔씩 한다는 사람도 있고, 커피를 하루 여덟 잔 정도 마셨지만 "난 커피와 전혀 상관없이 늘 잘 잤어요!"라고 당당히 밝히는 환우도 있다. (그러나 안타깝게도 그는 잠을 푹 자고 싶다며 내원했다.) 커피나 초콜릿, 차, 탄산음료 등에 있는 카페인은 각성시키고 집중력을 높이는 효과가 있다. 몸은 피곤해서 눕고 싶고, 마음으로도 '자야겠다' 생각은 하지만 의식은 또렷이 깨어, 이런 마음과 몸의 상태가 서로 충돌하다 보니 정작 잠은 들지 않고 몸은 더 피곤해지는 것이다. 카페인과도 무관한 불면증에는 약물치료와 정신치료, 혹은 인지행동치료를 받게 되지만, 우선은 일상생활 교정이라는 일종의 영점조절이 필요하다. 앞서 <음료> 메뉴의 제2장 "커피" 편에서 다루었던 "수면위생"sleep hygiene이라는 생활 습관 교정이 불면을 극복하고 숙면을 취하기에 도움이 된다.

영국 BBC 방송에서 음식 선택이 뇌에 영향을 미친다는 「기분과 음식(Mood & Food)」 특집을 방영한 적이 있었다. 음식이 기분을 좌우하고, 기분에 따라 찾게 되는 음식도 달라진다는 것으로 이제 우리에게는 익숙한 연결이다. 버지니아 울프도 1929년에 이미 『자기만의 방』에서 잘 먹는 일이 얼마나 중요한지를 이야기했다. "잘 먹지 않으면 생각도, 사랑도 잘하지 못하고, 잠도 잘 못 잔다."[194] 너무나 당연하고 기본적인 내용이라 놓치기 쉬운 일상의 습관들, 즉 잘 먹고, 잘 자고, 잘 비우고, 잘 움직이는 것이 신체와 정신 건강에 기본이 된다는 건 아무리 강조해도 지나침이 없을 것이다.

조지 버나드 쇼(George Bernard Shaw: 1856~1950)라는 아일랜드 출신 극작가는 또한 엄격한 채식주의자로도 유명했다. 그는 94세까지 장수하면서도 활력과 창의력을 유지하였는데, 채식주의자였지만, 매달 한 번씩 간 추출물을 주사로 맞으면서 부족했던 영양을 보충 받았다고 알려져 있다. 일반적으로 노년기에는 위산 분비 자체가 감소하기도 하고, 소화기관의 문제로 위산의 역류를 막아주는 소위 '위장약'까지 자주 복용하다 보니, 가뜩이나 부족한 위산이 더 부족해진다. 그래서 앞서 소개했던 노인처럼 치매로 오인되는 비타민 B12 결핍 증상이 잘 나타난다. 그 노인은 "빨간 비타민"인 비타민 B12를 하루 한 알씩 보충함으로써 인지 증상을 개선할 수 있었다.

다시 서두로 돌아가 요리 재료의 정량을 측정하기 위한 영점조절 장치를 떠올려 보자. 영점조절은 영어로 *callibration* 혹은 *tare*라고 한다. 후자는 "음식이 낭비되거나 부족하거나 불완전하지 않도록 용기 무게를 0으로 두는 조절"을 의미하던 중세 프랑스어에서 어원을 찾게 된다. 마음의 증상과 신체 증상의 원인을 몸과 마음 '밖에 있는 다른 어떤 것'에서 찾는 경우가 많다. 실제 외부에 원인이 있기도 하다. 그렇지만 우선은 우리 몸과 마음을 영점 조절하자. 균형 잡힌 영양 섭취, 충분한 수면, 따사로운 볕을 쬐며 규칙적으로 운동하는 기본기를 탄탄히 다질 때, 마음 읽기는 물론이고 몸의 신호를 읽고 해석하기도 더욱 수월하고 정확해질 것이다.

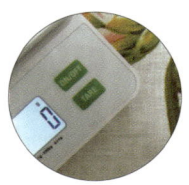

영점조절 방법

방법

1. 저울을 평평한 곳에 둔다.
2. 재료를 담을 빈 용기를 저울에 얹는다.
3. 영점조절 버튼을 누른다.
4. 빈 용기를 얹었을 때의 무게가 0이 된다.
5. 이후 재료의 양과 무게를 정확히 재며 즐겁게 요리한다.

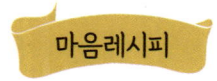

일상 생활 교정으로 영점 조절하기

1. 즐거운 식사와 더불어 수면위생법으로 숙면하자.
2. 규칙적인 활동과 운동으로 신체를 탄탄하게 만들자.
3. 건강한 신체에 건전한 정신이 깃듦을 명심하자.

2. 반죽
접촉(터치)의 힘

한 환우가 진료하다 출출할 때 먹으라며 자그마한 종이 상자를 수줍게 내밀었다. 하얀 찹쌀떡과 링 도넛, 그리고 단팥이 들어찬 동그란 튀김 도넛이었다. 하얀 종이 상자에 질서 있게 한데 담긴 이 먹거리들은 찹쌀가루와 밀가루인 '하얀 가루'를 반죽해서 만든 것이다. 그런데 가루의 종류와 반죽의 정도와 형태, 물의 온도와 배합 정도, 담긴 공간과 온도에 따라서 하얗고 쫀득쫀득한 찹쌀떡이 되든지 노릇노릇하고 바삭한 도넛이 되는 식으로 색상과 맛이 달라지는 걸 보면 사람도 이와 비슷하다는 생각이 든다. 인간이 처한 환경과 경험에 따라 성격도 역할도 변하기 때문이다. 반죽에 필수적인 동작이 바로 터치touch, 곧 접촉일 텐데, 인간의 신체적·심리적 접촉은 한 인간의 인격과 삶을 빚어내는 데에도 중요한 역할을 한다.

코로나-19 팬데믹 시절, 우리는 접촉 자체가 두려운 시대를 살았다. 코로나-19 초기, 특히 병원 환경에서 접촉은 어떻게든 피해야 할 대상이었다. 모든 모임은 취소되거나 비대면으로 전환되었고, 손소독과 마스크 착용이 일상화되었다. 이후 마스크 착용이나 모임의 제한 같은 방역 수칙이 완화되거나 해제되고, 코로나-19 바이러스와 함께 살아가는 위드 코로나With COVID-19 시대를 겪으면서도, 병원에서는 여전히 그리고 아직도 마스크를 착용한다. '대면 진료'이긴 하나 엄밀히 따지자면 마스크로 얼굴 절반은 가린 '반(半)-대면 접촉' 중인 셈이다.

전염병의 역사를 보면, 중세 시대 흑사병이 퍼지던 때나, 19세기 콜레라가 창궐하던 시기에 질병의 뚜렷한 원인을 알지 못했던 때조차도 접촉은 뭔가 두려운 것이며 피해야 하는 행위로 여겨졌다. 질병의 원인을 아는 경우는 더더욱 그러했고, 세균이나 바이러스 등 전염병의 원인이 알려지지 않았을 때도 일단 '느낌'으로나마 공기를 정화하여 독기를 없애거나 균의 전파를 차단하려는 노력을 해왔다. 차이가 있다면, 현대는 접촉을 차단하더라도 온라인 접촉과 유대, 혹은 정서적 접촉 방식은 여전히 가능하다는 점이다.

접촉이 갖는 심리적 의미, 곧 정신의학적인 의미는 상당하다. 애착과 공감 같은 심리적인 접촉의 중요성은 아무리 강조해도 지나치지 않을 것이다. 애착attachment은 주로 부모인 주양육자나 특정 사회적인 대상과 맺는 친밀한 정서적 유대 관계이다. 공감empathy은 간략히 표현하자면 상대방 입장이 되어보는 것으로, 상대가 느끼는 상황이나 기분을 비슷하게 경험하는 심리적인 현상이다. 미국 노스웨스턴 대학병원 정신과 브루스 D. 페리(Bruce D. Perry) 교수는 트라우마 전문가인데, 그는 『개로 길러진 아이』[195]라는 책에서 어릴 적 겪은 트라우마 사건이 뇌에 어떤 영향을 미치는지를 다양한 사례를 통해 기록하고 있다. 그는 애착이 인간관계를 지지해 주는 기억 템플릿이며, 이것이 관계의 주된 세계관이 된다고 설명한다. 사랑이 넘치는 가정에서 태어난 아기는 꾸준한 양육자가, 주로 부모일 텐데, 적시 적소에서 원하는 것을 반복적으로 충족시켜 주는 그런 돌봄을 받는다. 같은 울음에도 배가 고파서 우는지, 두려워서 우는지, 몸이 불편해서 우는지, 추워서 우는지, 울 때마다 누군가가 즉시 와서 반응하고 달래어 주고 적절한 해결을 해준다. 이런 양육자는 아이의 두뇌 발달 과정에 맞춰서 그 아이가 성장한 이후에도 대인관계에 활용될 안정된 템플릿을 제공해 주는 격이다. 양육 환경이 상냥하고 따뜻한 적절한 것인지, 아니면 일관성이 없거나 방임해서 신체적·심리적 발달을 방해하는지가 이후의 성격과 대인관계에 큰 영향을 미친다.

접촉과 경험은 심리적인 성장 발달과도 직결된다. 영아기에 부모와 갖는 친밀한 신체 접촉은 아이의 신체 발달과 성장을 돕고, 두뇌도 지연되거나 멈춤 없이 적절하게 발달시켜 감정과 지능의 균형 잡힌 성장으로 이끈다. 그러나 학대와 방임은 결국 감정이입이나 건전한 인간관계를 조절하는 뇌 영역의 발달을 저해시켜, 그 아이가 외롭고 사회성이 부족한 사람으로 성장하게 할 우려도 있다. 그러니 양육 과정에서 부모와 신체 접촉을 하고 정서적인 연결을 경험하는 것이 얼마나 중요한 일인가. 영아기에 방임을 경험했던 아이들은 이후에도 신체 접촉이 즐겁지 않고 오히려 참기 힘든 고통이나 불편한 자극으로 여길 수 있다. 성장 과정에서 양육자의 신체 접촉이 부족했거나 아이의 필요를 적절하게 충족시키지 못했을 때, 심지어 방임하고 폭행했다면 이는 상처가 되고 심리적 결핍이라는 흉터로 남는다. 더군다나 트라우마 경험 그 자체도 아픈 것이지만 그것을 어떻게 인지하고 있는지, 큰 공포와 두려움으로 받아들이는지 극복하고자 하는 것으로 인지하는지 그 차이가 증상 발현이나 치료에 중요한 역할을 한다.

긍정적인 접촉이 부족했다고 희망이 아예 없는 것은 아니다. 겪지 말았어야 할 트라우마를 겪었던 아이들이나 적절한 애착과 사랑, 접촉이 없어 발달이 늦어진 아이들조차도 천천히 그리고 지속적인 치료를 통해서 삶의 균형을 찾기도 한다. 출생 후 아기가 사람들과의 신체 접촉을 낯설게 여기고 스트레스 자극으로 받아들인다고 하더라도, '다시' 사랑의 손길로 터치하고, 쓰다듬고, 어루만지면 그런 접촉의 경험과 기억은 즐거움이나 행복감, 편안함과 '재-연결'될 수 있다. 그 경험이 쌓이면 아기는 점차 부모의 손길과 그 감촉에 익숙해지고, 편안함과 안전감을 느끼고, 신체 성장과 뇌 발달, 그리고 정서적인 발달도 온전하게 이루어 간다. 비록 나의 과거가 수많은 결핍의 역사라 할지라도, 지금부터라도 소중한 나의 사람들과 애착과 공감의 관계를 형성하고 이어간다면 치유의 경험 또한 쌓여갈 것이다.

우리가 어려서부터 익히 들었던 '엄마 손은 약손', '할머니 손은 약손'이라는 흥얼거림도 터치-접촉의 중요성을 전해주고 있다. 내가 믿고 의지하고 사랑하는 사람이 어루만지는 따뜻한 손길은 편안하고 안정시켜 고통에서 벗어나게 하리라는 믿음으로 일종의 암시suggestion 효과를 낸다. 플라시보 효과placebo effect, 즉 위약효과라고 하는데, 그런 편안한 기대와 신뢰, 그리고 믿음이 신체의 통증을 줄여줄 뿐만 아니라 사회적, 정서적 고립감까지 경감시킨다.[196] 신체적 통증과 사회적 통증은 관련 신경회로를 공유하는 것으로 알려져 있다. 즉, 사회적 단절이나 거절 경험, 고립감 등은 신체통증의 고통을 경험하는 데에도 중요한 역할을 하는 전대상피질과 전방 뇌섭엽을 활성화시킨다.[197] 따라서 터치-접촉이 신체의 통증뿐 아니라 정서적인 통증, 곧 사회적 고립감과 우울감까지 경감시킬 수 있고, 역으로 우울증의 치료가 신체통증의 역치를 높여 통증을 경감시키는 효과가 있다는 이야기다.

통증 자극이 발생하면 그 신호가 신경계를 따라 순식간에 뇌로 전달되어 통증 유발 물질이 생성된다. 그러면 다친 부위가 아프다고 느낀다. 그런데 그 순간 통증을 감소시키는 물질도 동시에 분비된다. '뇌 속[엔도]의 마약[모르핀]'이라고도 하는 엔도르핀이 인체에서 분비되는 것이다. 통증을 감소시키고 안정시키는 엔도르핀은 '약손'의 효험을 발휘한다. 손바닥이 피부에 닿아 체온이 전달되면 혈관이 확장되어 혈류가 증가하고, 이것이 여러 근육과 호르몬을 자극해 세포의 활동을 왕성하게 한다. 접촉은 몸의 회복력을 강화하고 마음의 평온과 맑은 정신에 이르도록 하는 치유력을 발동한다. 그래서 오랜 역사를 통해 '엄마 손은 약손'으로 여겨져 왔다.[198]

코로나-19로 불필요한 접촉을 (가급적이면) 삼가는 상황이지만, 스스로 안고 보듬음으로 안정을 찾고 위로하면서 터치의 감각을 유지하는 안정화 비법이 있다. 한 번 같이 해보자. 편안한 자세로 앉아서, 왼팔은 자신의 배를 둘러싸 오른쪽 옆구리를 안아준다는 생각으로 얹고, 오른팔은 왼쪽 어깨를 잡듯이 얹어보자. 그러면 자신을 껴안는 동작이 된다. 하루를 마무리하면서, 혹은 하루를 시작하면서 "오늘도 수고했어!" "오늘도 파이팅!" 하는 마음으로 스스로 안아 쓰다듬으며 응원하고, 그 자신감과 온기를 주위로도 번질 수 있으면 좋겠다.

접촉은 영어로 터치touch, 혹은 컨택contact으로 쓴다. 흥미롭게도 터치에 명사형 접미사 '-ing'를 붙여 터칭touching이라고 하면, 이것은 '뭉클하다'라는 의미가 된다. 감동적이라는 뜻이다. 접촉과 애착의 중요성을 되새기면서 그것이 정서적 뭉클함과 공감으로 연결되는 지점을 살펴보았다. 이제 나 자신부터 더 많이 안고 아끼고 사랑하면서 그 따스함을 주위로 퍼뜨려 보자. 오늘 하루도 내 곁의 사람들을 따뜻이 안고 쓰다듬어 주어야겠다.

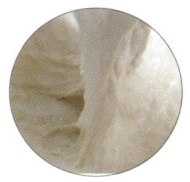

반죽하기

반죽하기 PÉTRISSAGE 는 빵을 만드는 과정 중 하나로
여러 재료를 섞고 치대며 균일하게 혼합하여
탄력 있고 말랑말랑한 반죽을 만드는 단계이다. [199]
일상적으로는 빵, 칼국수, 수제비, 호떡, 부침개 등을 만들기 위해 반죽을 하는데,
가정에서 간단히 칼국수나 수제비, 혹은 호떡을 만들 때 거치는 반죽을 소개한다.

재료

밀가루(중력분 다목적용) 1컵,

물 4큰술, 소금 1/3스푼

방법

1. 볼에 밀가루 한 컵을 체에 곱게 친다.
2. 소금을 1/3 스푼 넣어 섞는다.
3. 물을 3큰술 넣어 간단히 반죽한다.
4. 간간이 물을 조금씩 더 넣어 힘껏 치댄다.
5. 이후 비닐을 덮어 30분에서 한 시간 정도 숙성 후 사용한다.

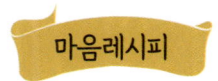

터치 테라피

1. 왼팔은 배를 둘러싸고 오른쪽 옆구리를 안는다는 마음으로 살포시 얹는다.
2. 오른팔은 왼쪽 어깨를 감싸듯 얹는다.
3. 나를 안았던 그 온기를 내 곁의 소중한 사람에게도 번져보자. 안고 보듬으며.

3. 타이머 활용
시간을 요리하다, 뽀모도로 기법과 시간 관리

유명 셰프의 요리나 외국 여행지에서 맛보았던 추억의 음식을 가정에서 재연하고자 할 때 레시피와 더불어 필요한 것이 타이머이다. 요리 재료를 정확히 계량하여 레시피에 명시된 조리 시간만 정확히 지켜도 흡족한 맛을 얻을 수 있다. 같은 요리라 하더라도 조리 시간에 따라 음식의 맛과 재료의 질감이 달라진다. 그래서 최고와 최선의 결과를 내고자 타이머를 사용한다.

시간 관리라는 요리를 하는 데에도 타이머 활용은 도움이 된다. 일명 뽀모도로 기법Pomodoro Technique이 그렇다.200, 201 스파게티를 좋아하는 독자라면 뽀모도로 스파게티를 기억할 테다. 토마토를 듬뿍 넣은 담백하고 새콤달콤한 스파게티인데, 여기서 '뽀모도로'가 이탈리아어로 '토마토'를 의미한다. 유럽권에서는 파스타를 적당히 익히기에 필요한 시간을 정확히 재고자 빨간색 토마토 모양의 타이머를 흔히 사용했다.

1980년대 후반 이탈리아 경영 컨설턴트 프란체스코 시릴로(Francesco Cirillo)는 뽀모도로 타이머에서 착안해 이 타이머로 일정 시간을 설정하고 특정 과제를 수행한 이후 짧은 휴식을 갖는 '뽀모도로 기법'을 소개했다. 즉, 25분간 집중하고 5분간 휴식하는 것을 하나의 단위(1뽀모)로 삼아 네 차례 반복한 이후 30분간 쉬도록 하였는데, 이것을 뽀모도로 기법이라고 명명하였다. 이는 쉽게 주의력이 분산되어 산만한 아이들이나 학생, 기업가들을 위한 간헐적인 몰입 방법으로서 시간 관리나 학습을 위한 다양한 분야에서 활용된다.

인간의 집중력에는 한계가 있다. 그렇지만 2시간을 연속 집중하기는 어려워도, 25분간 집중이라면 해볼 만하다. 뽀모도로 기법은 타이머를 25분에 맞추어 두고, 그 25분간 한 가지 일에 최대한 집중한 후 5분간 온전히 쉬고, 다시 25분을 집중하고 5분을 쉬는 식으로 집중과 쉼을 반복한다. 우리가 어떤 일을 수행할 때 대개는 오늘 할 '분량'을 정한다. 학생들은 '이만큼'을 정해두고, 직장인도 '어떤 업무'를 끝내지 않으면 퇴근하지 않는 식으로, 그 분량이 우리의 기준이 될 때가 많다. 그래서 그 분량-목표를 달성하지 못하면 실망하고, 집중력을 탓하거나 끈기 없다고 질타하기도 한다.

'분량'과 함께 익숙한 개념은 '기한' 혹은 '마감 시간'을 의미하는 데드라인deadlinde이다. 미국 남북전쟁 시기에 포로들을 총살하려고 그들을 수용소 주위에 늘어서도록 그은 선이 바로 '데드-라인', 즉 '죽음의 선'이었다. 옥스퍼드 영어 사전(제2판, 1989년)[202]에 따르면 데드라인이 마감 기한이라는 현재의 의미로 사용된 것은 언론 특히 신문에서 "출판물의 특정 호에 자료를 포함할 준비가 갖춰져야 하는 시간을 지정"을 의미하기 위해서였다. 그 기원의 분위기가 전달되어 형용사 *dead*(죽은)라는 단어는 과제물이나 성과물 제출 기한이 다가옴에 따라 마음을 조급하게 하고 떨며 심지어 공포감마저 들게 하는 위력을 떨친다. 모든 사람에게 하루 24시간이 주어지지만, 마감 기한이라는 인위적 결승선에 누구나 긴장하게 된다. 머뭇거리다

일을 그르치기도 하고 꾸물대거나 완벽을 추구하는 탓에 아예 시작조차 하지 못하기도 한다. 시간을 관리하고 통제하는 건 고사하고 그 시간의 위압과 부담에 끌려다니기 일쑤다.

뽀모도로 기법은 시간 단위로 집중하게 하는 효과적인 시간 사용법이다. 즉 뽀모도로 기법대로 네 차례 반복하면 두 시간가량 집중이 가능해지는 시간이다. 2시간 동안 작업을 할 때 2시간을 내리 집중하기보다는 중간중간 5분씩 휴식할 때 능률과 성과 면에서 우수한 결과를 얻는다.[203, 204] 따라서 학업을 최적화하고 업무 수행력을 높이는데 이로운 방식이다. 의도적으로 여러 차례의 짧은 집중과 더 짧은 휴식이라는 단위로 시간을 쪼개어 사용함으로써 시간 안배와 조절, 혹은 통제는 물론 자기조절과 자기통제로 발전시킬 수 있어 뽀모도로 기법은 주의집중 강화 훈련에 활용된다.[205]

숱한 계획과 실행, 끈기와 지구력 부족, 그래서 포기하고 자책, 실망하다가 다시 계획하기의 쳇바퀴를 돌리고 있었다면 이제는 그만 멈추고 뽀모도로 기법을 시작해 보자. 25분간 집중하고 5분간 쉬는 훈련으로 계획하고 실행하고 이를 기록으로 시각화함으로써 시간 계획과 실행, 또 처리방식을 모니터링하고 개선하자. 이로써 시간에 쫓기거나 압도되기보다는 자신에게 주어진 시간을 통제할 수 있는 능력과 실천력을 얻어 자신감을 장착하고 자존감을 회복할 수 있다. 캘리포니아 대학교 어바인(University of California, Irvine)에서 시행한 연구에 따르면 어떤 일을 하던 중 다른 일로 전환할 때 다시 집중하는 데에는 23분 15초가 걸린다고 한다.[206] 그렇다 보니 25분을 의도적으로 집중하는 뽀모도로 기법 훈련은 산만함을 제한하고 통제함으로써 수행 중이던 작업에 전념하고 과제 수행에 탁월한 능력을 발휘하도록 한다.[207] 이로써 일과 업무의 생산성과 만족도 향상된다.

뽀모도로, 즉 토마토 타이머와 함께 25분간 집중하는 것도 흥미롭지만 그 이후 5분간 휴식의 효과는 더욱 흥미진진하다. 이때의 쉼은 이메일이나 SNS 게시물 혹은 메시지 확인 같은 '다른 일'을 하는 시간이 아니다. 걷기나 명상처럼 일과는 무관한 온전한 쉼의 시간을 갖는 것이다. 그때 뇌의 작용이 주목할 만하다. 휴식은 뇌가 가장 활발히 정리하고 활동하는 시간이다. 인체가 쉬는 동안 뇌는 우리가 집중력을 발휘해 공부하고 처리했던 내용을 정리하고 조직화하고 기억 준비를 하며 창의력과 통찰력을 높인다.

프리랜서 작가인 마수마 메몬(Masooma Memon)은 *focus booster blog*에서 뽀모도로 기법이 생산성 향상에 도움 되는 방법과 5분간의 휴식이 갖는 이점을 과학적 근거를 들어 일목요연하게 정리하고 있다.[208] 집중 이후 잠깐의 휴식은 집중력을 높이고 지루함을 해소하도록 돕는다. 신경과학자 애덤 가잘레이와 심리학자 래리 D. 로젠에 따르면 일을 '할 일'과 '휴식 시간'으로 세분하는 것은 뇌의 보상 동기를 증가시킨다고 한다.[209] 강화(보상) 사이의 시간이 짧을수록 얼른 그 행동을 완료하고 보상을 얻으려는 욕구가 더 강해지기 때문이다. 그래서 집중-휴식 즉 업무-휴식 패턴이 동기부여에 효과적이다. 5분간의 휴식은 의사 결정에 활력을 불어넣는다. 더불어 의사 결정에 소모되는 인지력의 피로감을 해소해 시간 관리의 스트레스도 줄여준다. 산만함은 25분이라는 한정된 시간에 가두어 두고 수행 중인 작업에만 온전히 전념하도록 한다.

물론 개인차는 있다. 집중에 놀라운 능력을 발휘해 2시간을, 혹은 그 이

상까지도 집중력을 불태우고 좋은 성과까지 내는 사람도 있다. 그런 사람은 굳이 25분씩 떼어낼 필요는 없을 것이다. MIT 공대 교수이자 신경과학자인 얼 밀러(Earl Miller)는 "집중력에 어려움을 겪고 있다면 10분간 한 가지 작업만 수행한 다음 1분간 이런저런 것들에 정신을 팔고, 다시 10분간 한 가지 작업에 집중하는 식으로 해보라"고 권한다. 이런 연습을 통해 이 행동에 관여하는 신경 회로 연결이 강화되어 그 "과정이 점점 익숙해지고, 뇌도 여기에 점점 능숙해"지기 때문이다.[210] 우선 자신의 집중력이 어느 정도이고 어떤 양상인지를 파악해 보자. 그런 다음 시간 단위로 집중하여 과제를 수행하는 뽀모도로 기법, 혹은 각자의 역량대로 수정된 뽀모도로 기법을 활용해 보기 바란다.

뽀모도로 기법은 시간에 이끌려 다니거나 끝이 정해져 있는 시간의 공포스러운 회오리에 휘말리지 않고 스스로 시간 조절의 주체로 대활약하도록 도와준다. 타이머의 째깍거림이 다소 방해가 된다면 무음 타이머를 선택하자. 어쨌든 '집중 25분에 휴식 5분' 세트의 마법이 집중 강화와 시간 관리의 해법이 된다. 그렇다고 25분이라는 숫자에 강박적으로 몰입할 필요는 없다. 어린아이에게는 '10분 집중과 2분 휴식' 정도로 변형된 뽀모도로 기법을 적용할 수도 있다. 집중하기 어렵다고 실망하고 자책하기보다는 주어진 시간에 충분히 몰입하는 자신을 새롭게 발견하고 만족감을 경험할 수 있을 것이다. 그렇게 시간을 요리하다 보면 어느새 내 인생 최고의 요리가 완성되어 갈 것이다.

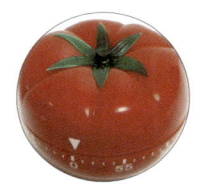

뽀모도로 타이머 사용

방법

1. 좋아하는 음식의 레시피를 펼쳐보자.
2. 타이머를 맞추어 정확한 시간을 지켜 요리하자.
3. 그 시간을 기다리고 쉼을 갖자.
4. 일정 시간이 지나면 레시피에 근접한 맛이 어떠한지 맛보자.
5. 나만의 요리 비법 노트에 적절한 시간을 기록해 두어도 좋겠다.

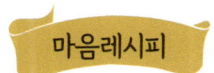

뽀모도로 기법 활용, 시간을 요리하다

1. 집중이 필요하거나 완료해야 할 업무가 있다면 한 가지를 선택한다.
2. 타이머를 25분으로 맞추어 온전히 집중하고, 이후 5분간 심호흡하며 걷는다.
3. 25분의 집중과 5분의 쉼을 4차례, 혹은 각자의 역량에 맞추어 반복하며 각자의 시간을 맛있게 요리한다.

4. 플래이팅과 가니시

낙서의 뇌과학

　무심코 하는 낙서에 마음과 뇌의 과학이 담겨 있다. 우연히 배우자의 낙서장을 보게 된 사람이 있었다. 낙서장은, 업무와 일상, 유행가 가사, 전혀 무관한 단어의 나열, 그리고 다양한 형태의 그림으로 끄적거린 흔적이었다. 그는 낙서가 내포하고 펼쳐내는 서사가 궁금하여 이해를 시도하고자 플롯을 만들고 이리저리 조합해 보았다. 그렇지만 어떤 상황인지 도무지 알 수 없어 답답하기만 했다. 간간이 등장하는 애정 표현들에는 이 사람이 대체 밖에서 무슨 '짓'을 하고 다니나 의심도 하면서 긴장하고 불안해했다. 속사정을 다 알 수는 없더라도 그 단어와 문장에 얽힌 상징과 의미가 궁금하기는 하였다. 낙서에 마음이 가고 생각이 가동되었다.

　낙서와 낙서 행위에 담긴 의미를 추적해 보면 흥미롭다. 낙서를 즐기는 사람도 있고 흔적을 일절 남기지 않는 사람도 있다. 방식과 형태는 달라도 어쨌든 누구나 낙서한다. 독일의 세계적인 필기구 회사인 파버카스텔 FABER-CASTELL이 1988년에 조사한 설문 결과는 18세에서 34세 사이 연령대의 10명 중 9명이 낙서를 즐겨하였고, 65세 이상에서는 10명 중 6명이 낙서 습관이 있었다.[211] 그만큼 낙서는 흔하다. 특히 통화하면서 낙서하는 사람이 많다. 글자를 끄적거리거나 숫자를 쓰고 도형이나 동물을 그리기도 한다.

'인간은 왜 낙서할까?'라는 의문은 일찍이 신경과학자들도 갖고 있었다. 뇌과학자 정재승 교수에 따르면, 평상시 두뇌는 도형과 패턴을 담당하는 부분과 언어를 담당하는 영역의 활동량이 많지만, 전화 통화를 하는 동안은 상대방 말을 듣고 본인 이야기를 하면서 주로 언어와 관련된 뇌 영역이 활성화된다. 그렇다 보니, 도형과 패턴을 처리하는 뇌 영역은 지루해져, 이 무료함을 상쇄하고자 도형과 문양, 얼굴, 꽃과 같은 그림을 그리게 된다.[212]

그렇게 보면 낙서는 뇌의 균형 잡기 활동인 셈이다. '워라밸'이라는 신조어가 시사하듯, 우리는 일work과 삶life의 균형balance을 추구한다. 두뇌도 그 활성의 균형을 유지하려는 경향이 있다. 상대방의 얼굴은 못 보고 목소리로만 통화하는 상황에서는 청각과 언어를 담당하는 뇌 영역의 자극도가 상대적으로 훨씬 높아 시각 정보의 균형을 맞추기 위해 낙서를 하게 된다. 화상 통화를 하는 동안은 낙서를 거의 안 하니 일리가 있다. 화상 통화 중에는 상대의 눈을 바라보거나 다른 곳이라 하더라도 주로 모니터를 응시하지, 굳이 종이에 낙서하지는 않는다. 그렇다면 홀로그램이나 화상 통화 방식으로 통화하게 된다면, '인류사에서 낙서는 사라질까?'라는 의문이 생긴다. 정재승 교수가 같은 질문에 안심되는 답변을 제시하고 있다. 화상 전화가 발달해 청각 자극과 시각 자극의 불균형이 해소된다고 하더라도 다른 여러 상황에서 낙서를 참지 못하는 사람들은 줄지 않을 터라, 결국 인류에게 낙서는 사라지지 않을 것이라는 전망이다.[213]

학자들은 낙서의 이로운 점을 제시했다. 우선 낙서는 학습 능력과 집중을 높인다. 심리학자 잭키 안드레이드(Jackie Andrade)[214]가 진행했던 2009년 연구에서는 사람들에게 2분 30초 동안 다소 지루한 음성 메시지를 들려준 다음 그 통화 내용에 대해 질문하는 것으로 기억력을 평가했다. 당시 대상자의 반 정도가 그림 낙서를 했다. 통상적으로는 낙서하면서 통화하면 주의가 분산되리라 여기지만, 실험 결과는 예상을 뒤엎었다. 낙서하며 음성 메시지를 들었던 사람들의 집중력과 세부 내용에 대한 기억력이 더 정확하고 우수했다. 그들은 정보의 약 29% 정도를 기억해 냈는데, 낙서하지 않았던 집단보다 높은 수치였다.

의대생들의 학습에도 낙서가 이롭게 작용한 연구도 있다.[215] 의대생들이 방대한 분량의 정보를 이해하고 흡수하는데, 특히 시간이 제한적인 상황에서는 30분간 낙서하면서 공부하고 암기하는 것이 정보를 기억하는 데에 도움이 될 뿐 아니라, 더 많은 정보를 정리하고 연합하도록 했다는 것이다. 단순히 읽기만으로 기억하고 암기하는 것보다는 무언가 손으로 적으면서 정보를 시각적으로 묘사하면, 학습된 자료를 더 깊이 이해하고 더 잘 기억할 수 있다. 그뿐 아니라 의과대학 교과목을 공부하기 전 30분을 정해두고 그림을 그리면서 뇌의 균형을 맞추고자 했던 의과대학생의 인터뷰 연구에서도 낙서와 그림이 학습 능률을 향상에 도움이 되었다.

낙서할 때 우리는 효과적이고 효율적인 정보를 선별하고 처리하는 식으로 신경학적인 경로를 활용한다. 그래서 쓰면서 외우고, 다른 누군가에게 그 내용을 설명하고 가르치면, 그 내용이 정리되고 기억으로 공고화되어 '나의 지식'으로 남는다. 따라서 낙서가 학습과 기억에 미치는 긍정적 영향을 무시할 수 없다. 이 역시도 뇌의 균형적인 활성에 도움이 되는 것이다.

시애틀 대학의 로버트 번즈 교수는 환자들의 기분장애를 진단하기 위해 낙서를 활용한다.[216] 낙서가 무의식의 작용을 드러내 준다는 확신에서였다. 번즈 교수는 낙서가 마치 뇌에 부착해서 뇌의 활성을 종이로 전송해서 찍어내는 뇌파 기록 같다고 표현하였다. 그에게는 무의식의 세계를 그려내는 낙서의 내용이 대단히 유용한 것이었다.

낙서는 다소 지루하거나 불안한 상황에서 어느 정도 안정을 찾는 기술이다. 다시 말해 낙서로 심리적인 스트레스가 완화된다. 그래서 낙서는 우울과 불안, 소진의 척도를 반영하는 '능력'으로 일컬어지기도 한다. 영국 국립 신경과 신경외과 병원(Natinoal Hospital for Neurology and Neurosurgery) 의사 G. D. 쇼트(G. D. Schott)[217]는 2011년 연구에서 1983년에 9천 개 이상의 낙서를 조사한 결과 한가함과 지루함, 여가나 명상 같은 '이완' 상태에서, 그리고 '정서적 긴장' 상태인 망설임, 조바심, 혹은 집중 상태일 때 주로 낙서하게 되더라는 사실을 발견했다. 그는 낙서가 일종의 운동행위로 조바심 나거나 지루할 때, 우유부단한 상태에서는 이런 조건을 완화하고 스트레스를 경감시키는 효과가 있다고 밝혔다. 토론토 대학 의과대학 정신과의 캐롤 내쉬(Carol Nash)[218]는 코로나-19 팬데믹 상황의 비대면 수업 참가자들을 대상으로 낙서의 이점을 연구했다. 낙서는 흥미와 주의력을 높였고, 일부 참여 학생은 긴장을 풀 때도 도움을 받았다고 진술하였다.

뇌과학자들은 낙서가 스트레스를 해소하는 특성이, 디폴트 모드 네트워크, 즉 휴식할 때 활성화되는 뇌신경 네트워크가 관여하는 방식에서 발생하는 행위라고 보았다. 인간이 무의식적인 수준에서 문제를 해결하고자 노력하기 때문에 낙서하고, 또 그것으로 삶의 창조력을 발휘한다는 것이다.

쉼을 통해 발산된 에너지가 두뇌의 창의적인 활동을 일으켜 문학과 예술, 혹은 디자인 분야의 새로운 작품에 대한 아이디어를 제공하는 것으로 그 능력을 확장할 수도 있다.

우리는 어떤 삶의 이야기들을 좀 더 잘 이해하고자 기억을 끄집어내어 응집력 있게 조직하고 통합한다. 그때 생기는 틈새를 낙서가 메워주기도 한다. 잠시 멍한 상태로 낙서하는 시간이 오히려 긴장을 풀어 주고, 집중력을 높인다. 가령, 생각을 너무 많이 하거나 너무 적게 하는 양극단 사이 스펙트럼이 존재한다면 낙서가 그 사이에서 중재자 역할을 하는 것이다. 그러면서도 지금-현재에 집중하도록 도와준다.

소위 '성공한' 낙서가 곳곳에서 눈에 띈다. 우리가 정성껏 준비한 음식을 잘 담아 그 모양과 색상을 보기 좋게 하고 식욕을 돋우고자 장식, 즉 가니시Garnish 하는 것도 일종의 창의적인 활동이자 일종의 업그레이드 된 '낙서' 활동으로 간주할 수 있다. 문자나 알파벳, 혹은 간단한 문양이 베이킹에 화룡점정 역할을 한다고 해도 무방할 정도이다. 케이크 장식이 되는 레터링lettering을 비롯해 케이크에 꽂는 초 자체가 문자나 (하트처럼) 메시지를 담은 앙증맞은 기호로 제작되기도 한다. 케이크 장식 태그tag, 케이크 픽pick, 케이크 토퍼topper 등에서 한 걸음 더 나아가 여행에 추억을 새겨주는 여행 토퍼에 이르기까지, '성공한' 낙서는 상업적으로도 활용되고 있다. 낙서에는 낙서하는 사람의 무의식이 투영되지만, 마찬가지로 낙서를 읽어내고자 하는 이의 생각과 태도에는 해석하는 그 사람의 무의식이 반영된다. 낙서의 장점을 한껏 발휘하되, 낙서가 괜한 의심의 씨앗이나 관계의 훼방꾼으로 작용하지는 않도록 꾸준한 대화와 휴식도 곁들여 보자.

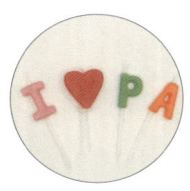

앙증맞은 낙서 활용

소소한 낙서가 백 마디 말보다 강렬한 메시지를 전할 수 있다.
오늘 하는 요리에는 낙서를 활용한
문자 가니시로 마음을 얹어보자.

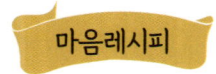

낙서로 마음 짓기

1. 무심코 끄적인 낙서가 긴장과 불안, 울적함과 스트레스에 고하는 이별 편지가 된다.
2. 메모 습관을 들여 낙서의 효능을 실천해 보자. 더 잘 더 오래 기억할 수 있을 것이다.
3. 저녁 식탁에 기분 좋은 낙서를 가니시로 올려보자.

5. 비타민과 영양제

다정함의 과학, 토끼효과, 다정함 한 스푼

'건강'은 시대와 장소를 막론하고 인류사에서 가장 주목받는 키워드 가운데 하나일 것이다. 그만큼 우리는 건강에 관심이 많다. 몸 건강을 추구해 비타민을 비롯한 각종 영양제를 챙겨 먹는다. 특히 코로나-19 이래로 전 세계적으로 영양제 등의 건강보조제 소비가 급격히 증가했다. 옥스퍼드대학 출판부에서 발간하는 영양 관련 학술지에서 아시아, 미국, 유럽, 터키를 포함한 세계 각국의 비타민과 미네랄 보조제 소비량을 코로나-19 팬데믹 이전과 이후로 비교하였다. 그 결과 아시아에서는 29.5%에서 71.9%로, 미국은 40.6%에서 75.7%로, 유럽은 30.8%에서 68.7%로 각각 그 섭취량이 급증한 것으로 나타났다. 특히 비타민 C가 74.7%, 비타민 D가 58.2%, 멀티비타민이 34.2%의 순으로 가장 흔하게 사용되었고, 특히 31세에서 50세 사이 성인들의 영양보조제 소비량이 가장 높은 비율을 차지했다.[219]

몸의 영양을 챙기듯 마음도 채우고 균형을 맞추어야 한다. 몸과 맘의 건강이 발맞추어 가도록 뇌과학자인 정재승 교수가 마음의 "진통제이자 치료제, 비타민이자 영양제"[220]라고 서평에서 밝혔던 "다정함의 과학"을 살펴보자.

다정함은 치료제와 건강보조제 역할을 하는 중요한 개념이자 경험이다. 컬럼비아 대학교 의과대학 정신과 교수 켈리 하딩(Kelli Harding)이 원인 불명의 질병 증상들, 즉 의학적으로는 설명이 안 되는 사례를 연구했다. 그는 같은 병을 진단받은 환자들이라도 서로 경과가 다르다는 사실에 주목했다. 어떤 사람은 증세가 심해지거나 의학적으로 전혀 설명이 안 되는 증상을 호소하기도 했지만, 어떤 사람은 거의 정상적인 일상을 보냈다. 다양한 사례들을 연구한 결과가 최근 국내에 『다정함의 과학』이라는 책으로 소개되었다. 결론적으로는 몸과 마음이 건강하려면, 의학적인 치료뿐만이 아니라 사회적·환경적 요인 또한 충족되어야 한다는 것이다. 가령, 일상의 작은 친절이라든가, 다양한 공동체에서의 유대 관계, 일상의 긍정적인 경험들, 그리고 목표 의식 같은 것이 건강에 이로웠다.

대개 건강을 유지하기 위해 의학적인 면에 관심을 집중하지만, 개인의 일상생활과 사회적 관계도 건강을 유지하게 하는 요소들로 충만하다. 일상의 활동과 다양한 관계의 특성을 과학적이고 의학적으로 풀어내려는 시도도 많다. 그렇게 밝혀진 것이 사랑과 연결됨의 힘, 그리고 다정함의 과학이다.

달리 표현하자면 이것은 안전하고 기본적인 요소를 강조하는 것과 같다. 하딩은 현대 의학이 주로 "질병의 위험 요소"를 밝히는 데에 치중한다고 보았다. 환자의 나이와 성별, 기저질환, 사회경제적인 조건, 특정 유전자, 음주력, 흡연력, 그리고 습관을 탐색하여 병의 원인이라는 혐의가 있는 요인들을 파악함으로써 질병에 접근하고 그 병을 예방하고 치료하고자 한다. 위험 요소를 분별하여 건강한 방향으로 전향하고 교정하여 개선하는 것도 필요하겠지만, "질병의 안전 요소"라고 할 수 있는 것, 즉 가급적 병에 안 걸리게 하고 혹은 어떤 병을 진단받더라도 회복을 도와주는 외적 요인을 찾는다면 질병 예방과 치료 효과가 더 커질 것이다. 그래서 "건강의 사회적 결정요인"이 중요하게 다루어졌다. 하딩은 다정한 사회적 관계를 건강과 행복의 원천으로 보았다. 그 다정함이란 것은 서로를 생각하는 좋은 마음이기도 하고, 걱정하고 응원해 주는 우정이라든가, 따뜻하게 안고 보듬는 애정, 이해하고 공감하는 친밀감 등으로 표현되었다.

다정함의 경험을 통해 일단 기분이 좋아지면, 우울감보다는 보호받고 사랑받는 마음에 면역력이 강화되는 효과도 있다. 상식적으로도 그런 선순환이 가능해 보인다. 이는 심리학적이고 과학적인 실험으로도 확인되었다. 바로, "토끼 효과"rabbit effect이다. 1980년 무렵 뉴질랜드의 로버트 네렘(Robert Nerem) 박사 팀에서 혈중 콜레스테롤 수치와 심장 건강의 연관성을 연구하였다.[221] 지금은 잘 알려진 내용이지만, 당시에는 그 궁금증이 컸다. 네렘 박사는 "표준 토끼 모델"이라는 단순한 실험으로, 몇 개월 동안 토끼에 고지방 식단의 사료를 먹이고, 마지막 단계에 콜레스테롤 수치와 심박수, 그리고 혈압을 측정했다. 예상대로 콜레스테롤 수치는 이 토끼들에서 높게 나타났고, 심장마비나 뇌졸중 확률도 높았다. 토끼는 모두 같은 사료를 먹었고, 특정 식단 외에는 환경이나 신체 상태가 비슷했기 때문에 네렘 박사는 고지방 식습관이 심장 건강에 좋지 않은 영향을 끼쳤다고 결론 내렸다.[222]

그런데 토끼의 미세 혈관을 관찰했더니 양상이 좀 달랐다. 예상대로라면, 모든 토끼의 미세 혈관에 비슷한 정도의 지방 성분이 쌓였을 테지만, 실제는 토끼마다 차이가 컸다. 심지어 지방 침착이 60%나 적은 토끼도 있었다. 이 차이는 어디서 비롯되었을까? 그 원인을 탐색해 보니, 지방 침착이 적은 건강한 토끼들은 모두 같은 연구원의 돌봄을 받은 것이었다. 그 연구원은 "유달리 착하고 상냥하다"는 평가를 받는 사람이었는데, 먹이를 줄 때마다 토끼에게 말을 걸고 안아주고 쓰다듬어 준 것이 차이라면 차이였다. 실험 대상에게 먹이를 주는 행위 그 이상으로 사랑과 애정을 쏟았던 것인데, 이후에 실험 조건을 더 엄격하게 통제해서 유사한 실험으로 반복하여도 결과는 마찬가지였다. 말 걸고, 안아주고, 친밀하게 대하자, 고지방 식단의 부작용이 눈에 띄게 사라졌다.

이런 일이 어째서 가능할까? 병에 걸리는 토끼와 병에 걸리지 않는 토끼의 차이는 바로 친밀함과 애정이었다. 물론 오늘날까지 의학자들이나 과학자들이 인지하지 못하고 놓친 부분이 있어서 미래에 또 다른 원인이 밝혀질 수도 있겠지만, 지금까지 알려진 바대로 '애정'이라는 것이 그런 보호 효과가 있다면 실컷 베풀고 누릴 가치가 있지 않겠는가. 이것을 하딩 교수는 "토끼 효과"Rabbit Effect라고 하였다.

정신건강의학과를 방문하는 많은 이들이 관계 문제를 호소하고, 소통 부재와 외로움으로 우울감과 불편을 토로한다. 그러나 이후 대인관계가 개선되면서 우울감도 호전되는 것에서 이 "토끼 효과"의 실효성을 재확인하게 된다. 건강을 지키기 위해 운동하고, 음식을 조절하는 것에 더해 관계 개선을 위한 노력이 필요하다. 다정함의 표현, 그리고 매일 30초씩 안고 쓰다듬는 '다정함의 터치'도 곁들이면 좋을 것이다.

우리는 건강한 삶을 추구하며 산다. 이번 장에서는 그 건강이 의학의 영역에만 국한된 것이 아니라 어울림과 소통, 그리고 관계와 애정에 깃든 '다정함'에도 존재함을 확인했다. 지극히 인간적인 요소들이 우리의 몸과 마음의 건강을 유지하는 비법이다. 친절과 사랑이 아이의 DNA를 변화시키고, 공감과 베풂이 나와 타인의 건강을 챙겨준다. 매일 포옹 받는 사람은 병에 걸릴 확률이 32%나 낮아진다고 한다.[223] 또한 공동체 생활과 대인관계가 치매에 걸릴 확률을 줄여주는 효과가 있다고 하니, 여러 소속감의 기회를 갖고, 가족과 매일 안아주기 시간으로 더욱 친밀하고 건강한 날들 보내길 응원한다.

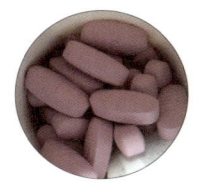

영양제와 비타민

최근 각종 비타민과 미네랄 같은 영양제에 각별한 관심이 쏠리고 있다.
기본이 충실히 갖추어져 있는지 먼저 점검하고,
다소 부족한 부분은 형형색색 영양의 결정체로 보충하는 것이 좋겠다.
여기서도 우리가 기억할 것은 '과유불급'이다.
과도한 섭취는 아예 안 먹느니만 못하니, '적당히' 챙겨 먹도록 하자.

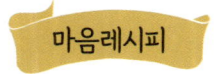

다정함 한 스푼

1. 매일 사랑을 표현하자.
2. 사랑과 칭찬의 언어로 관계의 부드러움을 살려내자.
3. 30초 안아주기로 따듯하고 건강한 오늘을 시작하고 마무리하자.

6. 음식물 쓰레기 처리
낙엽의 교훈, 버려야 산다, 관계 개선

가을은 단풍으로 찬란하다. 프랑스 소설가 알베르 카뮈의 표현대로, "가을은 모든 잎이 꽃으로 변하는 두 번째 봄날"이다.[224] 두 번째의 봄을 장식하는 단풍이 절정에 이를 무렵, 화려함의 조화가 보는 이의 마음을 설레게 한다. 나무는 우리 마음을 이해하고 고운 마음을 짓도록 도와준다. 계절의 변화와 순환에 따라, 겨울이 가까운 곳에서부터 나무는 물이 든다. 나무 입장에서 단풍은 겨울로 가는 준비 작업이기도 하다. 아무런 미련 없이 버릴 것은 버리며 겨울을 준비하는 과정에 단풍이 물들고 낙엽이 진다. 이 같은 자연의 원리는 '버려야 산다'는 가르침을 준다.

만일 낙엽이 지지 않는다면, 그래서 나무가 낙엽을 버리지 못하고 그대로 지니고 있으면, '다음'은 없을 것이다. 요리를 마무리한 이후에는 각종 찌꺼기와 음식물 쓰레기를 잘 처리해야 주방의 청결이 유지되고 건강한 식생활로 이어지는 것과 같은 이치이다. 버려야 할 적절한 시기를 놓쳐서 '다음'의 진행에 방해가 되는 것은 우리의 '감정 찌꺼기'도 마찬가지다. 감정 찌꺼기를 일으키는 대표적인 것은 관계 문제일 것이다. 부부치료와 가족치료의 권위자인 존 가트먼(John Gottman) 박사는 부부의 관계를 "양치질"에 비유했다. 우리가 시간을 들여 양치질하고, 매일 세 번씩 이 닦기로 치아 사이의 찌꺼기를 제거하는 것은 구강 위생과 건강에 필요한 활동이다. 부부는 일상을 공유하며 서로가 더 연결되어 있다고 느낀다. 가트먼 박사가 지적한 "양치질"을 건너뛰면 어떻게 되는가. 입안의 온도나 습도가 박테리아 번식에 최적화되어서 잇몸 염증이나 충치가 생기고 악취와 구취를 풍긴다. 제때 양치질로 치간과 구강의 청결을 유지하듯, 부부관계는 물론이거니와 일상의 대인관계에서도 알게 모르게 남아있는 이 감정의 찌꺼기를 제때 제거해 주어야 한다.

가족 간에 특히 부부간에는 끊임없는 감정 교류가 일어나는데, 심지어 사회적 기능을 하는 '나'와 가정생활을 하는 '나' 사이에도 성격이나 기능면에서 차이가 나기도 한다. 밖에서는 한없이 친절한 사람이 배우자에게는 무례하고, 가족 구성원의 마음에 수시로 상처를 주기가 일쑤다. 자녀에게는 다정한 아버지가 절실한데, 직업 군인인 아버지는 가정에서도 군대를 지휘하듯 매사에 엄격하다 보니 그 가정은 점점 더 경직되고 만다. 내원객 중에는 가정의 평화를 위해서 '나만 참으면 된다'고 생각하는 이들이 더러 있다. 그러나 잘못된 인내가 오히려 마음의 병을 키우는 원인이 된다. 마음 찌꺼기가 쌓이다 보면 결국 마음이든 몸이든, 여러 증상과 방식으로 터져 나오기 때문이다. 그래서 부정적인 감정과 바람직하지 않은 대처는 과감하게 버리거나 교정할 수 있어야 한다. 부부와 연인, 가족, 그 외의 어떤 대인관계에서든 '부정적인 인내'가 지속되면 결국 서로의 감정이 상한다. 너무 친밀하여 더 크게 실망하는데, 다툼을 그치고 관계를 회복하기 위해서 사소한 것의 공유, 함께함, 그리고 상냥한 말투와 배려의 태도가 연결감을 강화시킨다.

감정의 찌꺼기가 쌓이고 쌓이다가 부패하면, 그것은 비난과 방어, 경멸의 말로 튀어나온다. 앞서 <디저트> 제2장 "머랭쿠키, 커플 버블 만들기와 관계를 끝장내는 묵시록의 4기수 멀리하기"에서 관계를 망치는 네 명의 기사를 소개한 바가 있다. 칼의 대화를 이끄는 비난, 경멸, 담쌓기, 이것은 비단 부부관계에서만 나타나는 현상은 아니어서, '관계가 병들어 간다', 혹은 '병들어 있다'는 사실을 나타내는 지표가 바로, 비난하는 것, 방어적 말투와 태도, 경멸, 그리고 담쌓기였다. 감정의 찌꺼기는 하루 세 번 이를 닦듯 시의 적절하게 제거해 주고, 4기수의 태도 대신, 상대방에게 호감과 존중을 표현하고 감사와 배려를 실천하는 '습관'을 길러야겠다.

"관계를 망치는 네 명의 기사"를 다시 살피며 그 해결책, 곧 관계 개선 방법도 몇 가지 살펴보자. 첫째는 '비난'이었다. 자신의 욕구가 충족되지 않는 상황을 상대방 탓으로 돌리고 비난하기보다는, 진정 내 욕구를 충족시킬 목적이라면 차라리 부탁하거나, 자신의 바람이 무엇인지를 구체적으로 설명하는 게 좋겠다. 당연히 부드러운 말과 표정을 곁들여서 말이다. 그러면 상대방도 지레 겁먹어 경직되거나 함께 비난하는 태도로 일관하는 대신 이야기를 들을 만한 마음의 여유를 회복할 것이다.

둘째로 우리가 상대방 말을 인정하지 못하고 본인의 말과 행동을 정당화하려고 할 때는 '방어'적인 태도가 나타나게 마련이다. 그렇지만 이때는 오히려 상대의 말을 긍정하거나 자기 책임감을 발휘하는 태도를 가져보자. 물론 단번에 모두가 변하지는 않겠지만, 그 한 번이 변화의 시작이 될 수는 있다. 관계 개선이라는 과정에 함께 있기 때문이다. 이것은 어긋난 관계에 보수공사를 하는, 잇몸 치료나 충치 치료에 해당하는 변화의 과정과 유사하다. 감정의 찌꺼기 대신 좋은 관계를 쌓으며, 내가 좋은 사람으로 바뀌어

가면 상대방도 함께 변하리라는 긍정의 기대를 하자. 관계 개선을 바라는 마음만은 같다면, 적극적으로 연습해 보기를 권한다.

셋째로 '경멸'은 상대방을 깎아내리는 태도였다. 이것은 관계에서는 치명적인 태도로 악명 높다. 말콤 글래드웰도 그의 저서『블링크』[225]에서 부부 간에 어느 한 사람이나 서로가 경멸한다면, 그것은 그 결혼이 곤경에 처해 있음을 증명하는 가장 강력한 신호라고 보았다. 이것은 통계치로도 증명된다. 대화를 시작하고 3분 이내에 경멸의 방어를 사용하거나, 냉혹한 말로 대화를 시작하는 부부 가운데 96% 정도가 이혼하더라는 연구결과가 나와 있을 정도이다.[226] 경멸은 깔보거나 비웃고 조롱하고 비꼬는 등 다양하게 표현되는데, 관계를 깨뜨리는 주범이자 자신의 부족함과 열등감을 드러내는 것이기도 하다. 상대방을 존중하는 마음이 부족하거나 변질되면, 혹은 자신의 문제를 투사해서 상대의 경멸로 왜곡시킬 수 있다. 이를 방지하기 위해 나의 부족을 깨닫는 자기 성찰과 더불어 상대와의 관계에서 감사의 표현을 습관화하자.

마지막으로 '담쌓기'는 단어 그 자체만으로도 가슴이 턱 막히는 표현이다. 달리 표현하면 외면하는 것인데, 따지려 하여도 "됐어, 그만해, 말도 꺼내지 마," 이유 좀 듣자 해도 "말할 기분 아니야, 나중에 얘기해," 이런 식의 외면으로 담장을 쌓아 두 사람 간의 골은 더욱 깊어진다. 더군다나 담쌓기는 두 사람의 성향과 성격 차이로 화를 더욱 부추기거나 의사소통 자체를 차단하는데, 이는 보통 경멸에 대한 반응으로 나타난다. 모른 체 하고, 못 들은 척하고, 그 자리를 이탈하거나 바쁜 척하면서 대화 자체를 회피하는 태도 모두가 해당한다. 대개 부정적인 감정을 처리하지 못하고, 그 감정이 주체할 수 없을 정도로 강력할 때, 의식적으로 무의식적으로 담을 쌓게 된다. 그런데 이를 개선하지 못하면 습관으로 굳어져서, 갈등 상황만 되면 담을 쌓는 태도가 외려 익숙하고 편안해진다. 관계를 발전시키지는 못하고 담쌓기의 달인이 되는 격이다.

담쌓기 상황에서는 서로 휴식 시간을 갖는 게 바람직하다. 타임아웃을 외치자. 20~30분 휴식 후 다시 이야기하기로 하고, 산책하며 심호흡을 해 본다. 이것이 흥분된 뇌를 진정시키는 더 나은 방법이다. 좋아하는 음악을 듣는 것도 추천한다. 휴식 시간을 가지면 뇌도 이성을 찾고 들끓던 마음도 안정되는 효과가 있다. 어떤 사람들은 그 휴식 시간마저 상대의 잘못을 곱씹고 어떻게 따지고 몰아세울지 계획을 세우는 데에 할애하는데, 그것은 관계 개선에 역행하는 태도이다. 조급하지는 않게, 적절한 쉼을 가지면서 생각을 정리하는 것이 좋다.

세상이 온통 회색과 하얀색, 무채색을 입는 겨울을 맞이하기 전, 가을은 단풍을 먼저 입는다. 우리는 겨울로 갈수록 잔뜩 움츠려 두꺼운 옷을 껴입지만, 나무는 온갖 화려한 단풍을 찬란하게 입었다가, 하나둘씩 낙엽으로 벗어내고, 추운 겨울 다시 자연으로 돌아간다. 그런 자연스러움은 제때 버리고 제때 간직하는 나무의 지혜와 순종의 모습이면서, 우리 또한 감정 처리와 대인관계에서 버릴 것과 간직할 것을 적절히 구분하고 정리하는 가을 그리고 겨울을 준비하도록 하는 가르침이기도 하다.

우리가 처리해야 할 감정의 찌꺼기들, 특히 수많은 관계 중에 말과 행동, 그리고 태도에서 나타난 비난과 방어, 경멸, 그리고 담쌓기의 문제가 있었다면 이제 그치고, 정리해서 버려야 할 때이다. 버림과 낙엽이 끝이고 마무리이기만 한 것이 아니라 또 하나의 새로운 시작이기도 하다는 사실을 나무는 가르쳐준다. 이 점은 미국 소설가 F. 스콧 피츠제럴드(F. Scott Fitzgerald: 1896~1940)도 지적한 바이다. 그는 역작 『위대한 개츠비』에서 "가을이 되어 잎이 바스락거리면 인생은 다시 시작된다"고 하였다.[227] 잎이 지면 끝나는 게 아니다. 새롭게 시작된다. 소설가 공선옥도 산문집 『사는 게 거짓말 같을 때』[228]에서 같은 논지를 이어간다. "한 해의 맨 마지막 계절은 겨울이다. 그리고 한 해의 처음의 계절 또한 겨울이다. 겨울 속에는 그렇듯 마지막과 처음이 함께 있다." 고운 단풍의 계절에 바삭한 낙엽이 지고 나면, 그것이 거름이 되어 다시금 나무를 자라게 하듯 우리는 자연의 순환에서 인생의 원리를 배운다. 우리가 겪는 수많은 관계, 그리고 그 안에서 함께 엮어나가는 더 많은 만남과 경험도 다시 새롭게 시작되고, 다듬어지고, 그렇게 순환하며 더 나은 변화를 지속해 나갈 것이다.

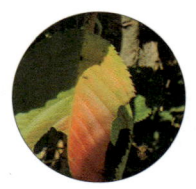

음식물 쓰레기 정리

요리 후에 남은 찌꺼기는
생활 쓰레기와 음식물 쓰레기를 구분하여 버리도록 하자.

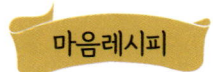

버릴 것과 지닐 것을 구분하는 혜안

1. 음식물 쓰레기를 버릴 때마다 마음의 부정적인 생각과 태도를 함께 내어놓고 오자.
2. 이 계절에 낙엽으로 져야 할 특질이나 성격적인 결함이 있는지 되돌아보고, 이제 비난과 방어, 경멸, 담쌓기의 태도에는 이별을 고하자.
3. 내가 간직해야 할 태도와 관계를 점검해 보고 따뜻한 언어로 관심과 사랑을 표현하자.

에필로그

　식사는 잘 마치셨는지요. 여러 식재료와 조리에 얽힌 이야기들을 다양한 장르의 글에 담아 코스 요리로 선보였습니다. 다소 뒤죽박죽 정제되지 않은 글과 서툰 솜씨로 차린 치유의 밥상이었습니다. 바쁘신 중에도 저의 초대에 흔쾌히 응해주시고, 모든 코스 요리를 마친 독자들께 감사의 인사를 전합니다. 이 요리들이 상처 입은 마음을 위로하고 치유하여 힘찬 행동으로 이끄는 양분으로 잘 소화되기를 바랍니다. 매일의 식탁을 마주하며 음식을 한술 뜨는 그 순간까지, 이 한 그릇을 위해 곳곳에서 분투했던 여러 손길을 떠올립니다. 식사의 즐거움과 가족의 단란함, 그리고 기쁨의 식탁을 회복하는 날들 되시기를 바랍니다. 감사합니다.

참고문헌

1. 국립국어원 표준국어대사전 2022년 11월 6일 접속.
2. 지나영. '뚜껑' 열릴 때, 화내는 것 참을 수 있는 '4-2-4 호흡법'[지나영의 마음처방]. 『동아일보』. 2022년 12월 06일. https://www.donga.com/news/It/article/all/20221206/116862452/1
3. Paul MacLean, MD interviewed by Ayub Ommaya, MD. *American Association of Neurological Surgeons*. Oct. 24, 2015. https://www.youtube.com/watch?v=oeKD2mUdD90
4. 이용규. 『더 내려놓음』. 아리엘북스, 2012.
5. Malcolm Gladwell. *Outliers: The Story of Success*. Little, Brown and Company, 2008.
6. K. Anders Ericsson, Ralf Th. Krampe, Clemens Tesch-Romer. The role of deliberate practice in the acquisition of expert performance. *Psychological Review* 100(3), 1993: 363-406.
7. Jesse C. Niebaum and Silvia A. Bunge. Your Brain is Like a Muscle: Use it and Make it Strong. *Frontiers for Young Minds*. 2:5, 2014. doi: 10.3389/frym.2014.00005
8. 앨버트 엘리스 지음, 정유선 번역. 『오늘부터 불행을 단호히 거부하기로 했다』. 북로그컴퍼니, 2019.
9. 윈디 드라이덴 지음, 유성진 번역. 『합리적 정서행동치료』. 학지사, 2016.
10. Henry Wadsworth Longfellow. *Voices of the Night, Ballads, and Other Poems*. NY: HardPress Publishing, 2014: 210.
11. 정도언. 『프로이트의 의자』. 인플루엔셜, 2016.
12. Robert Boland, Marcial Verduin, Pedro Ruiz. *Kaplan & Sadock's Synopsis of Psychiatry*. Lippincott W&W, 2007.
13. 대니얼 시겔 글, 오혜경 번역. 『마음을 여는 기술』. 21세기북스, 2011: 322.
14. 유안진. 『다보탑을 줍다』. 창비, 2004.
15. 조지 베일런트 지음, 이덕남 옮김. 『행복의 조건: 하버드대학교 인간성장보고서』. 프런티더, 2010.
16. 국립국어원 『표준국어대사전』. https://stdict.korean.go.kr/search/searchResult.do?pageSize=10&searchKeyword=%EA%B4%91%EB%B3%B5
17. 기시미 이치로, 고가 후미타케 저. 『미움받을 용기』. 인플루엔셜, 2014.
18. Nelson Mandela. *Long Walk to Freedom: The Autobiography of Nelson Mandela*. Back Bay Books, 1995.
19. https://www.youtube.com/watch?v=3ShjzUrHE4s. 2022년 11월 16일 접속.

20 「한국인의 밥상」 KBS 2019년 08월 15일. 10:25/25:34.

21 「한국인의 밥상」 KBS 2019년 08월 15일. 12:10/25:34~13:07/25:34.

22 크레이그 맬킨 지음, 이은진 옮김. 『나르시시즘 다시 생각하기』. 푸른숲, 2017: 16-17.

23 크레이그 맬킨 지음, 이은진 옮김. 『나르시시즘 다시 생각하기』. 푸른숲, 2017: 16-17.

24 Robert Rosenthal and Lenore Jacobson. *Pygmalion in the Classroom: Teacher Expectation and Pupils' Intellectual Development.* NY: Crown House Publishing, 2003.

25 Ernest Hemingway. *A Moveable Feast.* Scribner Book Company, 2010.

26 어네스트 밀러 헤밍웨이 저, 주순애 역. 『파리는 날마다 축제』. 이숲, 2012.

27 "As I ate the oysters with their strong taste of the sea and their faint metallic taste that the cold white wine washed away, leaving only the sea taste and the succulent texture, and as I drank their cold liquid from each shell and washed it down with the crisp taste of the wine, I lost the empty feeling and began to be happy and to make plans." *A Movable Feast* (1964) 제1장 발췌.

28 Kevin McSpadden. You Now Have a Shorter Attention Span Than a Goldfish. TIME, 14 May 2015. Accessed 2 January 2022.
http://time.com/3858309/attention-spans-goldfish/

29 요한 하리 글, 김하현 번역. 『도둑맞은 집중력』. 어크로스, 2023.

30 J. Hou, J. Rashid, and KM Lee. Cognitive map or medium materiality? Reading on paper and screen. *Computers in Human Behavior* 67, 2017: 84-94.

31 국립국어원 『표준국어대사전』. 2022년 11월 17일 접속.
http://stdict.korean.go.kr/search/searchResult.do

32 F. 스콧 피츠제럴드. 『벤저민 버튼의 기이한 사건』. 민음사, 2013.

33 D. Fincher. The Curious Case of Benjamin Button. Paramount Pictures, 2008.

34 BF 스키너 & 마거릿 본 공저. 이시형 평역. 『스키너의 마지막 강의』. 서울:더퀘스트, 2013: 56.

35 정약용 지음. 다산연구회 편역. 『정선 목민심서』. 창비, 2018.

36 '만렙'은 '레벨(level)이 가득찼다[滿]'라는 의미로, 최근 온라인 게임에서 도달할 수 있는 최고 레벨에 도달하는 상황을 이르는 신조어이다.

37 주디스 허먼 저, 최현정 역. 『트라우마: 가정폭력에서 정치적 테러까지』. 열린책들, 1997.

38 바베트 로스차일드 글, 노경선 번역. 『마음의 깊은 상처입은 이들을 위한 트라우마 탈출 8가지 열쇠』. NUN, 2011: 55-58.

39 파크리크 쥐스킨트 저, 장자크 상페 그림. 『좀머 씨 이야기』. 열린책들, 1999.

40 Carl Gustav Jung. *Fundamental questions of psychotherapy.* Princeton: Princeton UP, 1951.

41 수잔 앨버스. 『감정식사: 내 마음의 허기를 채워주는 마음챙김 식사의 비밀』. 생각속의집, 2018.

42 Gray Atherton and Liam Cross. Reading the mind in cartoon eyes: comparing human versus cartoon emotion recognition in those with high and low levels of autistic traits. *Psychological Reports* 125:3, 2022: 1380-1396. doi.org /10.1177/0033294120988135

43 Liam Cross, Andrea Piovesan, Gray Atherton. Autistic people outperform neurotypicals in a cartoon version of the reading the mind in the eyes. *Autism Research* 15:9, 2022: 1603-1608. Advance online publication. doi.org /10.1002/aur.2782.

44 리타 샤론, 사얀타니 다스굽타, 넬리 허먼, 크레이그 어바인, 에릭 마커스, 에드거 리벨라 콜론, 대니엘 스펜서 지음. 김준혁 옮김. 『서사의학이란 무엇인가: 현대 의학이 나아가야 할 공감과 연대의 이야기』, 동아시아, 2021: 215-216.

45 정재승. 『열두 발자국』. 어크로스, 2018: 191-194.

46 Paul Ekman. *Emotions Revealed: Understanding Faces and Feelings*. Phoenix, 2004. 국내 번역서로는 폴 에크먼 저, 이민아 역, 『얼굴의 심리학』 바다출판사, 2006.

47 Margaret S. Mahler, Fred Pine, Anni Bergman. *The Psychological Birth of the Human Infant Symbiosis and Individuation*. BasicBooks, 2000.

48 존 볼비 지음, 김수임 외 옮김. 『존 볼비의 안전기지-애착이론의 임상적 적용』. 학지사, 2014.

49 Zemeckis, R. (Director). Forrest Gump [Film]. Paramount Pictures, 1994.

50 아래의 글은 「정신의학신문」에 필자가 연재하였던 칼럼 "진료실 컬러박스"와 네이버 '건강' 칼럼에 실린 졸고를 요약하여 정리하였다: [진료실 컬러 박스]4. 젊은 뇌를 위한 뉴로빅 운동. 황금영역 페넘브라 공략. 「정신의학신문」. 2019.01.15. https://www.psychiatricnews.net/news/articleView.html?idxno=13648

51 Lawrence Katz, Manning Rubin. *Keep Your Brain Alive: 83 Neurobic Exercises to Help Prevent Memory Loss and Increase Mental Fitness*. Workman Publishing, 2014.

52 Wilson, RS. et. Participation in cognitively stimulating activities and risk of incident Alzheimer disease. *JAMA* 287(6), 2002: 742-748.

53 SWNS. British people spend 47 days queueing over their lifetime, pool claims. Independent. 03 Sep 2019. https://www.independent.co.uk/extras/lifestyle/british-public-queue-traffic-jams-self-service-checkouts-a9089101.html

54 Unknown. Brits spend 6.7 years of their lives just waiting around. Direct Line Group. 16 Aug 2019. https://www.directlinegroup.co.uk/en/news/brand-news /2019/17082019.html

55 Walter Mischel and Ebbe B. Ebbesen. Attention in delay of gratification. *Journal of Personality and Social Psychology*. 16 (2), 1970: 329–337; W Mischel, Y Shoda, M Rodreguez. (26 May 1989). Delay of gratification in children. *Science*. 244 (4907), 1989: 933–938.

56 Gail Simmons. 8 rules to cook by. OPRAH.COM. 02 Sep 2009. https://www.oprah.com/food/8-rules-to-cook-by-gail-simmons/all: 음식 평론가인 게일 시몬스(Gail Simmons)가 한 말이다. "Patience is the secret to good food."

57 이것은 iowa girl eats.에서 소개한 "Fruit and Marshmallow Holiday Salad" 레시피를 요약 인용한 것이다. https://iowagirleats.com/ruit-and-marshmallow-holiday-salad/

58 Shad Helmstetter. *The Self-Talk Solution: Take Control of Your Life with This Complete, Specific, and Practical Self-Management Program*. NY: William Morrow & Co, 1987.

59 Mark Pagel. *Wired for Culture: The Natural History of Human Cooperation*. London: Penguin, 2012: 290: "Language allows you to implant a thought from your mind directly into someone else's mind, and they can attempt to do the same to you, without either of you having to perform surgery."

60 나카이 다카요시 글, 윤혜림 번역. 『잠자기 전 5분』. 전나무숲, 2008.

61 Angela Yvonne Davis. *Angela Davis: An Auobiography*. NY: RandomHouse, 1974, 347: "Walls turned sideways are bridges."

62 Besson, Luc. (Director). Lucy [루시] [Film]. EuropaCorp and TF1 Films Production, 2014.

63 이케가야 유지, 이토이 시게사토 지음. 박선무, 고선윤 옮김. 『해마: 나이가 들수록 머리가 좋아진다』. 은행나무, 2002: 16.

64 리처드 레스탁 지음. 윤혜영 옮김. 『늙지 않는 뇌: 뇌는 늙지 않는다. 다만 더 현명해질 뿐이다!』(The Complete Guide to Memory). 유노라이프, 2023: 330-332.

65 수잔 포워드 지음. 김형섭, 지성학, 황태연 옮김. 『독이 되는 부모가 되지 마라』. 푸른육아, 2008.

66 Daniel J. Siegel. *Mindsight: The New Science of Personal Transformation*. NY: Bantam Books, 2010.

67 수잔 포워드 지음. 김형섭, 지성학, 황태연 옮김. 『독이 되는 부모가 되지 마라』. 푸른육아, 2008.

68 수잔 포워드 지음. 김형섭, 지성학, 황태연 옮김. 『독이 되는 부모가 되지 마라』. 푸른육아, 2008.

69 퍼실리테이터[facilitator]는 참여자들이 쓴 글에 대해 피드백을 하고 대화를 진행시키는 일종의 사회자이다.

70 리타 샤론, 사얀타니 다스굽타, 넬리 허먼, 크레이그 어바인, 에릭 마커스, 에드거 리벨라 콜론, 대니엘 스펜서 지음. 김준혁 옮김. 『서사의학이란 무엇인가: 현대 의학이 나아가야 할 공감과 연대의 이야기』, 동아시아, 2021: 266.

71 아래글은 「정신의학신문」에 필자가 연재하였던 칼럼 "진료실 컬러박스"와 네이버 '건강' 칼럼에 실린 졸고를 요약하여 기록하였다: 휴브리스 신드롬 극복하기, 보색의 조화로움을 향해. 2018.12.13.
https://www.psychiatricnews.net/news/articleView.html?idxno=13061

72 David Owen and Jonathan Davidson. Hubris Syndrome: an acquired personality disorder? A study of US presidents and UK prime ministers over the last 100 years. *Brain* 132, 2009: 1396-1406.

73 Dacher Keltner. *The Power Paradox: How We Gain Power and Lose Influence*. NY: Penguin Books, 2016.

74 해롤드 맥기 글, 이희건 번역. 『음식과 요리』. 백년후, 2011.

75 Marion Solomon. "Helping intimate partners to heal each other." in *Healing Moments in Psychotherapy*. Ed. by Daniel J. Siegel and Marion Solomon. NY: W. W. Norton & Company, 2013.

76 Pippa Ehrlich and James Reed (Director). (2020). My Octopus Teacher [나의 문어선생님] [Documentary]. Netflix.

77 크레이그 포스터, 로스 프릴링크 저, 이충호 역. 『바다의 숲』. 해나무, 2021.

78 기유미, 신아사 외. 『바다 동물, 어휘 속에 담긴 역사와 문화』. 경성대학교 한국한자연구소 어휘문화총서2. 따비, 2023: 91-102.

79 이규경 저, 전병철, 이규칠 역. 『오주연문장전산고-어류편』. 국립해양박물관, 2019.

80 Jaak Panksepp. *Affective Neuroscience: The Foundations of Human and Animal Emotions*. Oxford UP, 2004.

81 브루스 D. 페리 저. 황정하 번역. 『개로 길러진 아이: 사랑으로 트라우마를 극복하고 희망을 보여준 아이들』. 민음인, 2011.

82 크레이그 포스터, 로스 프릴링크 저, 이충호 역. 『바다의 숲』. 해나무, 2021: 23.

83 크레이그 포스터, 로스 프릴링크 저, 이충호 역. 『바다의 숲』. 해나무, 2021: 368.

84 셀 실버스타인 글/그림. 『아낌없이 주는 나무』. 시공주니어, 2000.

85 조규태. 『용비어천가』. 한국문화사, 2010.

86 이동식. 『도정신치료 입문: 프로이트와 융을 넘어서』. 한강수, 2008.

87 장성숙. 『그때 그때 가볍게 산다』. 새벽세시, 2022.

88 김우창, 문광훈 글. 『세 개의 동그라미: 마음, 이데아, 지각』. 민음사, 2016.

89 Hamartia. Merriam-Webster.com. Merriam-Webster, n.d. Web. 20 July 2022.

90   Hamartia: (Ancient Greek: ἁμαρτία) Error of Judgement or Tragic Flaw. "Hamartia". Encyclopædia Britannica Online. Encyclopædia Britannica Inc., 2014. Web. 20 July 2022.

91   *As You Like It*의 제2막 7장에 나오는 유명한 대사다: "All the world's a stage,/ And all the men and women merely players; They have their exits and their entrances/ And one man in his time plays many parts,/ His acts being seven ages."

92   최영민.『쉽게 쓴 정신분석이론(대상관계이론을 중심으로)』. 학지사, 2010: 298-308.

93   William O'Flaherty, Jerry Root. *The Misquotable C.S. Lewis: What He Didn't Say, What He Actually Said, and Why It Matters.* Wipf&Stock, 2018.

94   위(Wee)센터는 교육지원청 소속 기관으로 학교와 교육청, 지역사회가 연계하여 학생들의 건강하고 즐거운 학교생활을 지원하는 다중의 통합지원 서비스망이다. https://www.wee.go.kr/home/cms/cmsCont.do?cntnts_sn=7

95   David M. Levy. *Studies In Sibling Rivalry.* Kessinger Publishing, 2007.

96   토인비는 시사 잡지 The Rotarian의 1950년 4월호 기고문에서 'catfish philosophy'라는 제목으로 '도전과 응전'이라는 그의 역사철학을 피력한 것으로 알려져 있다; Rush Greenslade. Arnold Joseph Toynbee: A Checklist. *Twentieth Century Literature* 2(2), 1956: 92-104.

97   https://terms.naver.com/entry.naver?docId=1205960&cid=40942&categoryId=32171 2022. 11. 16 접속. 본문에 기록된 ①에서 ⑥까지의 설명은 위 사이트에서 그대로 발췌한 것이다.

98   Walter B. Cannon. *Bodily changes in pain, hunger, fear and rage: An account of recent researches into the function of emotional excitement.* D Appleton & Company, 1915: 211.

99   Walter B. Cannon. *The Wisdom of the Body.* W. W. Norton & Company, 1963.

100   허먼, 넬리. "창의성: 무엇인가? 왜 필요한가? 어디로부터 오는가?"『서사의학이란 무엇인가』. 리타 샤론 등 공저. 김준혁 옮김. 동아시아, 2017: 327-328.

101   유은정.『혼자 잘해주고 상처받지 마라』. 21세기북스, 2016.

102   Stuart Brown and Christopher Vaughan. *Play: How It Shapes the Brain, Opens the Imagination, and Invigorated the Soul.* Avery, 2010.

103   JD Schmahmann. From Movement to thought: anatomic substrates of the cerebellar contribution to cognitive processing. *Human Brain Mapping* 4, 1996: 174-198.

104   JD Schmahmann and DN Pandya. The cerebrocerebellar system. *Int Rev Neurobiology* 41, 1997: 31-60.

105   Glickstein M, Baizer J, Gerrits N, Kralj-Hans I, Mercier B, Voogd J. Differential projection of the dorsolateral pontine nuclei and nucleus reticularis tegmenti pontis to the cerebellar cortex of macaques. *Soc Neurosci Abstr* 20, 1994: 20.

106 Nancy C. Andreasen, Sergio Paradiso, Daniel S. O'Leary. Cognitive dysmetria as an integrative theory of schizophrenia: a dysfunction in cortical-subcortical-cerebellar circuitry? *Schizophr Bull* 24, 1998: 203-218.

107 조지 베일런트 지음, 이덕남 옮김. 『행복의 조건: 하버드대학교 인간성장보고서』. 프런티더, 2010.

108 박현선. "피보나치도 울고 갈 파인애플 볶음밥." 「동아사이언스」. 2019.8.25. https://www.dongascience.com/news.php?idx=30430

109 Yonekura T, Iwamoto A, Fujita H, Sugiyama M. Mathematical model studies of the comprehensive generation of major and minor phyllotactic patterns in plants with a predominant focus on orixate phyllotaxis. *PLoS Comput Biol* 15(6), 2019: e1007044. doi.org/10.1371/journal.pcbi.1007044

110 Daniel Siegel, Tina Payne Bryson. *The Whole-Brain Child*. London:Robinson, 2012.

111 Daniel Siegel, Tina Payne Bryson 저. 김아영 옮김. 『아직도 내 아이를 모른다 : 툭하면 상처 주는 부모에게 '아이의 뇌'가 하고 싶은 말』 서울:알에이치코리아, 2020.

112 Paul C. MacLean. *The Triune Brain in Evolution: Role in Paleocerebral Functions*. NY: Springer, 1990.

113 Daniel Siegel, Tina Payne Bryson 저. 김아영 옮김. 『아직도 내 아이를 모른다 : 툭하면 상처 주는 부모에게 '아이의 뇌'가 하고 싶은 말』 서울:알에이치코리아, 2020: 52.

114 Daniel Siegel, Tina Payne Bryson 저. 김아영 옮김. 『아직도 내 아이를 모른다 : 툭하면 상처 주는 부모에게 '아이의 뇌'가 하고 싶은 말』 서울:알에이치코리아, 2020: 61.

115 요한 하리 글, 김하현 번역. 『도둑맞은 집중력』. 어크로스, 2023: 66.

116 국립국어원 『표준국어대사전』. https://stdict.korean.go.kr/search/searchResult.do

117 Paul Ginns, Katherine Muscat, Ryan Naylor. Rest breaks aid directed attention and learning. *Educational and Developmental Psychologist*, 40(2), 2023: 141-150. doi.org/10.1080/20590776.2023.222570.

118 Lori Desautels. Activities that prime the brain for learning. *edutopia*. April 15, 2019. https://www.edutopia.org/article/activities-prime-brain-learning/

119 K Brokaw, W Tishler, S Manceor, K Hamilton, A Gaulden, E Parr, E.J. Wamsley. Resting state EEG correlates of memory consolidation. *Neurobiology of Learning and Memory*, 130, 2016: 17-25.

120 대니얼 시겔 글, 오혜경 번역. 『마음을 여는 기술』. 21세기북스, 2011.

121 William Shakespeare. *King Lear*. Cambridge UP, 2015: "Look with thine ears. ... Hark, in thine ear."

122 L. M. Alcott. *The Complete Little Women Series* (Little Women, Good Wives, Little Men, Jo's Boys), 2013. e-artnow: "You are like a chestnut burr, prickly outside, but silky-soft within, and a sweet kernal, if one can only get at it. Love will make you

show your heart one day, and then the rough burr will fall off."

123　티파니 와트 스미스 저, 이영아 역. 『위로해주려는데 왜 자꾸 웃음이 나올까』. 다산초당, 2020.

124　리처드 H. 스미스 저, 이영아 역. 『쌤통의 심리학』. 현암사, 2015.

125　Baez S, Pino M, Berrío M, Santamaría-García H, Sedeño L, García AM, Fittipaldi S, Ibáñez A. Corticostriatal signatures of schadenfreude: evidence from Huntington's disease. *J Neurol Neurosurg Psychiatry* 89(1), Jan 2018:112-116. doi: 10.1136/jnnp-2017-316055. Epub 2017 Aug 1. PMID: 28765320: 본문에는 다중적인 사회적 감정(multidetermined social emotion)으로 표기되어 있다.

126　Seymour B, O'Doherty JP, Dayan P, et al. Temporal difference models describe higher-order learning in humans. *Nature* 429, 2004: 664-667.

127　Baez S, Santamaría-García H, Orozco J, Fittipaldi S, García AM, Pino M, Ibáñez A. Your misery is no longer my pleasure: Reduced schadenfreude in Huntington's disease families. *Cortex*. 2016 Oct;83:78-85. doi: 10.1016/j.cortex.2016.07.009. Epub 2016 Jul 19. PMID: 27498039.

128　Arthur Shopenhauer. *On Human Nature:Essays in Ethics and Politics.* Dover Publications E-book, 2012: "To feel envy is human, to savour schadenfreude is devilish."

129　Leo Cullum. "It's not enough that we succeed. Cats must also fail." Cartoon. The New Yorker. January 1997.

130　정희영. 늦깎이 천재 허준이 교수, 한국계 첫 '필즈상' 쾌거. 「매일경제」. 2022.07.05. https://www.mk.co.kr/news/it/10375835

131　박재현, 문동성. 고교 중퇴 허준이 교수 '수학 노벨상' 필즈상 영예. 「국민일보」. 2022.07.05. https://news.kmib.co.kr/article/view.asp?arcid=0924253736&code=11141100&stg=ws_real

132　김민수. 시인 꿈꾼 고교 자퇴생, '수학계 노벨상' 품었다. 「동아일보」. 2022.07.05. https://www.donga.com/news/Society/article/all/20220705/114303240/1

133　안선진. '자퇴생' 허준이 교수, 한국인 최초로 '수학계 노벨상' 필즈상 수상. NewDaily. 2022.07.05. https://www.newdaily.co.kr/site/data/html/2022/07/05/2022070500224.html

134　Marcus E. Raichle, Ann Mary MacLeod, Abraham Z, Snyder, Gordon L. Shulman. A default mode of brain function. *PNAS* 98(2), 2001: 676-682.

135　황동규. 『버클리풍의 사랑 노래』. 문학과지성사, 2000.

136　정슬기. 고기 맛있게 먹으려면 '레스팅' 하세요. 2020.11.19. 「뉴스투데이」. MBCNEWS. https://www.youtube.com/watch?v=AamZp5iClx8

137　고바야시 히로유키 글, 정선희 번역. 『하루 세 줄, 마음정리법』. 지식공간, 2015.

138 Glenn Kurtz. *Practicing: A Musician's Return to Music.* NY:Vintage, 2008.

139 Marc Shapiro. "Harnessing the healing power of music." *Johns Hopkins Medicine.* Aug.31, 2022.
https://www.hopkinsmedicine.org/news/articles/2022/08/harnessing-the-healing-power-of-music

140 Devarajan Sridharan, Daniel J. Levitin, Chris H. Chafe, Jonathan Berger, Vinod Menon. Neural dynamics of event segmentation in music: converging evidence for dissociable ventral and dorsal networks. *Neuron* 55(3), 2007: 521-532. doi.org/10.1016/j.neuron.2007.07.003

141 Caitlyn Trevor, Marina Renner, Sascha Frühholz. Acoustic and structural differences between musically portrayed subtypes of fear. *J Acoust Soc Am* 153(1), 2023: 384. doi: 10.1121/10.0016857.

142 William Aubé, Arafat Angulo-Perkins, Isabelle Peretz, et al. Fear across the senses: brain responses to music, vocalizations and facial expressions. *Soc Cogn Affect Neurosci* 10(3), 2015: 399-407. doi: 10.1093/scan/nsu067

143 Paul Toprac. Causing fear, suspense, and anxiety using sound design in computer games. *Game Sound Technology and Player Interaction: Concepts and Developments.* IGI Global, 2010: 176-191. doi:10.4018/978-1-61692-828-5.ch009

144 "맛있게 드세요," "잘 먹겠습니다"에 해당하는 이탈리아어 표현이다.

145 곰브리치, 에른스트 H. 지음. 백승길, 이종숭 옮김. 『서양미술사』(*The Story of Art*). 예경, 2003.

146 *The Bible.* "[A]ll things work together for good"(Romans 8:28), KJV.

147 「포레스트 검프」(1994) "My mom always said life was like a box of chocolates. You never know what you're gonna get."

148 Glen O. Gabbard 저, 노경선·김창기 공역. 『장기 역동정신치료의 이해』. 학지사, 2007: 94.

149 Glen O. Gabbard 저, 노경선·김창기 공역. 『장기 역동정신치료의 이해』. 학지사, 2007: 95.

150 「쿵푸팬더」(2008). "Yesterday is history, tomorrow is a mystery, but today is a gift. That is why it is called present."

151 전승환. 『나에게 고맙다』. 북로망스, 2022.

152 작업기억(working memory)은 정보를 일시적으로 보유하여 능동적으로 이해하고 조작하는 과정을 일컫는다.

153 Timothy B. Stokes. *What Freud Didn't Know: A Three-Step Practice for Emotional Well-Being through Neuroscience and Psychology.* New Brunswick: Rutgers UP, 2009.

154   Timothy B. Stokes. *What Freud Didn't Know: A Three-Step Practice for Emotional Well-Being through Neuroscience and Psychology.* New Brunswick:Rutgers UP, 2009: 16.

155   마틴 셀리그만 글, 김인자 & 우문식 번역.『마틴 셀리그만의 긍정심리학』. 물푸레, 2020: 12.

156   김정자 번역, 왕옌밍 엮음, 탈 벤 샤하르 강연.『행복이란 무엇인가: 하버드대 샤하르 교수의 긍정과 행복 심리학』. 느낌이있는책, 2014.

157   Maya Singer. "How fashion embraced the perfectly imperfect." Vogue, 20 February 2023, https://www.vogue.com/article/perfectly-imperfect-fashion-march-2023. Accessed 20 August 2023.

158   장대익.『지식인 마을에 가다: 지식의 문턱을 넘어 호기심과 열정의 세계로』. 김영사, 2014.

159   앨릭스 코브 글, 정지인 번역.『우울할 땐 뇌과학: 최신 뇌과학과 신경생물학은 우울증을 어떻게 해결하는가』. 심심, 2018.

160   박노해.『걷는 독서』. 느린걸음, 2021.

161   로빈 던바 저, 안진이 역, 정해승 해제.『프렌즈』. 어크로스, 2022: 29.

162   로빈 던바 저, 김정희 역, 최재천 해제.『던바의 수』. 아르테, 2018: 13.

163   로빈 던바 저, 안진이 역, 정재승 해제.『프렌즈』. 어크로스, 2022: 142.

164   국립국어원『표준국어대사전』. https://stdict.korean.go.kr/search/searchResult.do

165   『캠브리지 영어사전』의 표현으로는, "당신이 말을 물에 끌고 갈 수는 있다 하더라도, 그 물을 먹도록 할 수는 없다(You can lead a horse to water, but you can't make him drink)"라고 명시되어 있다.
https://dictionary.cambridge.org/dictionary/english/you-can-lead-a-horse-to-water-but-you-can-t-make-him-drink

166   송용준.『식탁 위의 논어: 춘추시대 공자와 제자들이 현대의 식탁으로 찾아왔다』. 페이퍼로드, 2012.

167   『성경』. 빌립보서 2장 3절, 표준새번역.

168   김종환.『명대사로 읽는 셰익스피어 4대 비극』. 이담북스, 2014: 249.
Methought I heard a voice cry, "Sleep no more!/ Macbeth does murder sleep"—the innocent sleep,/ Sleep that knits up the raveled sleave of care,/ The death of each day's life, sore labor's bath,/ Balm of hurt minds, great nature's second course,/ Chief nourisher in life's feast. (『맥베스』제2막 2장에서 발췌)

169   "수면 위생법: 건강한 수면을 위한 지침." 대한수면학회.
https://www.sleepmed.or.kr/content/info/hygiene.html

170   조정민.『사람이 선물이다』. 두란노, 2011.

171   이동식.『현대인과 스트레스』. 한강수, 2013: 48.

172	이동식.『현대인과스트레스』.한강수,2013: 123.
173	이동식.『현대인과스트레스』.한강수,2013: 48.
174	이동식.『현대인과스트레스』.한강수,2013: 32.
175	조정민.『사람이 선물이다』. 두란노, 2011: 51.
176	크리스토퍼 차브리스, 대니얼 사이먼서 글, 김명철 번역.『보이지 않는 고릴라』. 김영사, 2011.
177	요한 하리 글, 김하현 번역.『도둑맞은 집중력』. 어크로스, 2023.
178	Åse Victorin. Excessive internet use steals time from real-life brain development. *Acta Paediatrica* 110(2), 2020: 385-386; Nannan Pan, Yongxin Yang, Xin Du, Xin Qi, Guikin Du, Yang Zhang, Xiaoding Li, and Quan Zhang. Brain structures associated with internet addiction tendency in adolescent online game players. *Front Psychiatry* 9(67), 2018. doi: 10.3389/fpsyt.2018.00067; Kathryn L. Mills. Effects of internet use on the adolescent brain: despite popular claims, experimental evidence remains scarce. *Trends in Cognitive Science* 18(8), 2014: 385-387.
179	Ji Won Han, Dong Hyun Han, Nicolas Bolo, BoAh Kim, Boong Nyun Kim, and Perry F. Renshaw. Differences in functional connectivity between alcohol dependence and internet gaming disorder. *Addict Behav* 41, 2015: 12-19. doi: 10.1016/j.addbeh.2014.09.006
180	Matthew Moore. Stress of modern life cuts attention spans to five minutes. *The Telegraph*. 26 November 2008. http://www.telegraph.co.uk/news/health
181	Kim PW, Kim SY, et al. The influence of an educational course on language expression and treatment of gaming addiction for massive multiplayer online role-playing game (MMORPG) players. *Computers & Education* 63, 2013: 208-217.
182	Doug Hyun Han, Ji Sun Hong, Sun Mi Kim, Kyoung Doo Kang. Effect of physical exercise intervention on mood and frontal alpha asymmetry in internet gaming disorder. *Mental Health and Physical Activity* 18(102), 2020: 100318. doi:10.1016/j.mhpa.2020.100318.
183	Evan M. Gordon, Roselyne J. Chauvin, Andrew N. Van, et al. A somato-cognitive action network alternates with effector regions in motor cortex. *Nature* 617, 2023: 351-359.
184	Laura Chaddock-Heyman, Kirk I. Erickson, Michelle W. Voss, et al. The effects of physical activity on functional MRI activation associated with cognitive control in children: a raondomized controlled intervention. *Front Hum Neurosci* 7(72), 2013. doi:10.3389/fnhum.2013.00072.
185	베트 로스차일드 글, 노경선 번역.『마음의 깊은 상처를 입은 이들을 위한 트라우마 탈출 8가지 열쇠』. NUN, 2011: 211.

186 리타 샤론, 사얀타니 다스굽타, 넬리 허먼, 크레이그 어바인, 에릭 마커스, 에드거 리베라 콜론, 대니엘 스펜서, 마우라 스피겔 글, 김준혁 번역. 『서사의학이란 무엇인가: 현대 의학이 나아가야 할 공감과 연대의 이야기』. 동아시아, 2021: 328-330(재인용).

187 바베트 로스차일드 글, 노경선 번역. 『마음의 깊은 상처입은 이들을 위한 트라우마 탈출 8가지 열쇠』. NUN, 2011: 217.

188 Ayoung Lee, Ju Yup Lee, Sung Won Jung, et al. Brain-Gut-Microbiota Axis. *Korean J Gastroenterol* 81(4), 2023: 145-153. doi: https://doi.org/10.4166/kjg.2023.028

189 Almy TP. Experimental studies on the irritable colon. *Am J Med*. 10, 1951: 60-67. doi: 10.1016/0002-9343(51)90219-7.

190 장 앙텔므 브리야 사바랭 저, 홍서연 역. 『브리야 사바랭의 미식 예찬』. 르네상스, 2004.

191 프랑스어로 Dis-moi ce que tu manges, je te dirai ce que tu es. 영어로는 'Tell me what you eat and I will tell you what you are' 정도가 되겠다.

192 KBS 다큐멘터리로 방영했던 프로그램으로, 현재는 "KBS 중국 어제와 오늘"이라는 YouTube 채널에서 "요리왕국 중국, 계급에 따른 음식의 빈부격차"라는 영상으로 접할 수 있다.
https://www.youtube.com/watch?v=n_sY43f6V0s

193 올리버 색스 지음, 양병찬 옮김. 『모든 것은 그 자리에』. 알마, 2019: 189-192.

194 Virginia Woolf. *A Room of One's Own and Three Guineas*. NY: Penguin Classics, 2019.

195 브루스 D. 페리, 마이아 살라비츠 공저, 황정하 역. 『개로 길러진 아이』. 민음인, 2011.

196 Mariana von Mohr, Louise P. Kirsch, Aikaterini Fotopoulou. The soothing function of touch: affective touch reduces feelings of social exclusion. *Sci Rep* 18;7(1), 2017: 13516. doi:10.1038/s41598-017-13355-7.

197 Naomi I Eisenberger. The pain of social disconnection: examining the shared neural underpinnings of physical and social pain. *Nature Reviews Neuroscience* 24(6), Jun 2012: 421-434.

198 베르너 바르텐스 글, 김종인 번역. 『접촉: 스킨십의 심리와 의학적 효능』. 황소자리, 2016.

199 리처드 레스탁 지음, 윤혜영 옮김. 『늙지 않는 뇌: 뇌는 늙지 않는다. 다만 더 현명해질 뿐이다!』(*The Complete Guide to Memory*). 유노라이프, 2023: 330-332.

200 스타판 뇌테부르 지음. 신승환 번역. 『시간을 요리하는 뽀모도로 테크닉: 지금 일에 집중하는 25분의 힘』. 인사이트, 2010.

201 Francesco Cirillo. The Pomodoro Technique(The Pomodoro). *Internet Archive Wayback Machine*. 20 Oct 2012.
http://www.pomodorotechnique.com/download/pdf/ThePomodoroTechnique_v1-3.pdf

202 *Oxford English Dictionary*. 2nd ed., Clarendon Press, 1989.

203 Michaela Dewar, Jessica Alber, Christopher Butler, Nelson Cowan, Sergio Della Sala. Brief wakeful resting boosts new memories over the long term. Psychological Science, 23(9), 2012: 955-960.

204 William S. Helton and Paul N. Russell. Rest is best: the role of rest and task interruptions on vigilance. *Cognition*, 134, 2015: 165-173.

205 Eran Chajut and Daneil Algom. Selective attention improves under stress: implications for theories of social cognition. *J of Personality and Social Psychology*, 85(2), 2003: 231-248.

206 Gloria Mark, Daniela Gudith, Ulrich Klocke. The cost of interrupted work: more speed and stress. *Proceedings of the SIGCHI Conference on Human Factors in Computing Systems*, 2008: 107-110.

207 Dan Ariely and Dan Zakay. A timely account of the role of duration in decision making. *Acta Psychologica*, 108(2), 2001: 187-207.

208 Masooma Memon. The science behind the pomodoro technique and how it helps supercharge your productivity. focus booster blog. 02 April 2019. https://www.focusboosterapp.com/blog/the-science-behind-the-pomodoro-technique/

209 Adam Gazzaley and Larry D. Rosen. *The Distracted Mind: Ancient Brains in a High-Tech World*. Cambridge: MIT Press, 2016.

210 요한 하리 글, 김하현 번역.『도둑맞은 집중력』. 어크로스, 2023: 66.

211 Peter Jaret. "Decoding doodles." The Washington Post 22 Aug 1991: n. pag. Washingtonpost.com. Web. 1 Oct 2022.

212 정재승. 진중권과 정재승의 크로스2: 호모 두들리쿠스의 낭만은 살아남을까.『한겨레21』 877, 2011. https://h21.hani.co.kr/arti/society/society/30400.html

213 정재승, 2011.

214 Jackie Andrader. What does doodling do? *Appl. Cognit. Psychol.* 2009. Published online in Wiley InterScience. (www.interscience.wiley.com) doi: 10.1002/acp.1561

215 Carol Ann Courneya. Medical doodles: 30 minutes well spent. *CMAJ* 184(12), 2012: 1395-1396. doi:10.1503/cmaj.111453.

216 Peter Jaret. "Decoding doodles." The Washington Post 22 Aug 1991: n. pag. Washingtonpost.com. Web. 1 Oct 2022.

217 GD Schott. Doodling and the default network of the brain. *Lancet* 378(9797), 2011: 1133-4. doi: 10.1016/s0140-6736(11)61496-7.

218 Carol Nash. COVID-19 limitations on doodling as a measure of burnout. *Eur J Investig Health Psychol Educ* 11(4), 2021: 1688-1705. doi.org/10.3390/ejihpe11040118.

219 Elif Aysin, Murat Urhan, Dramatic Increase in Dietary Supplement Use During Covid-19. *Current Developments in Nutrition* 5(2), June 2021: 207. doi.org/10.1093/cdn/nzab029_008

220 켈리 하딩 작, 이현주 번역. 『다정함의 과학』. 더퀘스트, 2022: 6.

221 RM Nerem, MJ Levesque, & JF Cornhill. Social environment as a factor in diet-induced atherosclerosis. *Science* 208(4451), 1980: 1475-6. doi: 10.1126/science.7384790.

222 Kelli Harding. *The Rabbit Effect: Love Longer, Happier and Healthier with the Groundbreaking Science of Kindness.* NY, Simon&Schuster Inc., 2019.

223 Sheldon Cohen, Denise Janicki-Deverts, Ronald B. Turner, & William J. Doyle. Does hugging provide stress-buffering social support? A study of susceptibility to upper respiratory infection and illness. *Psychol Sci.* 26(2), 2015: 135-147.

224 알베르 카뮈는 프랑스의 소설가이자 극작가로, 그의 극 작품 『오해』(*The Misunderstanding*)에서 다음과 같이 이야기했다: "Autumn is a second spring when every leaf is a flower."

225 Malcolm Gladwell. *Blink: The Power of Thinking Without Thinking.* Back Bay Books, 2007.

226 Diane R. Gehart. *Mastering Competencies in Family Therapy: A Practical Approach to Theory and Clinical Case Documentation.* Cengage Learning, 2013: 302.

227 F. S. Fitzgerald. *The Great Gatsby.* Penguin Classic, 2018: "Life starts all over again when it gets crisp in the fall."

228 공선옥. 『사는 게 거짓말 같을 때』. 당대, 2005: 112.